Ent-decken

AF802425

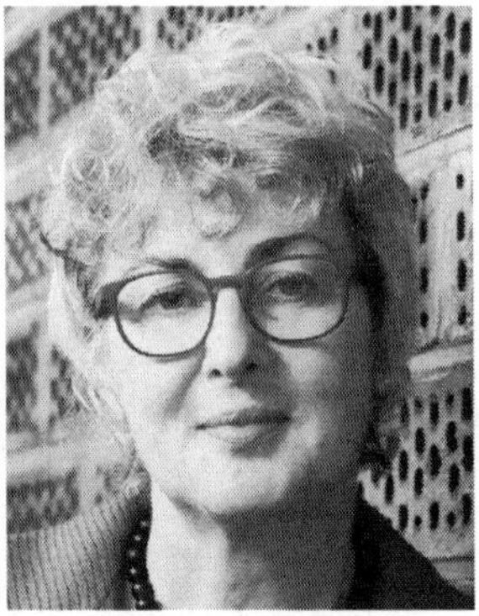

© Janina Seibel

Ursula Immenschuh, Prof.in Dr., geb. 1964, ist Gesundheits- und Krankenpflegerin und als Professorin für Pflegewissenschaft an der Katholischen Hochschule Freiburg tätig.

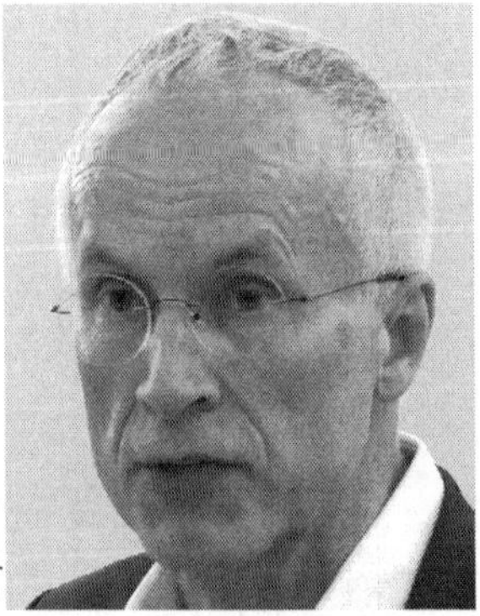

© privat

Bernhard Rauh, Prof. Dr., geb. 1964, ist Inhaber des Lehrstuhls Pädagogik bei Verhaltensstörungen und inklusive Pädagogik an der Universität Regensburg.

Ursula Immenschuh, Bernhard Rauh (Hrsg.)

Ent-decken

Sexualität bei Krankheit, Behinderung und im Alter

Mabuse-Verlag
Frankfurt am Main

Bibliografische Information der Deutschen Nationalbibliothek

Die Deutsche Nationalbibliothek verzeichnet diese Publikation in der Deutschen Nationalbibliografie; detaillierte bibliografische Daten sind im Internet über http://dnb.dnb.de abrufbar.

Informationen zu unserem gesamten Programm, unseren Autor:innen und zum Verlag finden Sie unter: www.mabuse-verlag.de. Dort können Sie auch unseren Newsletter zu aktuellen Neuerscheinungen abonnieren.

© 2026 Mabuse-Verlag GmbH
Kasseler Str. 1 a
60486 Frankfurt am Main
Tel.: 069-70 79 96-22
Fax: 069-70 41 52
vertrieb@mabuse-verlag.de
www.mabuse-verlag.de
instagram.com/mabuseverlag
facebook.com/mabuseverlag

Projektkoordination und Korrektorat: Simone Holz, Pisa,
www.lektorat-redazione-holz.eu/
Satz und Gestaltung: Björn Bordon/MetaLexis, Niedernhausen
Umschlagabbildung: © mauritius images/THEERAVAT BOONNUANG/Alamy
Druck: Stückle Druck und Verlag, Ettenheim

ISBN: 978-3-86321-744-0
Printed in Germany

Inhalt

Ursula Immenschuh & Bernhard Rauh

Sexualität und Selbst – Prolog

Sexualität ist da – so oder so. Sie ist essenziell für unser Wohlbefinden. Sie zeigt sich in Lebensäußerungen wie Anziehung, erotischem Knistern, einem einvernehmlichen Blickkontakt, Gesten, Berührungen, aber auch in Grenzüberschreitungen und Gewalt. Diese Lebensäußerungen bleiben erhalten, können sich verstärken oder auch abschwächen, wenn Menschen aufgrund von Krankheit, den Folgen von Alter oder Behinderung auf Hilfe angewiesen sind. So alltäglich diese Lebensäußerungen sind, so sehr sind sie tabuisiert. Das mag mitunter daran liegen, „dass es keinen Zustand gibt, wo der Mensch gleichermaßen verwundbar wäre, wo er sich im gleichen Ausmaß aller üblichen Kontrollen über seine Affekte, Handlungen und Ausdrucksbewegungen begibt, wo er sein Selbst gleichsam schutzlos dem anderen überliefert und wo die massivsten Konflikte zwischen Selbstbehauptung und Selbstauslöschung, zwischen Abgrenzung und Schrankenlosigkeit zum Austrag kommen." (Wurmser, 2016, S. 125).

Das Sexuelle lässt sich nie ganz kontrollieren, immer bleibt ein Rest. Sexualität wird als Herrschaftsinstrument gebraucht, von allen Geschlechtern. Die Normierung und Regulierung von Sexualität leistet einen Beitrag zur gesellschaftlichen Stabilisierung.

Freud hat die Vorstellungen von Sexualität revolutioniert, die Sexualität des Kindes ausgearbeitet und von der Erwachsenensexualität unterschieden. Die Erfahrungen mit der infantilen, kindlichen Lust beeinflussen unsere Vorstellungen von Sexualität in späteren Lebensphasen. Sexualität passt sich ein in die „Techniken der Subjektivierung" (Gelhard, Alkemeyer & Ricken

2013), die dazu beitragen, dass sich Menschen als Selbst erleben können. Das gilt auch bei Demenz (vgl. Heinemann 2022). Kuschel- und Flirtwünsche von alten Frauen, auch erotische Dialoge zwischen alten Frauen und jungen Pflegern mit Migrationsgeschichte in Institutionen der Altenhilfe sind von Heinemann (2022, S. 574f.) eindrücklich beschrieben worden. Vor allem die Wirkung von Entspannung, Lebendigkeit, Freude und Lust auf wohl alle Beteiligten wird von ihr thematisiert und in die Spur der „Zeitlosigkeit des Unbewussten" (ebd., S. 575) eingeordnet. Unsere Vorstellungen von richtiger und falscher Sexualität werden durch die Kultur mitbestimmt und verändert. Auch die sexuell befreite Gesellschaft kennt Grenzen. Aktuell scheint es noch erforderlich, den Themenkomplex Sexualität im Alter, bei Krankheit und Behinderung zu erschließen bzw. aufzuschließen. Dabei ist zu bedenken: Wenn kulturell etablierte Grenzen verschoben werden, fühlt sich manches Selbst in seiner Integrität bedroht, wie z. B. durch die sexuellen Bedürfnisse von alten Menschen, die ihnen bislang nicht zugesprochen werden. Die Vorstellungen von Sexualität können sich transformieren.

Der vorliegende Band versteht sich als eine ‚Suchbewegung', die angesichts der starken Tabuisierung von Sexualität bei Alter, Krankheit und Behinderung ‚Fundstücke' zur Verfügung stellen möchte. Es geht um das Ent-decken von Verdecktem, Verbotenem, Verschwiegenem. Sexualität verschwindet nicht, wenn Menschen der Hilfe bedürfen, sondern sie transformiert sich.

Judith Bußmann geht im ersten, psychoanalytisch fundierten und rahmend gedachten Beitrag der Frage nach, inwiefern Freuds Konzept der infantilen Sexualität erhellend sein kann für das Verstehen von Sexualität im Alter, bei Krankheit und Behinderung. Sie rekonstruiert Muster von Scham, Würde und Fürsorge sowie Aktualisierungen frühkindlicher Muster in Pflegesituationen. Dabei arbeitet sie heraus, dass Regression, auch sexuelle Regression, zu einer Quelle von Lebensqualität und Selbstbestimmung werden kann. Die Sexualität alter Menschen und die geäußerten Bedürfnisse nach Nähe und Berührung sind eher als transformativ denn pathologisch anzusehen, selbst wenn sie einen von anderen als inadäquat empfundenen Ausdruck finden mögen. Mit Bußmann gesprochen lohnt es sich, die Bedürfnisse hinter dem Verhalten aufzuspüren.

Dieser psychoanalytischen Betrachtung fügt *Alexandra Pelka* im zweiten Beitrag die systemtheoretische Perspektive hinzu. Ausgehend von der Annahme, dass das Thema Liebe bei Menschen mit sogenannter geistiger Behinderung im heilpädagogischen Diskurs unsichtbar sei, versucht sie, diese Dunkelstelle auszuleuchten. Liebe ist nicht gleich Sexualität, und Lieben muss von Liebe unterschieden werden. Systemtheoretisch gesehen entsteht Liebe aus Kommunikation. Die Verwirrung, die für zwei Menschen mit sogenannter geistiger Behinderung aus den unterschiedlichen Zeichen von gesellschaftlich gezeigter Liebe (z. B. in Filmen, Zeitschriften) und dem Lieben, für das es keine Anleitung gibt, entstehen kann, zeigt sie an zwei Personen auf. Da es dazu auch keine Anleitung geben *kann*, bleibt nur die professionelle Begleitung – die sensibel ist für die Liebe und das Lieben.

Berühren und Berührt-Werden kennzeichnet unseren Alltag. Berührungen gehen unter die Haut. Nicht jede Berührung ist sexuell, doch Sexualität lebt auch von Berührung. *Bernhard Rauh* beschäftigt sich mit der Haut als unserem größten Organ. Er zeigt auf, wie sich aus dem Umweltkontakt über das Fühlorgan Haut ganz früh unser Selbst bildet und welche Bedeutung der Haut in der Sexualität zukommt. Hierbei stützt er sich auf psychoanalytische Perspektiven. Er gibt dem Begriff „Haut-Selbst" den Vorzug vor „Haut-Ich" und zeigt auf, dass die Haut ein wesentlicher Bestandteil der frühen und basalen Identitätsbildung ist. Seine Überlegungen entfaltet er ausgehend von der Bestimmung von Pflege als „Berührungsberuf" und führt sie zusammen in einer Ethik der Berührung. Dabei macht er deutlich, wie sehr Berühren und Berührt-Werden Kern pflegerischer Tätigkeit sind. Dabei kann vieles entstehen. Wohlbefinden und Freude, Lust und Erotik, und genauso Ekel oder Abscheu (u. v. m.). Den „Haut-Dialog" würdig zu gestalten ist Aufgabe der Pflegefachpersonen. Ein Verwickeltsein ist dabei unvermeidbar. Das bedingt die Reflexion des ‚Verwickeltseins', damit die ausgelösten Emotionen bei den Beteiligten ihren Platz finden dürfen, und nicht die Pflegearbeit stören.

Onanie, Solo-Sex oder auch Masturbation genannt – das ist eine Möglichkeit für Menschen, sexuelle Befriedigung zu erleben und darin unabhängig von anderen zu sein. Wichtig also für Menschen, die in starker Abhängigkeit von anderen stehen, z. B. Menschen mit Behinderung. Handbücher der deutschsprachigen Sonderpädagogik sind die Quellen, die *Marius Cramer* in seinem diskursanalytischen Beitrag untersucht, um zu rekonstruieren, wie der Onanie-Diskurs in der Sonderpädagogik geführt wird. Das bedeutet auch herauszuarbeiten, welche Informationsschwerpunkte gesetzt werden. Ausgehend von der Antike, in der Masturbation als Bedürfnis wie Essen und Trinken beschrieben wurde, über die Zeit der Aufklärung, in der die medizinische Sichtweise dominierte und Onanie pathologisiert wurde, über die Thematisierung im psychoanalytischen Diskurs, in dem zumindest teilweise die Pathologisierung herausgenommen wurde. Seit etwa Ende der 70er-Jahre wird Onanie nach Cramer in gängigen Handbüchern der Sonderpädagogik tabuisiert. Es fragt sich, wie gelehrt und gelernt werden soll, mit der Sexualität von Menschen mit sogenannten Behinderungen umzugehen, wenn diese wichtige sexuelle Ausdrucksform nicht mehr thematisch wird.

Genau mit dieser Frage der Thematisierung von sexuellen Bedürfnissen beschäftigt sich *Ursula Immenschuh* in ihrem Beitrag. Sie geht der Frage nach, wie Berufspädagog:innen im Gesundheitswesen (aus-)gebildet sein müssen, damit sie Auszubildenden Lehrer:innen, Mentor:innen und Anleiter:innen sein können, sexuelle Bedürfnisse bei den ihnen anvertrauten Menschen nicht nur wahr-, sondern auch ernst zu nehmen und professionell damit umzugehen. Dabei vertritt sie die These, dass es im Studium der Berufspädagogik im Gesundheitswesen grundlegend ist, Emotionen wahrzunehmen, Emotionsregulation zu erlernen und zu reflektieren. Selbstbeobachtung und Fremdbeobachtung sieht sie als basal an, um die Übertragungs- und Gegenübertragungsphänomene wahrnehmen und verstehen lernen zu können. Für sie geht dies nur, wenn Räume bereitgestellt werden im Studium für die angeleitete Reflexion von Situationen aus dem Lehr-Lerngeschehen der Teilnehmenden. In solchen Räumen kann das Containing[1] eingeübt werden, das heißt, Unverstandenes, Schwieriges und manchmal auch nicht Auszuhaltendes ausgehalten, versprachlicht und damit der Reflexion zugänglich gemacht werden. Sexuell

1 Für eine Begriffsklärung siehe Immenschuh in diesem Band.

konnotierte Situationen im Gesundheitswesen und der Behindertenhilfe lösen Scham aus, weshalb Immenschuh auf diese Emotion besonders eingeht und aufzeigt, wie sie Grundlage für würdevolles Handeln sein kann. Dafür braucht es „Räume der Würde" (Immenschuh & Marks 2014), deren Entstehen durch die Arbeit mit der Methode der Work Discussion gefördert werden kann.

Diese Methode ist Schwerpunkt des Beitrags von *Michaela Kuck*. Sie hat die Methode der Work Discussion eingeführt in der generalistischen Pflegeausbildung, in der sie als Berufspädagogin tätig ist. In der methodisierten reflexiven analytischen Bearbeitung von Arbeitssituationen der Auszubildenden wurden sexuelle Übergriffe thematisiert, die allgegenwärtig für Auszubildende sind – für männliche, weibliche und diverse Personen! Kucks Beitrag macht somit nicht nur die Methode sichtbar, sondern auch einen Teil des Verlaufs der videografierten Sitzung mit den Auszubildenden und die Bearbeitung durch eine Interpretationsgruppe. Sie entfaltet mehrere Ebenen der möglichen Bearbeitung von belastenden Arbeitssituationen und zeigt auf, wie das Bereitstellen eines Raumes zur Bearbeitung belastender Erlebnisse (was von weiteren Autor:innen in diesem Band gefordert wird) dafür konkret aussehen kann. Und sie zeigt auf, dass es solche Räume braucht, um den Diskurs zu ermöglichen, der eine psychische Entlastung durch Verarbeitung erbringen und somit sowohl zur emotionalen Gesundheit als auch der Steigerung der Arbeitsqualität beitragen kann.

Wie dringend das gebraucht wird, wird im Beitrag von *Martin Jochheim* deutlich. Er hat viele Jahre als Berater für Einrichtungen der Behindertenhilfe in Hessen (Konsulentendienst) gearbeitet. Wann immer herausfordernde Situationen aus Sicht der Beschäftigten in den Einrichtungen auftraten, konnten sie diesen Dienst in Anspruch nehmen und wurden mittels personzentrierter, verstehensorientierter Beratungsarbeit darin unterstützt, für sich und die Bewohner:innen gute Umgangsweisen zu finden. Jochheim zeigt auf, wie das Ausleben von sexuellen Bedürfnissen bei Menschen mit sogenannter geistiger Behinderung in den Einrichtungen zu Herausforderungen bei den dadurch mitbetroffenen Menschen (Beschäftigte und Mitbewohner:innen) führen kann. Anhand verschiedener schwieriger Situationen und den dafür entwickelten Lösungen wird deutlich, dass es manchmal nicht aushaltbar scheint, was tagtäglich in den Einrichtungen geschieht. Es muss aber ausgehalten werden – und nicht nur das: Es muss professionell mit solchen Herausforderungen umgegangen werden, damit die Menschen gehalten werden. Neben entsprechenden theoretischen Modellen, rechtlicher Orientierung und multiprofessioneller Zusammenarbeit wird deutlich, dass die Beschäftigten mit den Belastungen nicht alleine gelassen werden dürfen. Aus Zeit- oder Personalmangel Supervision und andere Formen geleiteter professioneller Reflexion zu streichen, hätte fatale Folgen. Der Umgang mit gelebten Bedürfnissen sexueller Art wird oft als besondere Herausforderung empfunden und einfache Lösungen greifen meist zu kurz.

Ob Liebespuppen und Sexroboter Möglichkeiten sein könnten, Menschen Unterstützung anzubieten, die ihre sexuellen Bedürfnisse leben möchten, untersucht *Oliver Bendel* in seinem Beitrag. Aus technischer, organisationaler, wirtschaftlicher und ethischer Perspektive erörtert er deren Einsatz im Alten- und Pflegeheim. Seine Erkenntnisse sind auf die Behindertenhilfe übertragbar. Grundannahme des Beitrags ist, dass es ein wichtiges Ziel ist, Bewohner:innen die Möglichkeit zu geben, ihre sexuellen Bedürfnisse auch zu befriedigen. Er stellt vor, welche Chancen Sexroboter und Liebespuppen bieten, welche Grenzen und Gefahren mit ihrem Einsatz verbunden sind und welche anderen Optionen wie Sexspielzeug oder Sexualassistenz in Betracht zu ziehen sind. Dass dabei nicht nur Kosten und Handhabbarkeit eine Rolle spielen, sondern auch die psychischen Grenzen von Beschäftigten, Ansichten von Angehörigen, Freund:innen und den Betroffenen, zeigt er auf.

Das letzte Wort hat die Liebe in diesem Band. *Jean-Marie Weber* leitet in seiner Rekonstruktion des Filmes *Amour* (Haneke 2012) die Frage nach Liebe und Begehren im Alter, und der Tötung einer geliebten Person, die Georges (Jean-Louis Trintingnant) ausführt. Es geht um die Liebe zweier alter Menschen, die durch die Pflegebedürftigkeit von Anne (Emmanuelle Riva) auf eine weitere Probe gestellt wird. Verändert sich das Begehren im Alter und in dieser Situation? Besonders deutlich wird, dass Liebe manchmal etwas von einem fordert, was man gar nicht geben kann. Weber hilft uns am Ende zu sehen, dass es letztlich keine moralische Frage ist, ob Georges seine Frau töten darf oder nicht. Es ist eine zutiefst ethische Frage, im lacanianischen Sinn, gesehen als kreativer Prozess zwischen Normen und Begehren, der Notwendigkeit und dem Möglichen. Damit öffnet dieser Beitrag auch den Raum für Möglichkeiten, die ethisch zu betrachten sind.

Dieses Buch ist keines, das schnelle Lösungen sucht. Im Gegenteil, wir möchten durch diese unterschiedlichen Beiträge einen Fächer an Reflexionszugängen ausbreiten, welche Fragen zum Umgang mit sexuellen Bedürfnissen im Alter, bei Krankheit und Behinderung in einem für manche vielleicht ungewohnten, anderen Licht erscheinen lassen und veränderte Antworten ermöglichen können. Damit wird wahrscheinlich auch das Ent-decken von bisher Verdecktem vielfältig und mannigfaltig.

So unterschiedlich wie die Beiträge sind auch die Schreibstile. Manche sind sehr nah an der gelebten reflektierten Praxis geschrieben, andere analysieren auf theoretischer Ebene. Manche sind in gendersensibler Schreibweise verfasst, andere sind das nicht. Uns war es wichtig, diese Individualität im Ausdruck der jeweiligen Autor:innen zuzulassen.

Literaturverzeichnis

Gelhard, A., Alkemeyer, T. & Ricken, N. (Hrsg.). *Techniken der Subjektivierung*. München: Wilhelm Fink.

Haneke, M. (2012). *Liebe, das Buch*. Berlin: Hanser.

Heinemann, E. (2022). Menschen mit Demenz und ihre Angehörigen. Perspektiven für Psychoanalyse und Psychoanalytische Pädagogik. In M. Günther, J. Heilmann & A. Kerschgens (Hrsg.), *Psychoanalytische Pädagogik und Soziale Arbeit. Verstehensorientierte Beziehungsarbeit als Voraussetzung für professionelles Handeln* (S. 567–579). Gießen: Psychosozial-Verlag.

Immenschuh, U. & Marks, S. (2014). *Scham und Würde in der Pflege*. Frankfurt: Mabuse-Verlag.

Wurmser, L. (2016). *Die Maske der Scham. Zur Psychoanalyse von Schamaffekten und Schamkonflikten* (3. Aufl.). Berlin: Springer.

Judith Bußmann

Zwischen Kindheit und Lebensabend Zur Wiederkehr psychosexueller Muster – Psychodynamische Zugänge zu Regression, Sexualität und Fürsorge im Kontext von Alter, Krankheit und Behinderung

Zusammenfassung: Sexualität im Kontext von Alter, Krankheit oder Behinderung lässt zyklische Dimensionen menschlicher Entwicklung erkennen. Dabei sind sowohl manifeste als auch latente Aspekte von Scham, Würde und Fürsorge sichtbar, die im Diskurs häufig für Irritation sorgen. Auch regressive Momente, wie das Wiederaufleben frühkindlicher Muster, werfen Fragen auf. Anhand von Freuds Theorie der infantilen Sexualität und Triebtheorie wird deutlich, dass diese Rückbewegungen nicht nur pathologisch, sondern auch als kreatives Potenzial zu verstehen sind, um mit Verletzlichkeit und Kontrollverlust umzugehen. Ein „innerer Kompass" könnte helfen, die Grenzen zwischen lustvollem Erleben und Übergriffen zu erkennen. So könnte ein differenzierter Blick auf Nähe und Rollenumkehr entstehen, der anerkennt, dass Regression eine wesentliche Quelle von Lebensqualität und Selbstbestimmung sein kann. Dies verdeutlicht eindringlich die große Vielfalt psychosexueller Prozesse, auch für das höhere Alter. Zugleich wird offenbar, wie sehr affektive Reaktionen und unausgesprochene Tabus die Wahrnehmung dieser Prozesse beeinflussen. Im Lichte dieser Überlegungen ist Freuds Theorie weniger als universales Erklärungsmodell zu verstehen denn als kultur- und kontextsensibles Deutungsangebot, das insbesondere dort an Relevanz gewinnt, wo lineare

Entwicklungslogiken an ihre Grenzen stoßen. Ihre Stärke liegt nicht in normativen Festlegungen, sondern in der Fähigkeit, psychosexuelle Ambivalenzen sichtbar zu machen – und damit bei Themen wie Reife, Regression und Fürsorge neue Horizonte zu eröffnen.

Schlagwörter: (Infantile) Sexualität, Regression, Alter, Würde, Scham

Abstract: Sexuality in context of age, illness or disability reveals cyclical dimensions of human development. Both manifest and latent aspects of shame, dignity and care become apparent, often provoking discomfort within the discourse. Regressive phenomena – such as the resurgence of early-childhood patterns – also raise critical questions. Drawing on Freud's theory of infantile sexuality and his drive theory, it becomes evident that these regressions are not solely pathological, but may also constitute a creative resource for negotiating vulnerability and loss of control. An „internal compass" might facilitate the discernment of boundaries between pleasurable experience and transgression. In this way, a nuanced perspective on intimacy and role reversal may emerge, one that acknowledges regression as an essential source of quality of life and self-determination. This analysis compellingly illustrates the considerable diversity of psychosexual processes, even in later life. Concurrently, it reveals the extent to which affective reactions and unspoken taboos shape our perception of these processes. In light of these considerations, Freud's theory should be understood less as a universal explanatory model and more as a culturally and contextually sensitive interpretive framework, that is particularly relevant in situations where linear developmental logics reach their limits. Its strength resides not in normative prescriptions, but in its capacity to render psychosexual ambivalences visible, thereby opening new horizons for topics such as maturity, regression, and care.

Keywords: (infantile) sexuality, regression, aging, dignity, shame

1 Einleitung

Wenn wir über Sexualität sprechen, denken wir oft an Jugend, Vitalität, Selbstbestimmung. Doch was geschieht, wenn sich diese Vorstellungen im Spiegel von Alter, Krankheit oder Behinderung verschieben? Was, wenn körperliche Abhängigkeit, Pflegebedürftigkeit und der Rückzug ins Intime nicht als Endpunkte, sondern als Wiederbegegnungen mit frühen Erfahrungen verstanden werden – als Wiederaufnahme kindlicher Muster, körperlicher Nähe und psychosexueller Dynamiken?

In diesem Zusammenhang ist es wichtig, sowohl die explizit geäußerten (manifesten) als auch die unbewusst mitlaufenden (latenten) Aspekte des Erlebens zu berücksichtigen. Solche latenten Aspekte umfassen unausgesprochene Scham- und Schuldgefühle sowie unbewusste Fantasien, die erst über Irritationen oder affektive Reaktionen wahrnehmbar werden.

Die klassischen Modelle psychosexueller Entwicklung, allen voran das von Freud, denken menschliche Reifung als linearen Fortschritt – von der infantilen Lust zur genitalen Reife. Doch die Realität des Lebens spricht eine andere Sprache: Entwicklung verläuft nicht geradlinig, sondern kreisförmig, tastend, rückblickend. Gerade im hohen Alter oder im Zustand körperlicher Gebrechlichkeit scheint sich die Psyche an frühere Formen des Erlebens zu erinnern – an Lust und Scham, an Berührung und Abhängigkeit, an Nähe und Rückzug.

Diese Rückbewegungen sind nicht bloß pathologische Regressionen, sondern können auch als Ausdruck eines kreativen Umgangs mit existenziellen Herausforderungen gelesen werden. Doch wo verläuft die Grenze zwischen gesunder Rückwendung und entgrenzender Perversion? Wie kann ein „innerer Kompass" dabei helfen, das Subjektive vom Übergriffigen, das Intime vom Entwürdigenden zu unterscheiden?

Um diese Fragen zu verstehen, lohnt es sich, nicht nur die expliziten, manifesten Sprachhandlungen zu betrachten, sondern auch jene Stellen, an denen im Diskurs Irritation oder Abwehr spürbar wird. Diese können auf latente Konflikte zwischen Autonomiebedürfnis und Fürsorgebedürftigkeit, zwischen Tabuisierung und Sichtbarmachung verweisen. Die folgenden Überlegungen nähern sich diesem Spannungsfeld zwischen

Regression und Reife aus einer psychodynamischen Perspektive. Sie laden dazu ein, vertraute Kategorien zu überdenken und eine neue Sprache für das zu finden, was sich im Schatten von Pflege, Verletzlichkeit und Nähe zeigt: die Wiederkehr der infantilen Sexualität im Erwachsenen und die Frage, was daran noch als normal, notwendig oder gar heilsam gelten darf.

Der vorliegende Text versteht sich nicht als klassische Literaturarbeit, sondern ist bewusst in essayistischer Form verfasst, um Raum für persönliche Reflexion, gedankliche Abschweifungen und individuelle Akzentuierungen zu schaffen. Durch diesen Aufbau lassen sich komplexe Zusammenhänge freier verknüpfen und Zwischentöne pointierter herausarbeiten. Nach einer Darlegung des methodischen Vorgehens erfolgt die Interpretation der Ergebnisse entlang ausgewählter thematischer Schwerpunkte. Abschließend werden die gewonnenen Einsichten in Form eines Ausblicks auf eine übergeordnete Fragestellung zusammengeführt und als Anstoß für weiterführende Überlegungen gelesen.

2 Methodisches Vorgehen

Die Materialgrundlage der Analyse bildet die Arbeit in einer Interpretationsgruppe fünften Regensburger Colloquium Psychoanalyse : Erziehungswissenschaft „Sexualität : Scham : Würde“ mit dem thematischen Fokus Sexualität : Scham : Würde. Dabei wurde ein besonderes Augenmerk darauf gelegt, Gegenübertragungen bzw. affektive Reaktionen und mögliche unausgesprochene Vorbehalte zu erfassen, die sich während des anschließenden Dialogs zeigten. Eingeleitet wurde der gemeinsame Arbeitsprozess durch einen Vortrag, der zentrale Konzepte der Freudschen Triebtheorie sowie der infantilen Sexualität im Kontext von Alter, Krankheit und Behinderung darstellte. Die theoretische Einführung sollte einerseits als Impuls dienen, um das Thema fachlich zu rahmen, andererseits bewusst auch Irritationen und unbewusste Widerstände provozieren, die im anschließenden Dialog ausgehandelt und bearbeitet werden konnten.

Diskursraum

Im Anschluss an den Vortrag wurde ein etwa 30-minütiger Diskursraum eröffnet – konzipiert als halbstrukturierter, assoziativer Gruppenprozess, der sich am Setting einer tiefenhermeneutischen Interpretationsgruppe orientierte (Brunner 2021). Ziel war es, möglichst unverstellte Reaktionen und affektive Beteiligungen der Teilnehmenden auf das zuvor Gehörte zu ermöglichen. Die Teilnehmer:innen wurden dazu eingeladen, frei zu assoziieren und ihre Gedanken, Bilder, Emotionen und Irritationen offen einzubringen.

Analyse- und Auswertungsschritte der Gegenübertragungsanalyse

Zur systematischen Auswertung des Diskursmaterials wurde ein mehrschrittiges methodisches Vorgehen gewählt:

1. Aufzeichnung und Dokumentation der Beiträge im Diskursraum.
2. Mehrfache Durchsicht des Protokolls mit Markierung zentraler sprachlicher, emotionaler und thematischer Passagen.
3. Erstellung eines Kategoriensystems, u. a. zu Themenfeldern wie Scham, Lust, Regression, Grenzerfahrung, Perversion und Theoriekritik.
4. Tiefenhermeneutische Interpretation (vgl. Brunner 2021), wobei nicht nur manifeste Aussagen, sondern vor allem auch latente Sinnanteile – wie Abwehr, Projektion oder symbolische Bedeutungsverschiebungen – herausgearbeitet wurden.
5. Besonderes Augenmerk lag auf Stellen mit starker emotionaler Aufladung oder Tabuisierung.

So konnten unbewusste oder unausgesprochene Konflikte deutlicher hervortreten und den Teilnehmenden, wie auch den Forschenden, Rückschlüsse auf die soziale und psychodynamische Bedeutung von zentralen freudianischen Konzepten im Alter, bei Krankheit oder Behinderung ermöglichen. Besonders interessant war dabei, an welchen Stellen der Diskurs emotional aufgeladen war, wo Themen wie Lust, Pflege oder Eltern-Kind-Umkehr als irritierend, grenzüberschreitend oder gar pervertiert empfunden wurden – und welche kulturellen Narrative dabei mitschwingen.

„Szenische Interpretation" gemäß Brunner (2021)
Die abschließende Interpretation der Gruppenergebnisse ermöglichte eine Rekonstruktion jener Faktoren, die beeinflussen, warum bestimmte Konzepte (etwa Regression, Perversion, Lust) aufgegriffen, kritisch hinterfragt oder auch vermieden wurden. Auch die Rezeption des Vortrags – inklusive möglicher Provokation durch die gewählte Themensetzung – wurde im Gesamtzusammenhang betrachtet. So wurde deutlich, dass der psychosexuelle Diskurs im Kontext von Alter, Krankheit und Behinderung in hochambivalenten Spannungsfeldern steht: zwischen Würde und Entgrenzung, Lust und Scham, Fürsorge und Macht.

3 Zurück in die Zukunft – Der psychosexuelle Lebenskreis?

Freuds Theorie der psychosexuellen Entwicklung wurde lange als linearer Pfad verstanden – von der oralen Phase bis zur genitalen Reife. Doch im Spiegel individueller Biografien wie kollektiver Lebensrealitäten zeigt sich zunehmend, dass Entwicklung kein eindimensionaler Prozess ist. Vielmehr lassen sich immer wieder Irritationen feststellen, wo scheinbar Überwundenes latente Gültigkeit behält und – oft unbewusst – erneut wirksam wird. So wie das Kind nicht einfach „hinter sich lässt", was es einmal war, sondern frühere Stufen in veränderter Form wieder aufnimmt, kehren im Alter körperliche, emotionale und auch sexuelle Bedürfnisse zurück, die an frühe Phasen erinnern.

Teilnehmer:innen formulierten ein zyklisches Modell treffend als „Pyramide: oral – anal – phallisch – ödipal – Latenz – genital – Latenz – ödipal – phallisch – anal – oral?" – eine Bewegung, die nicht nur nach vorne strebt, sondern sich auch rückbezieht und umlagert. Diese Dynamik lässt sich nicht nur pathologisieren, sondern als Möglichkeit einer existenziellen Neuverhandlung verstehen – von Nähe, Abhängigkeit, Autonomie und Identität. Die Idee von „Hin- und Rückentwicklung" eröffnet einen Raum, in dem Regression nicht als Rückschritt erscheint, sondern als kreative Wiederaneignung: „Regression: Quelle hinter die Kultur", hieß es in der Diskussion, oder auch „Trieb: neu entdecken".

Besonders im Alter, bei Krankheit oder dem Verlust körperlicher Kontrolle kann Regression zur Überlebensstrategie werden – ein psycho-emotionaler Mechanismus, um mit Ohnmacht und Kontrollverlust umzugehen. Hier schwingen neben den manifesten Beschreibungen oft auch latente Bedeutungen mit, etwa das Bedürfnis nach (erneuter) Geborgenheit in der Körperlichkeit. Teilnehmer:innen berichteten von einem „älteren Mann, der Essen wieder für sich entdeckt – eine orale Thematik, genussvolles Essen, die aber in ihrer entgrenzten Form auch zum Fressen werden kann, wenn das Über-Ich nicht mehr so stark ist". Die orale Lust, lange als infantil klassifiziert, wird hier zu einem Moment der Selbstermächtigung – einer genussvollen Rückeroberung des Körpers. Die Frage „bewusstes Wiedererlauben?" bringt diesen ambivalenten Prozess auf den Punkt: Ist die Rückkehr zur oralen Phase eine Regression – oder eine bewusste, lustvolle Entgrenzung, eine „Wiederkehr des Verdrängten"?

Diese Ambivalenz betrifft auch das gesellschaftliche Unbehagen gegenüber Regression. „Regression im Alter" führt in der Gruppe zu dem Gefühl von „Unbehagen", nicht nur, weil sie mit Kontrollverlust assoziiert wird, sondern weil sie wohl auch kulturell tief verankerte Vorstellungen von Reife, Autonomie und Würde infrage stellt. Gleichzeitig wird deutlich, wie sich hier manifeste Bekenntnisse zum Thema „selbstbestimmte Sexualität im Alter" mit latenten Abwehrhaltungen vermischen und den Diskurs spürbar aufladen.

Dazu passt auch die Metapher der „Blackbox": der Gedanke, dass zwischen der frühkindlichen Sexualität und der „reifen" Sexualität des Erwachsenen eine Zone liegt, die im Alter wieder durchbrochen wird. Was passiert „in der Blackbox dazwischen (zwischen infantiler und reifer Sexualität)"? Wie sieht die sexuelle Reife jenseits normativer Vorstellungen aus und was tritt im Alter erneut hervor? Die Diskussion um „Sublimierung und Entsublimierung" zeigt, dass auch sogenannte reife Sexualität brüchig wird – zugunsten eines Wiederauflebens kindlicher Impulse in neuer, oft irritierender Gestalt.

Nicht zuletzt wurde auf den „Positionswechsel" in der Pyramide hingewiesen: „Jetzt pflegt der Sohn den Vater; die Jüngeren nehmen die Position der Älteren ein". Hier wird die Umkehrung nicht nur als soziale, sondern auch als psychosexuelle Dynamik erkennbar. Die Wiederholung kindlicher Positionen – auf beiden Seiten – erzeugt ein Spannungsfeld zwischen Regression und Verantwortung, Nähe und Autonomie, Scham und Würde.

4 Zwischen Lust und Tabu – Einen „inneren Kompass" finden

Die Vorstellung eines „Kompasses" zur Unterscheidung von gesunder und krankheitswertiger Regression bringt eine entscheidende Wende in den Blick auf psychosexuelle Prozesse im Alter, bei Krankheit oder Behinderung. Anstelle äußerer Normen und diagnostischer Raster tritt hier die subjektive und intersubjektive Erfahrung in den Vordergrund. Was für eine Person eine liebevolle Geste sein mag, wie etwa das Eincremen der Haut durch eine Pflegeperson, kann für eine andere als beschämend oder übergriffig erlebt werden. Im Diskursraum zeigt sich, dass hier manifest ein Bedürfnis nach Fürsorge formuliert wird, während latent Ängste vor möglicher Sexualisierung mitschwingen.

Dieser „Kompass" ist dann kein festes Instrument, sondern ein fragiles, bei dem die Nadel mal mehr in die eine, dann wieder in die andere Richtung ausschlägt, sich zwischen Nähe, Pflege und Sexualität bewegt. Die Frage „Muss es asexuell sein, damit es geht?" zeigt, wie tief die Verunsicherung über körperliche Intimität in pflegerischen Beziehungen reicht. Ein psychosexueller „Kompass" fragt nicht danach, ob etwas normkonform ist, sondern ob es im jeweiligen Kontext, im Einvernehmen und im affektiven Erleben stimmig bleibt. So wird das Eincremen einer pflegebedürftigen Mutter durch ihren erwachsenen Sohn nicht automatisch als „inzestuös" gelesen, wie die verunsicherte Frage in der Gruppe „Ist das inzestuös?" zeigt, sondern muss im jeweiligen Bedeutungszusammenhang zwischen zwei Menschen auf Basis ihrer Beziehung miteinander verstanden werden.

Dass dabei latente Fantasien oder Irritationen auftauchen können, wurde spürbar, wenn Teilnehmende zwar nicht offen von „Ekel" sprachen, aber dennoch starke Abwehr gegen solche Szenarien äußerten. Dieser assoziative Zusammenhang entspringt der Psyche der beteiligten Personen, ihrer jeweilige Geschichte und ihrer Fantasien. Die sexuelle Dimension erschließt sich dabei nicht primär über das Tun, sondern über die Bedeutung, die dem Tun beigemessen wird. Die Unterscheidung zwischen dem „inneren Menschen" (seine Gefühle und Fantasien) und dem „äußeren Menschen" (seine Handlungen) verweist auf die Notwendigkeit, zwischen Ausdruck und Bedeutung zu differenzieren. Zwischen beidem verläuft eine Grenze, die individuell und kulturell unterschiedlich gezogen wird, was in folgender Assoziation deutlich wird: „Grenze zwischen dem inneren und dem äußeren Menschen?".

Ein eindrückliches Beispiel wurde im Zusammenhang mit demenziell veränderten Menschen beschrieben: „flirtend, leicht erotisiert, den Pfleger bitten, ‚unter die Decke zu kommen'". Ist dies Ausdruck einer sexualisierten Grenzverletzung oder vielmehr ein Echo früherer Beziehungsmuster, ein Ausdruck von Nähebedürfnis, Lust oder Verwirrung darüber? Solche Situationen lassen sich nicht pauschal bewerten und entwerten. Vielmehr sind sie Ausdruck eines tiefen Bedürfnisses nach Orientierung in einem Raum, „der sich nicht mehr klar durch Normen strukturieren lässt".

Der psychosexuelle „Kompass" verortet sich daher an den Rändern von Sprache, Lust und Fürsorge. Er wird nicht selten erst dann selbst fraglich, wenn – um im Bild zu bleiben – die Kompassnadel wild ausschlägt: „Scham, Schuld, Ekel sind Signale, dass etwas nicht mehr in Resonanz steht." Diese Affekte sind keine pathologischen Marker, sondern fungieren als Grenzsignale. Sie zeigen an, wo innere Ordnung brüchig wird und damit auch, wo ethische Fragen und subjektive Bedeutungen beginnen.

Auch regressives Verhalten, wie etwa die Hinwendung zu oralen Praktiken oder das Bedürfnis nach kindlicher Fürsorge, muss in diesem Zusammenhang neu gelesen werden. In einer Assoziation hieß es: „zurück an die Quellen, wie beispielsweise Säuglinge nach dem Baden eincremen". Diese Rückkehr zu früheren Erfahrungen, regressiv und sinnlich zugleich, stellt nicht zwangsläufig eine Grenzverletzung dar, sondern kann Ausdruck von Geborgenheit, Wiederaneignung oder Trost sein.

Der „innere Kompass" reagiert also sowohl auf manifest geäußerte Bedürfnisse nach körperlicher Zuwendung als auch auf die latent wirkenden Scham- und Schuldgefühle, die solche Situationen begleiten können. Die Einschätzung solcher Prozesse bleibt immer kontextabhängig und wird individuell ausgehandelt. Die Frage „Kann die eigene Haltung, die eigene psychosexuelle Entwicklung der Kompass sein?" verweist auf die dialogische Dimension dieser Orientierung. Es braucht nicht nur Sensibilität für das Gegenüber, sondern auch Selbstreflexion über die eigene Position und die eigene psychosexuelle Geschichte. „Sexualität = Gleichklang", so eine Formulierung, die auf den Punkt bringt, dass die stimmige Begegnung zweier innerer Welten mehr wiegt als normative Zuschreibungen.

Nicht zuletzt zeigt sich in der Diskussion, dass auch Regression selbst ambivalente Bedeutungen trägt. „Regression als Rückschritt? Gibt aber doch auch Sicherheit", wurde angemerkt. In einem anderen Beitrag wurde Regression als „Schutzfunktion, Abwehr" verstanden, nicht als pathologische Auflösung, sondern als kreative Form des Umgangs mit existenzieller Verunsicherung.

Der psychosexuelle „Kompass" ist somit kein Messinstrument, sondern ein tastendes, mitfühlendes Navigationssystem im Zwischenraum von Autonomie und Bedürftigkeit, zwischen Berührung und Abwehr. Er verlangt Aufmerksamkeit, Selbstreflexion und die Bereitschaft, nicht vorschnell zu werten, sondern zu fühlen.

5 Wenn generationale Ordnungen sich verkehren – Über das Unbehagen mit vertauschten Generationsbeziehungen

Wenn Eltern alt und pflegebedürftig werden, geraten tradierte Muster ins Wanken: Der Sohn wird zum Versorger, die Mutter zur Hilfsbedürftigen. Teilnehmende brachten diesen Positionswechsel eindrücklich auf den Punkt: „Jetzt bin ich der Vater meines Vaters geworden." Solche Umkehrungen lösen nicht nur praktische Herausforderungen aus, sondern erschüttern auch das psychische und kulturelle Gefüge familiärer Beziehungen.

Nicht selten wird diese Verschiebung als „pervertiert" empfunden – ein Begriff, der dabei weniger auf tatsächliche sexuelle Abweichungen verweist als vielmehr auf ein tiefsitzendes kulturelles Unbehagen gegenüber der Auflösung hierarchisch-altersbezogener Ordnung. Die Aussage „der Begriff Perversion verweist auf kulturelles Unbehagen" markiert genau diesen Punkt: Es geht um die Irritation, die entsteht, wenn symbolische Ordnungen ins Wanken geraten.

Denn familiäre Positionierungen sind nicht nur funktional, sie sind auch kulturell aufgeladen – mit Vorstellungen von Reife, Würde, Abhängigkeit und Autorität. Wenn sich diese lösen, beginnt das Fundament sozialer Ordnung zu bröckeln. Die Frage „Wer legt fest, was kindlich und was erwachsen ist in Bezug auf psychosexuelle Entwicklung?" verweist auf das Fehlen oder die Infragestellung klarer Kategorien. Was ehemals als fürsorglich oder kompetent galt, wird als regressiv, kindlich oder sogar entwürdigend gelesen.

Solche Zuschreibungen beruhen nicht selten auf manifest geäußerten Normen („so etwas tut man nicht"), während latent eine Ahnung darüber vorherrscht, wie liebevoll-fürsorgliche Gesten auch sexuelle Fantasien berühren können. Diese Zuschreibungen zeigen sich auch in der alltäglichen Sprache: „wie wir die alten Menschen verkindlichen: ‚frische Windel machen', ‚Latz zum Essen ummachen' – das Wording". Obwohl ältere Menschen „keine Babys" sind, wird ihre Bedürftigkeit häufig mit Begriffen aus der frühkindlichen Pflege assoziiert. Das „Verkindlichen" alter Menschen verdeckt dabei nicht nur ihre Würde in der Reife des Lebens, sondern erzeugt ein irritierendes Spannungsfeld zwischen Hilfsbedürftigkeit und der Annahme von Autonomieverlust.

In der Diskussion wurde deutlich, dass sich hier psychosexuelle, kulturelle und sprachliche Ebenen überlagern. Die Frage „In welchem Kontext stehen Behinderung und infantile Sexualität?" verdeutlicht, wie leicht Zuschreibungen zur Infantilisierung führen können – mit ambivalenten Folgen. Auch gut gemeinte Aufklärung über kindliche Sexualität kann ungewollt in eine neue Form der Objektivierung umschlagen. So zeigt sich beispielsweise in dem Satz „Infantile Sexualität: Wir wollen damit informieren und aufklären, machen aber dasselbe – Kindererklärung und Infantilisierung", wie schnell der Anspruch, pädagogisch oder aufklärerisch zu handeln, in eine Reproduktion von kindlichen Zuschreibungen kippen kann. Obwohl wir Kinder ernst nehmen wollen, sprechen wir wieder über sie, statt mit ihnen und schreiben ihnen bestimmte Eigenschaften oder Bedürfnisse zu, ohne sie selbst als Subjekte wahrzunehmen. Dieses paradoxe Verhalten könnte auf ein tiefer liegendes, vielleicht unbewusstes Unbehagen hinweisen: nämlich gegenüber dem eigenen Älterwerden, der eigenen Vergänglichkeit oder dem Verlust von kindlicher Unmittelbarkeit. Die Beschäftigung mit kindlicher Sexualität berührt damit nicht nur ein gesellschaftlich sensibles Thema, sondern möglicherweise auch eigene biografische oder existenzielle Unsicherheiten. In diesem Licht erscheint der Impuls zur Aufklärung nicht nur als fürsorgliche Geste, sondern auch als Abwehrmechanismus, der sich hinter dem Anspruch verbirgt, „das Beste für das Kind" zu wollen oder das Triebhafte und die Erotik durch Information über biologische Vorgänge zu domestizieren.

Die gesellschaftliche Irritation über mögliche Verschiebungen hat auch eine historische Komponente. Teilnehmer:innen bemerkten: „Über die Veränderung und Befreiung durch die sexuelle Revolution spricht heute keiner mehr" – ein Hinweis darauf, dass die Debatte um Sexualität heute weniger von Freiheit als von Scham, Ambivalenz und Tabuisierung geprägt scheint, insbesondere wenn sie an Alter, Krankheit und Pflegebedürftigkeit geknüpft ist.

Latent geht es hier auch um den „Verlust symbolischer Sicherheit": Der Vater, einst Inbegriff von Stärke und Autorität, wird zum abhängigen Kind. Der Sohn, früher empfänglich und bedürftig, übernimmt nun Verantwortung – eine Umkehrung, die beide Seiten psychisch herausfordert. Dass „die Kultur weiter zur Regression führt", wie es im Diskurs hieß, bedeutet in diesem Zusammenhang nicht nur einen Rückgriff auf frühere generationale Positionen, sondern auch eine kollektive Verunsicherung gegenüber körperlicher Nähe, Fürsorge und Intimität. Diese Dynamik trifft auf tief verwurzelte Tabus: „Tabus, die Rollenvertauschungen als entwürdigend und regredierend bewerten", obwohl diese in Wirklichkeit Ausdruck von Reife, Fürsorge und menschlicher Verbundenheit sein könnten. In der Begegnung mit alten, bedürftigen Eltern begegnen wir daher nicht nur dem Anderen, sondern auch uns selbst – unserem eigenen Altern, unserer eigenen Verletzlichkeit. In diesem Sinne wurde abschließend bemerkt: Diese Anderen sind „Spiegelbild der eigenen Endlichkeit".

6 Zwischenfazit: Linearität vs. Ambivalenz

Die Auseinandersetzung mit (infantiler) Sexualität im Kontext von Alter, Krankheit und Behinderung offenbart, wie sehr unser Verständnis von psychosexueller Entwicklung durch lineare Reifevorstellungen geprägt ist – Vorstellungen, die in der gelebten Realität häufig an ihre Grenzen stoßen. Statt eines eindimensionalen Fortschreitens zeigt sich eher ein zyklisches oder spiralförmiges Muster: Frühere Entwicklungsstufen werden im Alter und bei körperlicher Gebrechlichkeit erneut aufgerufen. Diese „Rückbewegungen" sind jedoch nicht einfach als pathologische Regressionen zu betrachten, sondern könnten auch als kreativer Umgang mit existenziellen Herausforderungen verstanden werden.

Gerade wenn pflegerische Abhängigkeit oder die Umkehr familialer Generationsverhältnisse ins Spiel kommen, geraten kulturelle und individuelle Normen ins Wanken. Was einerseits als Fürsorge und liebevolle Nähe empfunden wird, kann andererseits als entwürdigend, übergriffig oder gar „pervers" erlebt werden. In diesem Spannungsfeld wird deutlich, wie wichtig ein „innerer Kompass" ist, der sich nicht an starren Normen orientiert, sondern die subjektive und intersubjektive Bedeutung ins Zentrum rückt und sich darum in alle (Himmels-)Richtungen dreht. Dabei gilt es, manifest formulierte Werte (Würde, Schamgrenzen) ebenso zu beachten wie latent wirkende Ängste, die im Verhalten oder in der Atmosphäre spürbar werden.

Die Frage, was als angemessen und würdevoll gilt, lässt sich nicht unabhängig vom jeweiligen Beziehungskontext, von Fantasien, Schamgrenzen und subjektiv vorhandenen Konzepten von Generationsverhältnissen beantworten. Ein solches Verständnis erfordert einerseits ein Bewusstsein für kulturell tief verankerte Tabus und Abwehrmechanismen, andererseits, die Offenheit, Regression als potenziell sinn- und luststiftenden Prozess zu begreifen.

Pflege, Intimität und Sexualität dürfen dabei nicht zwangsläufig als getrennte Sphären gedacht werden. Gerade an den Übergängen zwischen Fürsorge und erotischer Dimension offenbaren sich häufig latente Konflikte, die nur durch selbstreflexiven Umgang und offene Kommunikation entschärft werden können. Vielmehr legen die Dialoge im Diskursraum nahe, dass genau an den Schnittstellen dieser Bereiche wichtige Erfahrungen von Geborgenheit, Würde und Neuverhandlung von Identität möglich sind. Ob und inwieweit dies gelingen kann, hängt maßgeblich von einer reflexiven Haltung ab, die weder moralisiert noch bagatellisiert, sondern Raum schafft für den Dialog über ambivalente Gefühle, Wünsche und Grenzen.

So wird deutlich, dass die vermeintliche „Verkehrung" von generationalen Positionen und die Rückkehr zu frühen Entwicklungsstufen nicht nur Verunsicherung, sondern auch kreative Potenziale bergen. Wenn wir bereit sind, gewohnte Kategorien zu hinterfragen und Regression als lebenslange Dimension menschlicher Entwicklung anzuerkennen, kann sich ein neuer Blick auf Alter, Krankheit und Behinderung eröffnen – einer, der nicht um jeden Preis Autonomie idealisiert, sondern die Vielfalt, Verletzlichkeit und Tiefe menschlicher Beziehungen in ihrer Ambivalenz würdigt.

7 Allgemeingültigkeit oder Kontextgebundenheit? – Eine Reflexion auf Basis der bisherigen Überlegungen

Die bisherigen Überlegungen haben deutlich gemacht, wie wirkmächtig die Konzepte der Freud'schen Theorie – insbesondere der infantilen Sexualität und Triebtheorie – für das Verstehen von Interaktionsdynamiken auch im hohen Alter, bei Krankheit oder Behinderung sein können. Wiederkehrende Muster wie orale oder anale Lust, ambivalente Nähe-Distanz-Dynamiken oder Vertauschungen generationaler Ordnungen zwischen Eltern und Kindern zeigen, dass psychosexuelle Prozesse keineswegs auf Kindheit und Jugend beschränkt sind. Die Frage, inwieweit Freuds Modell allgemeingültig ist, stellt sich hier neu und mit ihr auch die Frage nach seiner Reichweite und seinen Grenzen.

Im Diskurs zeigte sich eine Bewegung, die das lineare Entwicklungsmodell Freuds hinterfragt. Die Metapher der psychosexuellen „Pyramide im Rückwärtsgang" oder das Bild der „Regression als Quelle hinter der Kultur" deuten darauf hin, dass psychosexuelle Entwicklung nicht abgeschlossen, sondern zyklisch oder spiralförmig gedacht werden kann. Diese Beobachtungen legen nahe, dass Freuds Theorie, wenn auch ursprünglich linear konzipiert, durchaus Raum für zyklische Wiederholungen lässt, sofern man sie in einem erweiterten Verständnis liest. Die starke affektive Aufladung bestimmter Themenbereiche – etwa Scham, Inzestfantasien oder Regression – verweist auf ein weiterhin wirksames Unbehagen eventuell auch an der Kultur, wie sie Freud beschrieben hat. Besonders interessant ist dabei die Manifestation dieser Dynamiken in latenten Bedeutungen: nicht im explizit Geäußerten, sondern im affektiven Raum des Unausgesprochenen. Damit zeigt sich die Theorie nicht nur als psychologisch beschreibend, sondern auch als kulturdiagnostisch relevant.

Gleichzeitig wird spürbar, dass Freuds Modell in seiner historischen Form nicht alle Aspekte heutiger Lebenswirklichkeit abbildet. Besonders der Begriff der „Perversion" etwa erscheint kulturell überformt und bedarf einer kontextuellen Neubewertung. Auch der universelle Anspruch der Triebtheorie gerät ins Wanken, wenn individuelle Biografien, kulturelle Prägungen und gesellschaftliche Erwartungen an generationale Ordnungen miteinbezogen werden. Ein Beispiel hierfür ist die Frage nach Intimität im Pflegekontext: Die Unterscheidung zwischen liebevoller Fürsorge und grenzüberschreitender Sexualisierung kann nicht allein über triebtheoretische Kategorien erfasst werden – hier braucht es ein intersubjektives, kontextsensibles und auch kulturelles Verständnis.

Statt Freuds Theorie als starres Gerüst zu verstehen, könnte sie – im Lichte der vorliegenden Analyse – vielmehr als Deutungsangebot gelesen werden: als Vokabular für Prozesse, die andernfalls sprachlos bleiben würden. In diesem Sinne bietet sie eine wertvolle Grundlage zur Interpretation psychodynamischer Prozesse, insbesondere dort, wo andere Theorien schweigen oder normativ agieren.

Zusammenfassend lässt sich sagen: Die freudianische Theorie bleibt kraftvoll, wo sie nicht verabsolutiert wird. Ihre Allgemeingültigkeit zeigt sich weniger in universalen Wahrheiten als in ihrer Fähigkeit, individuelle und kollektive Ambivalenzen und (Trieb-)Spannungen zu benennen. Ihre Grenzen liegen vielleicht dort, wo sie nicht mit der Gegenwart ins Gespräch gebracht wird.

Literaturverzeichnis

Brunner, M. (2021). *Von der tiefenhermeneutischen Gruppeninterpretation zur schriftlichen szenischen Interpretation: Eine Handreichung* [unpubliziertes Manuskript]. https://www.tiefenhermeneutik.org/wp-content/uploads/2022/01/Brunner-2021-Tiefenhermneutik.-Handreichung-zur-schriftlichen-szenischen-Interpretation.pdf (23.07.2025).

Alexandra Pelka

Wo bleibt die Liebe? Zur Unsichtbarkeit der sozialen Bedeutung von Liebesbeziehungen im heilpädagogischen Fachdiskurs über Sexualität und „geistige Behinderung"

Zusammenfassung: Der Beitrag thematisiert Liebesbeziehungen im Kontext von „geistiger Behinderung" und problematisiert, dass *Liebe* im heilpädagogischen Diskurs über das Begriffspaar *Sexualität und „geistige Behinderung"* nahezu keine Rolle spielt. Ausgangspunkt ist die Beobachtung, dass *Liebe* im Fachkontext als ein Aspekt von *Sexualität* begriffen wird, wodurch die soziale Dimension von Liebes- und Partnerschaftsbeziehungen weitgehend aus dem Blick gerät. Vor diesem Hintergrund beleuchtet der Beitrag anhand eines Fallbeispiels und durch Rückgriff auf die soziologische Systemtheorie die *gesellschaftliche Funktion von Liebe*. Es wird aufgezeigt, dass Liebesbeziehungen eine soziale Komplexität aufweisen, die mit einem weiten Sexualitätsverständnis nur unzureichend erfasst werden kann. Zwei zentrale Einsichten leiten sich daraus ab: erstens, dass zwischen dem *Code der Liebe* und dem *Lieben als kommunikativer Prozess* unterschieden werden sollte, um die Herausforderungen partnerschaftlicher Interaktion zu verstehen; zweitens, dass das, was gemeint ist, wenn von „Liebe" die Rede ist, primär als eine Angelegenheit betrachtet werden sollte, die in der *Kommunikation* und damit ‚außerhalb' des Menschen liegt. Der Beitrag plädiert dafür, diese systemtheoretische Perspektive in heilpädagogische Reflexionen einzubeziehen, um den kommunikativen

Herausforderungen bei der Begleitung von Menschen mit „geistiger Behinderung“ in ‚Liebesdingen‘ *professionell begegnen* zu können.

Schlagwörter: Liebe, Sexualität, Heilpädagogik, Selbstbestimmung, Systemtheorie, Luhmann, Intimsystem, Partnerschaft, Kommunikation

Abstract: The article addresses love relationships in the context of „intellectual disability“ and problematizes the fact that *love* plays nearly no role in the curative education discourse on the pair of terms *sexuality and „intellectual disability“*. The starting point is the observation that *love* in the academic context is understood as an aspect of *sexuality*, which means that the social dimension of love and partnership relationships is lost from view. Against this background, the article uses a case study and draws on sociological systems theory to shed light on the *social function of love*. It is shown that love relationships have a social complexity that cannot be adequately captured by a broad understanding of sexuality. Two central insights are derived from this: firstly, that a distinction should be made between the *code of love* and *loving as a communicative process* in order to understand the challenges of partnership interaction; secondly, that what is meant when talking about „love“ should primarily be seen as a matter that lies in *communication* and therefore ‚outside‘ the human being. The article argues that this systems theory perspective should be included into curative education reflections in order to *professionally meet* the communicative challenges of accompanying people with „intellectual disabilities“ in ‚matters of love‘.

Keywords: love, sexuality, special education, self-determination, systems theory, Luhmann, intimate system, partnership, communication

1 Hinführung

Wenn man sich im Kontext von „geistiger Behinderung"[1] mit Liebesbeziehungen[2] beschäftigen möchte, kommt man um das *Problemfeld von Liebe und Sexualität*[3] nicht herum. Im Bereich der Heilpädagogik[4] scheint man sich einig zu sein, dass Liebe und Sexualität untrennbar zusammengehören: Es hat sich die Vorstellung durchgesetzt, *Sexualität* sei etwas ‚den Menschen' und seine Entwicklung Allumfassendes; etwas, das die Fruchtbarkeit, Lust und Identität eines Menschen genauso betrifft wie seine „Beziehungen" zu anderen Menschen. Für die Plausibilität dieser Auffassung spricht, dass sie nicht nur im heilpädagogischen Fachdiskurs, sondern auch im Alltag weit verbreitet ist. Die Frage ist bloß, ob diese Perspektive der Komplexität des sozialen Phänomens „Liebe" gerecht wird. Die folgenden Ausführungen sind von der These geleitet, dass die soziale Bedeutung von Liebesbeziehungen durch das weite Sexualitätsverständnis, das im heilpädagogischen Fachdiskurs dominiert, in den Schatten gerät. Das Ziel dieses Beitrags ist es, durch das Hinzuziehen einer soziologischen Perspektive auf das Thema der Liebe ein Angebot zur heilpädagogischen Reflexion von Liebesbeziehungen zu machen.

Hierfür wird zunächst (1) anhand eines Praxisbeispiels aus der Fachliteratur („Herr K.") in die Thematik dieses Beitrags eingeführt. Diesem werden im weiteren Fortgang drei Aspekte entnommen, die bedeutsam sind, wenn es um die Begleitung von Menschen mit „geistiger Behinderung" in ‚Liebesangelegenheiten' geht. Die Aspekte werden nacheinander kurz beleuchtet (2).

1 Gemeint sind erwachsene Personen, die durch das Zuschreibungsmerkmal „geistige Beeinträchtigung" (§ 2 Abs. 1 SGB IX) dauerhaft in umfassende Strukturen der Eingliederungshilfe in Deutschland eingebunden sind und durch diese Einbindung häufig sekundär behindert werden.

2 Die Rede von „Liebe" in diesem Beitrag bezieht sich auf Liebe(n) in Paarbeziehungen.

3 Margrit Brückner (2017, S. 39) spricht im Blick auf das Thema Liebe und Sexualität gar von einem „Minenfeld".

4 *Heilpädagogik* wird in diesem Beitrag als Sammelbezeichnung für alle Disziplinen und Professionen verwendet, die sich im engeren oder weiteren Sinne mit der Lebenssituation von Menschen mit Behinderungen befassen.

Zur Verdeutlichung des Liebesverständnisses, das sich in der heilpädagogischen Fachliteratur durchgesetzt hat, wird unter (3) eine prominente Sexualitätsdefinition aufgezeigt und problematisiert. Vor diesem Hintergrund wird eine funktionale Perspektive auf Liebe vorgeschlagen, die mithilfe der soziologischen Systemtheorie gewonnen wird (4). Abschließend wird reflektiert, wie eine systemtheoretische Perspektive auf „Liebe(n)" für heilpädagogische Auseinandersetzungen rund um Liebes- und Partnerschaftsbeziehungen im Kontext von „geistiger Behinderung" fruchtbar gemacht werden könnte (5).

Praxisbeispiel Herr K.

> „Herr K. lebt seit acht Jahren in einer Wohnstätte. Er sehnt sich nach einer Freundin. Seine Betreuer machen ihn auf Kontaktanzeigen in einem Magazin für Menschen mit geistiger Behinderung aufmerksam. Mit ihrer Unterstützung gelingt die erste telefonische Kontaktaufnahme. Die betreffende Frau besucht ihn am darauf folgenden Sonntag. Herr K. möchte mit seinem Besuch ungestört sein und bittet die Frau in sein Zimmer. Nach einer halben Stunde öffnet Herr K. schimpfend seine Tür und wirft seinen Besuch aus der Wohnung. Nach einem Gespräch mit seinen Betreuern wird deutlich, dass sowohl Herr K. als auch sein Besuch in der beschriebenen Situation überfordert war [sic!]. Beide wussten nicht, was sie sagen sollten und blieben infolgedessen stumm – bis einer von beiden es nicht mehr aushalten konnte." (Hennies & Sasse 2004, S. 72)

Was würden Sie tun, wenn Sie als Fachkraft in das oben genannte Praxisbeispiel involviert wären? An der Position des Personals, das im Lebensbereich Wohnen von erwachsenen Menschen mit „geistiger Behinderung" tätig ist, lässt sich gut zeigen, mit welchen Herausforderungen man es zu tun bekommt, wenn das Thema der *Liebe*, das so gut wie jedem Menschen persönlich vertraut ist, plötzlich in den eigenen Arbeitsbereich fällt und damit von einer privaten Angelegenheit zu einer sachlichen Aufgabe wird. Der Beitrag fokussiert deshalb im Folgenden auf die Perspektive der Fachpersonen in besonderen Wohnformen.

2 Orientierungen im Problemfeld Liebe und Sexualität im Kontext von „geistiger Behinderung"

Dem Praxisbeispiel sind mehrere Aspekte entnehmbar, die Fachpersonen bei der Begleitung von Bewohner:innen in ‚Liebesangelegenheiten' zur Orientierung beachten müssen bzw. könn(t)en. Im Weiteren werden drei zentrale Gesichtspunkte herausgegriffen und näher erläutert, um das ‚Problemfeld von Liebe und Sexualität' zu verdeutlichen, in dem sich eine professionelle Begleitung bewegt.

2.1 Der fachlich-ideologische, rechtliche und institutionelle Rahmen

Bis in die zweite Hälfte des 20. Jahrhunderts war es üblich, dass erwachsene Menschen, denen eine „geistige Behinderung" zugeschrieben wurde, in großen Anstalten untergebracht wurden. Die Lebensbedingungen in den Großeinrichtungen waren von Fremdbestimmung geprägt und häufig menschenunwürdig (Seifert 2022, S. 468). Vor diesem Hintergrund ist seit einigen Jahrzehnten im Fachdiskurs der Heilpädagogik von einem *Paradigmenwechsel* die Rede: Bei diesem geht es um die Vorstellung eines Wandels von überwiegend fremdbestimmter Betreuung als fürsorglicher Hilfe hin zur Hilfe als Begleitung und Assistenz bei weitgehender Selbstbestimmung der Personen mit Behinderungen. Für diesen Beitrag wichtig ist die *Leitidee der Selbstbestimmung* (vgl. Hähner 2021). Die Debatte über Selbstbestimmung von Menschen mit „geistiger Behinderung" wird fachintern seit den 1980er-Jahren geführt und bildet heute eine wesentliche Basis heilpädagogischen Handelns (Heck 2024, S. 77). Aus rechtlicher Perspektive stellt die *sexuelle Selbstbestimmung* zudem ein Grund- und Menschenrecht dar (Valentiner 2024, S. 171f.), das in der UN-Behindertenrechtskonvention (Art. 22 & 23) Ausdruck und Stärkung findet. Diesen positiven Entwicklungen zum Trotz stellt die *sexuelle Selbstbestimmung* im Kontext von „geistiger Behinderung" noch immer keine Selbstverständlichkeit dar (Heck 2024, S. 58f.). Ein Grund dafür ist in den *institutionalisierten Lebensbedingungen* von Menschen mit „geistiger Behinderung" zu sehen: Insbesondere die *Wohnsituation* bestimmt die Möglichkeiten selbstbestimmter

Partnerschaft und Sexualität von Menschen mit „geistiger Behinderung“, da besondere Wohnformen noch immer den Merkmalen institutioneller Wohnsettings entsprechen und das Recht auf ein selbstbestimmtes Leben dort bis heute häufig verletzt wird (DIMR 2023, S. 32).

2.2 Die Wünsche und Schwierigkeiten der Bewohner:innen im Zusammenhang mit Liebe und Partnerschaft

Obwohl das Thema *sexuelle Selbstbestimmung* im heilpädagogischen Fachdiskurs seit mehreren Jahrzehnten auf der Agenda steht, stellt die ausdrückliche Auseinandersetzung mit dem Thema *Partnerschaft* bis heute ein *Forschungsdesiderat* dar (Heck 2024, S. 32f.). Darüber, welche *Vorstellungen und Wünsche* Personen mit „geistiger Behinderung“ mit einer Partnerschaft verbinden, gibt es deshalb nur wenige Hinweise. Folgt man diesen, geht mit dem Wunsch nach Partnerschaft der *Wunsch nach Zugehörigkeit und emotionaler Nähe* (Thomas et al. 2006, S. 150), eine *Sehnsucht nach Liebe* und der *Wunsch nach einem Auszug aus der Wohneinrichtung* (Trescher 2018, S. 200) einher. Es werden im Zusammenhang mit einem Wunsch nach Partnerschaft aber auch Wünsche nach *sozialer Aufwertung* (Hennies & Sasse 2004, S. 66) und einer *Ablösung von den Eltern* (Hennies & Kuhn 2004) sichtbar, sowie Gefühle von Einsamkeit deutlich (BMAS 2021). Zudem stehen den *Wünschen* von Bewohner:innen nicht selten *Schwierigkeiten bei der Realisierung* von Liebe und Partnerschaft gegenüber. Über diese Schwierigkeiten ist jedoch noch weniger bekannt. Neben wenigen Ausnahmen (z. B. Hennies & Sasse 2004, S. 71ff.), die *Kommunikationsschwierigkeiten* in den Blick nehmen) konzentrieren sich die fachlichen Auseinandersetzungen in der Regel auf den *Abbau von strukturellen Autonomieeinschränkungen*, oder aber auf die *Kompensation von individuellen Schwierigkeiten*, die die individuelle Befähigung der Bewohner:innen zum Ansatzpunkt haben (Zinsmeister 2024, S. 126).

2.3 Das persönliche und das professionelle Wissen der Betreuer:innen über Liebe und Partnerschaft

Da Menschen mit „geistiger Behinderung“ in einem hohen Maße von den Personen, die sie unterstützen, abhängig sind, definiert, so Jeschke et al. (2006, S. 232), das Betreuungspersonal den Bedingungsrahmen, in dem sich die sexuelle Selbstbestimmung der Bewohner:innen entwickeln kann. Das bedeutet, dass Mitarbeitende die sexuellen Selbstbestimmungsmöglichkeiten der Bewohner:innen sowohl einschränken als auch erweitern können. *Einschränkungen* lägen z. B. dann vor, wenn Mitarbeitende sexuelles Verhalten der Bewohner:innen negativ bewerteten (Mattke 2004, S. 47–50) und/oder ihre eigenen Einstellungen zur Sexualität nicht reflektierten (Jeschke et al. 2006, S. 284ff.). *Erweiterungen* sexueller Selbstbestimmungsmöglichkeiten könnten umgekehrt dadurch erreicht werden, dass Mitarbeitende sich mit ihrer eigenen *sexuellen Biografie* und *sexuellen Identität* auseinandersetzen und diese reflektieren. Die *Reflexion der eigenen sexuellen Identität* ist als Ansatzpunkt für Veränderungsanliegen deshalb von Interesse, weil sie unter anderem „die ‚Wissensstruktur‘ um sexuelle Inhalte [umfasst]“ (Ortland 2020, S. 189; Hervorhebung im Original). Das Ziel der Auseinandersetzung mit der sexuellen Identität wird darin gesehen, eine *stabile* sexuelle Identität auszubilden, die sowohl biografische Bezüge als auch *Fachwissen zum Thema der Sexualität* zu reflektieren vermag (ebd., S. 189–196).

Es drängt sich an dieser Stelle die Frage auf, von welchem *Fachwissen* hier genau die Rede ist und wie das Thema der *Liebe* im Fachdiskurs über Sexualität und „geistige Behinderung“ behandelt wird. Welches *Wissen über Liebe* steht im Fachkontext von Heilpädagogik also zur Reflexion bereit?

3 Liebe gleich Sexualität, oder: Wie Liebesbeziehungen in der Heilpädagogik betrachtet werden

Die Antwort wurde eingangs schon genannt: Im heilpädagogischen Fachdiskurs dominiert die Vorstellung, Liebe sei ein Teil von Sexualität, wodurch – so die *These* – Liebesbeziehungen (und ihre soziale Bedeutung) in den Schatten geraten. Um das zu zeigen, wird in einem ersten Schritt eine Definition[5] von Sexualität herangezogen, auf die im heilpädagogischen Fachdiskurs häufig referiert wird:

> „Sexualität kann begriffen werden als allgemeine, *jeden Menschen und die gesamte menschliche Biografie einschließende* Lebensenergie, die *den gesamten Menschen umfasst* und aus vielfältigen Quellen – *soziogenen und biogenen Ursprungs* – gespeist wird. Sie beinhaltet eine *geschlechtsspezifische Ausprägung*, kennt ganz unterschiedliche – *positiv oder negativ erfahrbare* – Ausdrucksformen und ist in verschiedenster Weise sinnvoll." (Ortland 2020, S. 35; Hervorhebung im Original)

Vor dem Hintergrund der Annahme, dass *Sexualität* eine *allgemeine Lebensenergie* ist, die *den gesamten Menschen umfasst,* geht Barbara Ortland (2020, S. 46) davon aus, dass Sexualität in die gesamte Persönlichkeitsentwicklung des Menschen eingewoben ist. Auf der Basis des Verständnisses von Sexualität als Lebensenergie wird die Persönlichkeitsentwicklung eines Menschen also als *sexuelle Persönlichkeitsentwicklung* verstanden.

Ferner setzt dieses Verständnis von Sexualität „bei der für alle Menschen angenommenen *Möglichkeit der individuellen Realisierung von Sexualität* an" (ebd., S. 62; Hervorhebung der Verfasserin). Das *Ziel* sexueller Entwicklung wird auf dieser Grundlage in einer *selbstbestimmten* Sexualität gesehen (ebd., S. 47, Abb. 9). Sexualität bestehe außerdem aus (und werde ausgedrückt in) vier Aspekten: *Identitätsaspekt*, *Beziehungsaspekt*, *Lustaspekt* und *Fruchtbarkeitsaspekt* (ebd., S. 46, in Anlehnung an Sielert 2015, S. 40). Diese Aspekte erläutert Ortland (2020, S. 36–63) anhand von

5 Neben dieser Definition von Sexualität von Barbara Ortland gibt es andere, die an dieser Stelle exemplarisch stehen könnten: etwa die Definition von Sexualität der Weltgesundheitsorganisation (WHO) (vgl. BZgA 2011, S. 18) oder die Definition des holländischen Medizinethikers Paul Sporken (vgl. 1974, S. 159). Allen Definitionen ist – trotz einiger Unterschiede – ein weites Sexualitätsverständnis gemeinsam, das *Liebe bzw. Beziehungen als einen Aspekt von Sexualität* versteht.

sexualmedizinischen, psychologischen und soziologischen Verstehenszugängen zur sexuellen Entwicklung des Menschen. Für das Thema der Liebe und Partnerschaft bedeutsam sind die Theoriebezüge, die zur Beleuchtung des „Identitätsaspekts" und „Beziehungsaspekts" angeführt werden: Zentral benannt werden hierzu die Theorie psychosozialer Entwicklung (E. Erikson), das Phasenmodell der emotionalen Entwicklung (A. Došen), die Bindungstheorie (J. Bowlby und M. Ainsworth) sowie psychotraumatologische Überlegungen (B. Gahleitner).

Problematisierung des weiten Sexualitätsverständnisses im Blick auf Liebesbeziehungen

Auffällig ist, dass in der theoretischen Betrachtung von „Identität" und „Beziehung" *psychosoziale Modelle über die sexuelle Persönlichkeitsentwicklung des Menschen* dominieren. Das lässt sich damit erklären, dass die Auseinandersetzung mit „Identität" und „Beziehung" im Rahmen eines Verständnisses stattfindet, das die *menschliche Entwicklung* an Sexualität bindet und damit als *sexuelle Entwicklung* begreift. So sehr diese *Betrachtungsweise von Liebe als Sexualität* im Blick auf die sozialen Aspekte von Liebe und partnerschaftlicher Interaktion auch zu kurz greift – wie im Folgenden zu zeigen sein wird –, so sehr sind Debatten rund um das Recht und Ziel sexueller Selbstbestimmung von Menschen mit „geistiger Behinderung" auch von dieser Perspektive getragen: Im Lichte *sexueller Selbstbestimmung* sind vielfältige Barrieren zu finden, die der Realisierung einer selbstbestimmten Sexualität im Kontext von „geistiger Behinderung" entgegenstehen. Es erschöpfen sich daher Auseinandersetzungen im Rahmen von Sexualität nicht, im Gegenteil: Mit dem Fokus auf das Recht und Ziel sexueller Selbstbestimmung sind *Fremdbestimmungen* im Kontext von „geistiger Behinderung" vielfältig und zahlreich zu beobachten[6] – und wer wollte das bestreiten? Das Problem ist bloß, dass die soziale Bedeutung von

6 Ein Grund dafür, sich vorrangig mit der Beseitigung von Fremdbestimmungen zu beschäftigen, ist sicher auch, dass Liebe, anders als Rampen an öffentlichen Gebäuden, *nicht einforderbar ist* (Vernaldi 2003, S. 98), *Verhinderungen* sexueller Selbstbestimmungsmöglichkeiten hingegen *abbaubar sind* (Brückner 2017, S. 51).

Liebe in den Auseinandersetzungen rund um Liebe als Sexualität untergeht. Um das zu sehen, muss nun im nächsten Schritt geklärt werden, was mit der *sozialen Bedeutung von Liebe* gemeint ist. Hierfür wird die Perspektive der soziologischen Systemtheorie herangezogen.

4 Liebe als Kommunikationsmedium und -system, oder: Liebe systemtheoretisch beobachtet

Die *Pointe* der soziologischen Systemtheorie[7] ist es, Liebe *funktional* zu betrachten. Hierfür wird Liebe nicht als individuelles Gefühl oder Lebensenergie, sondern als ein allgemeines Kommunikationsmedium aufgefasst, das prinzipiell unwahrscheinlicher, höchstpersönlicher Kommunikation zum Erfolg verhilft. Um das zu verstehen, ist es hilfreich, zunächst den *Begriff des Kommunikationsmediums* zu klären. Die Grundüberlegung lautet wie folgt: In der Moderne ist die allgemeine Lebenslage „des Menschen"[8] durch eine übermäßig komplexe und kontingente Welt[9] gekennzeichnet (Luhmann 2022, S. 12). Das wichtigste „Ordnungsmittel in dieser Welt ist Sinnbildung und Kommunikation" (ebd.). Die Erhaltung einer sinnhaft konstituierten und Orientierung gebenden Welt von hoher Komplexität und Kontingenz setzt voraus, dass es im zwischenmenschlichen Verkehr *Einrichtungen* gibt, die die *Auswahl eines Sinns und die Motivation zur Annahme des Sinns zugleich leisten*. Darin liegt die *Funktion von Kommunikationsmedien* (ebd., S. 13).

---

7 In diesem Beitrag wird sich an den Ausarbeitungen des Soziologen Niklas Luhmann (1927–1998) über die *Liebe als Kommunikationsmedium* und an den Ausarbeitungen seines Schülers Peter Fuchs (*1949) zum *Intimsystem* orientiert.

8 Es gibt in der soziologischen Systemtheorie keinen *Begriff* für „Mensch" als bio-psycho-soziale Einheit. Die Bezeichnung „Mensch" fungiert aus dieser Perspektive als (für konkrete Menschen lebensnotwendige) *soziale Adresse* (Fuchs 2005, S. 41).

9 *Komplex* deshalb, weil die Welt mehr Möglichkeiten des Erlebens und Handelns birgt, als je aktualisiert werden können. Und *kontingent* insofern, als diese Möglichkeiten sich in der Welt als etwas abzeichnen, das auch anders sein oder anders werden könnte (Luhmann 2022, S. 12).

Wenn Herr K. die Frau bittet, in sein Zimmer zu kommen, hat die Kommunikation *zwei Hürden* zu nehmen: Die Aussage muss von der Frau als Bitte, ins Zimmer von Herr K. zu kommen, verstanden werden *(erstens: Auswahl eines Sinns)*; die Frau muss der Bitte folgen und ins Zimmer kommen *(zweitens: Motivation zur Annahme des Sinns)*.

4.1 Liebe als Kommunikationsmedium

Ein solches Kommunikationsmedium ist – neben z. B. Geld, Macht und Wahrheit – auch die Liebe: *Liebe* ist eine „semantische [Einrichtung], die es ermöglich[t], an sich unwahrscheinlichen Kommunikationen trotzdem Erfolg zu verschaffen" (Luhmann 2023, S. 21). Als semantische Einrichtung ist sie eine *Kommunikationsanweisung*, die zwar auf eine realitätsgebundene Semantik referiert, selbst jedoch *nicht* dieser Sachverhalt *ist* (ebd., S. 22). Dass Kommunikationsmedien Kommunikations*anweisungen* sind, haben *alle* Kommunikationsmedien gemeinsam. Was *Liebe* als Kommunikationsmedium auszeichnet, ist, dass sie die *Individualität* eines anderen „Menschen" zum Bezugspunkt hat. *Die Selbst- und Weltsicht eines anderen „Menschen" sind der Angelpunkt des Mediums Liebe* (ebd., S. 16–21):

> „Liebe übermittelt Selektionsleistungen durch Orientierung an dem individuellen Selbstverständnis und der besonderen Weltsicht eines anderen [...] Menschen. Auf Konkretheit und individuellem Zuschnitt beruht [...] die spezifische Funktion dieses Mediums. Liebe vermittelt eine doppelte Sinnbestätigung: In ihr findet man [...] eine unbedingte Bestätigung des eigenen Selbst, der personalen Identität: Hier, und vielleicht nur hier, fühlt man sich als der akzeptiert, der man ist [...]. (ebd., S. 21)

4.1.1 Funktion von Liebe

Die Liebe, von der Luhmann hier spricht, ist allgemein unter der Bezeichnung *romantische Liebe* bekannt. Wenn Luhmann von der spezifischen *Funktion von Liebe* spricht, bedeutet das, danach zu fragen, *welches gesellschaftliche Problem durch die Kommunikationsweisung romantischer Liebe gelöst wird.*

Gesellschaftstheoretische Hintergrundannahme (Exkurs): Luhmann (2018b, S. 743–776) geht davon aus, dass sich gegen Ende des 18. Jahrhunderts in Europa ein Wechsel der primären gesellschaftlichen Differenzierungsform von schichtgebundener Ordnung zu *funktionaler Differenzierung* vollzogen hat, in dessen Zuge es zu einer massiven Komplexitätssteigerung kam, die u. a. dazu führte, dass die allgemeine Lebenslage des Menschen an Komplexität und Kontingenz schlagartig zugenommen hat (Luhmann 1993a, S. 33f.). Mit dem Verlust der alten Ordnung ging – und geht bis heute – für das moderne Individuum der Verlust einer bis dato nicht infrage gestandenen sozialen Positionierung seiner selbst, das heißt seiner *sozialen Adresse* (Fuchs 2005) einher – ein Verlust, der personale Identitätsfragen aufwirft, auf die die moderne Gesellschaft keine gesamtgesellschaftliche, für alle Personen jeweils geltende Antwort mehr geben kann (Luhmann 1993b, S. 159ff.). Eine weitere zentrale These Luhmanns lautet, dass die Semantik einer jeden Gesellschaft mit ihrer jeweiligen Differenzierungsform kovariiert (Luhmann 1993a, S. 22). Für das Medium Liebe (= eine *semantische* Einrichtung) bedeutet das, dass es funktional auf diese neue gesellschaftliche Situation bezogen ist. Kurz gesagt: *Liebe kann als die Lösung des Problems rekonstruiert werden, dass die soziale Identität des Individuums in der Moderne vakant geworden ist* (Luhmann 2023, S. 218f.).

Die *Funktion* der romantisch codierten Liebe ist es also, einen „Ort" (eine konkrete Nahwelt) in Aussicht zu stellen, an dem man unter modernen – also: weitgehend *un*persönlichen – Bedingungen *als Person zählt*, das heißt, in *allen Hinsichten und Lebenslagen Verständnis und Bestätigung für die eigene Selbst- und Weltsicht* erfahren kann. Wie ‚macht' das Medium Liebe das?

4.1.2 Die sachliche Generalisierungsleistung[10] von Liebe

Liebe erhöht die Wahrscheinlichkeit, das *Lieben* (siehe Kapitel 4.2.2) fortzusetzen, weil sie es möglich macht, dass Intimsysteme eine *Differenz von Beziehungsebenen* einrichten (die ins Bewusstsein der Liebenden gebracht

10 *Generalisierung* meint, dass Liebe die Reichweite des Basismechanismus des Intimsystems (= Sexualität) ausdehnt. Ausführlicher zur sachlichen, sozialen und zeitlichen Generalisierung von Liebe: vgl. Luhmann 2022, S. 47–54.

werden kann). Die Differenz, von der Luhmann (2022, S. 49ff.) hier spricht, liegt zwischen der *Liebe* und den *konkreten täglichen Interaktionen* der Liebenden. Die Unterscheidung dieser beiden Beziehungsebenen ermögliche zeitliche Stabilität dadurch, dass mit ihr eine Abhebung der Liebe von der konkreten Alltagskommunikation des Paares möglich werde, die eine gewisse Immunisierung gegen kleine Ereignisse erlaube. Allerdings sei diese Abhebung der Liebe vom Alltag für die meisten Leute nur schwer durchzuhalten – was sich an der Verbreitung von Eifersucht ablesen lasse, der genau diese Differenzierung misslinge.

Herr K. ist mittlerweile mit Frau A. liiert. Beide gehen spazieren. Unterwegs trifft Frau A. einen Arbeitskollegen, beide unterhalten sich. Herr K. steht dabei und beobachtet, wie Frau A. während des Gesprächs lacht. In dieser Situation könnte eine *Differenzierung* zwischen der *Liebe der Liebenden* und der *konkreten Interaktion der Liebenden* gegen allzu schnellen Zweifel *immunisieren*: Herr K. nähme Frau A.s Lächeln vielleicht als Ausdruck von Freude zur Kenntnis und dächte sich nichts weiter dabei. Umgekehrt ist in der gleichen Situation auch das Gegenteil denkbar: Herr K. könnte Frau A.s Lächeln auch als ein Zeichen der Sympathie für Bernd interpretieren, sich betrogen fühlen und die Liebe zwischen Frau A. und ihm anzweifeln (das wäre der Fall von *Eifersucht*).

4.2 Liebe als Intimsystem

Das Medium *Liebe* benutzt, wie gesagt, eine realitätsgebundene Semantik, *ist* selbst jedoch *nicht* der Sachverhalt Liebe, sondern eine Kommunikations*anweisung, wie unter modernen Bedingungen zu lieben ist.* Aber ‚wer' wird ‚angewiesen'? Die Antwort lautet: Das Medium Liebe ist eine Kommunikationsanweisung für *Intimsysteme.*

4.2.1 Funktion von Intimsystemen

Die allgemeine Funktion von Intimsystemen bezeichnet Peter Fuchs (2019, S. 24ff.) als *die reziproke Komplettberücksichtigung der EINS des Anderen.* Das klingt kompliziert, meint aber genau das, was oben (4.1) schon gesagt wurde: dass es bei der Liebe darum geht, in *allen* Hinsichten und Lebenslagen (wechselseitig) Verständnis und Bestätigung für die eigene Selbst- und

Weltsicht erfahren zu können – und zwar: durch die *kommunikative Operation des Liebens.*

4.2.2 Lieben als Operation des Intimsystems

Das Intimsystem *aktualisiert*[11] die in Aussicht gestellte Kommunikations*anweisung* von Liebe als *Lieben.* Lieben meint: „die kommunikative Anzeige wechselseitiger Höchstrelevanz, also der reziproken Komplettberücksichtigung der EINS des Anderen. Das Wort ‚Anzeige' soll jetzt nicht das ‚Sagen' allein meinen, sondern jeden als Kommunikation deutbaren Anschluß, der sich versteht als auf diese Komplettberücksichtigung bezogen." (Fuchs 2019, S. 44; Hervorhebung im Original). Wichtig ist, darauf zu achten, dass es beim *Lieben* auf die *kommunikative Anzeige* von Liebe ankommt. Es geht darum, *Höchstrelevanz zu kommunizieren* (Höchstrelevanz deshalb, weil es in der Liebe darum geht, das Sein und die Erlebnisweise eines anderen Menschen *komplett* zu lieben). Für das Intimsystem, das diese „Anweisung" als Lieben aktualisiert, bedeutet das, dass es eine enorm aufwendige – und dadurch äußerst störanfällige – Kommunikation zu betreiben hat: Es *rechnet (wechselseitig) Erleben auf Handeln zu* (ebd., S. 31ff.): „Man muß in dieser sozialen Konstruktion das Erleben des Anderen einkalkulieren, und dies in einer seltsam doppelten Weise [...]." (ebd., S. 31): Es geht einerseits darum, wechselseitig die Wünsche und Sehnsüchte, das heißt das *Erleben* des Anderen zu erraten. Zugleich geht es aber auch darum, das Verhalten des Anderen wechselseitig als *Handeln* auslegen zu können.

Herr K. und Frau A. essen zusammen Mittag. Herr K. schmeckt das Essen gut, er isst schnell und schmatzt laut. Frau A. stören die Essgeräusche. Sie ärgert sich lautstark: „Du weißt doch, dass ich das Schmatzen nicht mag! Warum ärgerst du mich?" Herr K. ist überrascht und entschuldigt sich. Er sagt, er habe nicht nachgedacht. Was ist hier passiert? Herr K. hatte in dem von Frau A. beobachteten Moment *bloß erlebt.* Frau A. *beobachtet* Herrn K.s *Erleben* jedoch *als Handeln,* weil sie Herrn K. die Absicht

11 Alltagssprachlich würde man hier eher von *Realisierung* als von *Aktualisierung* sprechen. Zum Sinnbegriff aus systemtheoretischer Perspektive und der *Sinnform Aktualität/Virtualität*: vgl. Luhmann 2018a, S. 92–147.

unterstellt, Frau A. ärgern zu wollen (weil sie weiß, dass er weiß, dass sie das Schmatzen nicht mag). Frau A. *rechnet* damit *von Erleben auf Handeln zu.*

4.2.3 Sexualität als Krisenmechanismus des Intimsystems

In Intimsystemen, die durch romantische Liebe codiert sind, hat *Sexualität* aus systemtheoretischer Perspektive eine *Basisfunktion.* Das bedeutet, dass das Gebot, die oder den Partner:in *komplett* zu lieben, *selbstverständlich auch den Körper* (und damit auch: Sexualität) miteinschließt. *Selbstverständlich* meint hier, dass Sexualität (womit nicht nur der Geschlechtsakt, sondern kommunikative Bezüge auf den *Körper* jedweder Art gemeint sind: also auch Blicke, Küsse, Umarmungen – und ihre Unterlassungen!) „fraglos mitläuft" (Fuchs 2010, S. 127). Die *explizite Thematisierung von Sexualität* ist aus dieser Perspektive deshalb ein Indikator für eine *Krise des Intimsystems.* Eine Krise des Intimsystems wäre dann angezeigt, wenn das *Lieben als kommunikative (!) Operation* des Intimsystems unsicher wird, das heißt, die *kommunikative Anzeige wechselseitiger Höchstrelevanz* nicht mehr funktioniert: „Die Komplettbetreuung hakt dann aus. Die davon betroffenen Systeme nehmen die Kommunikation darüber auf, und dieses Aufnehmen setzt ihre [liebesspezifische Kommunikation] fort, und sei es auch nur durch die Kommunikation über den Abbruch der Kommunikation." (ebd.; Hervorhebung im Original)

Herr K. und Frau A. sitzen abends zusammen auf dem Sofa. Herr K. möchte Frau A. – wie sonst auch – küssen, aber Frau A. möchte nicht. Herr K. versteht die Welt nicht mehr. Er ringt sich durch, Frau A. zu fragen: „Warum möchtest du mich nicht mehr küssen? Liebst du mich etwa nicht mehr?" Was ist hier passiert? *Mit der Thematisierung der Verweigerung wird der Krisenmechanismus des Intimsystems aktiviert*: Es entscheidet der nächste kommunikative Anschluss von Frau A. darüber, ob die Intimkommunikation des Paares als *Liebes-* oder als *Krisenkommunikation* weiterläuft. Ein *Beispiel für Liebeskommunikation*: Frau A. antwortet: „Was hast du gesagt? Ich habe gerade nicht zugehört, ich dachte, ich hätte an der Wand eine Spinne gesehen!" Sie dreht sich zu Herrn K. und gibt ihm einen Kuss. Frau A. könnte aber auch antworten (das wäre ein *Beispiel für Krisenkommunikation*): „Ich weiß auch nicht so richtig, was los ist … Ich muss immerzu an Bernd denken."

5 Schlussreflexionen

Wie können diese systemtheoretischen Ausführungen nun für eine heilpädagogische Auseinandersetzung mit dem Thema der *Liebe* im Kontext von „geistiger Behinderung" fruchtbar gemacht werden?[12] Um das Analysepotenzial, das eine systemtheoretische Perspektive auf Liebe und Intimbeziehungen birgt, aufzuzeigen, wurden im Rahmen dieses Beitrags theoretische Überlegungen bereits fortlaufend auf Praxisbeispiele bezogen. Abschließend werden zwei Beobachtungen, die mithilfe der soziologischen Systemtheorie gewonnen wurden und die heilpädagogische Reflexion rund um die professionelle Begleitung von erwachsenen Menschen mit der Zuschreibung „geistige Behinderung" im Blick auf die Themen Liebe und Partnerschaft erweitern könnten, skizziert.

5.1 Zur Frage des Lernens von Liebe im Rahmen der Unterscheidung von „Liebe" und „Lieben"

Dieser Beitrag ist von der These geleitet, dass das weite Verständnis von Sexualität (das Liebe in sich einschließt) dort an seine Grenzen kommt, wo es um *soziale*, das heißt *kommunikative* Aspekte von *Liebe* geht. Die Grenzen des weiten Sexualitätsverständnisses zeigen sich jedoch erst, wenn sie mit einer Perspektive konfrontiert werden, die die soziale Komplexität von Liebe sichtbar macht. Diese Konfrontation erfolgte hier mithilfe der soziologischen Systemtheorie, die nicht nur Liebe und Sexualität unterscheidet, sondern auch *Liebe vom Lieben* unterscheidet.

Nochmal zum Praxisbeispiel „Herr K." vom Anfang zurück: Es beginnt damit, dass Herr K. sich nach einer Freundin sehnt, er sich auf die Suche nach einer Frau macht, die Frau ihn zu Hause besucht – und endet damit, dass es nach einer halben Stunde zum Rauswurf der Frau aus Herr K.s Wohnung kommt, weil beide nicht wussten, was sie einander sagen sollten.

12 Vgl. ausführlicher die Dissertation: Pelka, A. (in Arbeit). *Liebe(n). Rekonstruktion und Funktion der Semantik von Liebe, Intimität und Sexualität im Kontext von „geistiger Behinderung"* (Arbeitstitel).

Mithilfe der *Unterscheidung von Liebe und Lieben* lässt sich die Situation wie folgt beobachten: Herr K.s *Sehnsüchte nach einer Freundin* sind auf einer anderen Kommunikationsebene angesiedelt als die *konkrete Interaktion mit einer (potenziellen) Freundin.* Herr K.s Sehnsüchte nach einer Freundin entstehen durch den Kontakt mit dem *allgemeinen Medium Liebe* (z. B. durch Filme, Musik, Zeitschriften, Fotos, Romane …). Das Medium Liebe gibt aber keine Anweisungen dafür, wie *Lieben* funktioniert, das heißt, *wie genau Liebe in der konkreten Interaktion zwischen Herrn K. und der Frau kommuniziert werden soll.* Im Übrigen gibt Liebe für *niemanden konkrete* Anweisungen: Alle modernen Individuen, die sich nach Liebe sehnen, sind mit den *Problemen des Lernens der Liebe* konfrontiert, weil die moderne Gesellschaft keine ausreichende Vorsorge für das Lernen von Liebe trifft (Luhmann 2022, S. 73ff.).

Wenn man sich in der fachlichen Begleitung in ‚Liebesangelegenheiten' (im Kontext von „geistiger Behinderung") mit der Frage befassen möchte, weshalb *Wünsche nach Liebe* so häufig *Schwierigkeiten mit Liebe* gegenüberstehen, könnte es in einem ersten Schritt hilfreich sein, die *Unterscheidung von Liebe und Lieben* heranzuziehen und sich *im Rahmen dieser Unterscheidung* mit der *Frage des Lernens von Liebe* im Kontext von „geistiger Behinderung"[13] zu befassen. Eine solche Auseinandersetzung wäre von Unterfragen begleitet, die um die übergeordnete Frage kreisen, wie ‚das Gesellschaftliche' zugänglich gemacht oder, genauer: *wie der Code der Liebe nutzbar gemacht werden kann*:

- Bei welchen Voraussetzungen beginnt die gemeinsame Arbeit zwischen Klient:innen und Fachkräften? Das heißt: Welche Vorstellungen und Konzepte von *Liebe* (Beziehung, Partnerschaft …) haben Klient:innen *und* Begleitpersonen?

13 Diese Frage wurde beim *fünften Regensburger Colloquium Psychoanalyse: Erziehungswissenschaft, Sexualität : Scham : Würde* zur Diskussion gestellt und von der Interpretationsgruppe kritisch reflektiert. Die Überlegungen, Anmerkungen und Einwände der Gruppe sind in die Erstellung dieses Beitrags mit eingeflossen. Ich danke den Teilnehmer:innen dafür.

- Wie können diese Voraussetzungen so erweitert werden, dass die professionelle Begleitung dazu beiträgt, dass Klient:innen zur Aufnahme und Aufrechterhaltung von Intimkommunikationen *(Lieben)* fähig sind?[14]

5.2 Zum ‚Ort' von Liebe, oder: „Sie hätten nicht einmal das Wort Liebe, wenn man es Ihnen nicht gesagt hätte"[15]

Mit der letzten Frage wird das Problem akut, ‚wo' man denn anzusetzen hat, wenn man sich mit der Liebe bzw. dem Lieben beschäftigen möchte. Im Rahmen des weiten Verständnisses von Sexualität (das Liebe als einen Teil von Sexualität begreift) wird typischerweise davon ausgegangen, dass *Sexualität in die gesamte Persönlichkeitsentwicklung des Menschen eingewoben ist* (vgl. Kapitel 3). Diese *Verquickung von Sexualität und menschlicher Persönlichkeit* verführt allerdings zu der Annahme, die Erregungsquelle von Sexualität (und damit auch: von Liebe) läge ‚im Menschen' – und nicht etwa im sozialen System (also gerade *nicht* ‚im' Menschen). Aus systemtheoretischer Perspektive ist diese ‚Verortung' von Liebe eine Vereinfachung der sozialen Komplexität von Liebe, die in der heilpädagogischen Begleitung ins Leere führen kann, z. B. wenn nach Ansatzpunkten für Liebe ‚in' der Persönlichkeit der Klient:innen gesucht und damit übersehen wird, *dass Liebe(n) zuallererst ein soziales – und erst in zweiter Linie ein psychisches und körperliches – Geschehen ist:* Erst der Code der Liebe „ermutigt, entsprechende Gefühle zu bilden" (Luhmann 2023, S. 9).

Wenn man sich in der fachlichen Begleitung in ‚Liebesangelegenheiten' (im Kontext von „geistiger Behinderung") mit Schwierigkeiten und Möglichkeiten rund um(s) Liebe(n) befassen möchte, könnte es somit außerdem nützlich sein, die Erregungsquelle für Liebe – entgegen jeder Alltagsevidenz – nicht ‚im Menschen', sondern ‚in' der Kommunikation zu sehen.

14 Dies wäre ganz im Sinne der „gesellschaftsgenuine[n] Aufgabe von Heil- und Sonderpädagogik […], Kommunikation unter erschwerten Bedingungen aufrecht zu erhalten […]." (Terfloth 2006, S. 182)

15 Fuchs 2019, S. 16.

Vor diesem Hintergrund könnte man sich in einem zweiten Schritt mit der *Frage des Lernens von Lieben* im Kontext von „geistiger Behinderung" befassen. Eine solche Auseinandersetzung wäre von Unterfragen begleitet, die um die übergeordnete Frage kreisen, *wie die Intimkommunikation (das Lieben) mit einer:einem (potenziellen) Partner:in gelernt werden kann (und wo die Grenzen hierbei liegen):*

- Wie kann das ‚Lesen' des Partners bzw. der Partnerin (d. h. die Handhabung der Zurechnung von Erleben und Handeln) gelernt werden?
- Wie kann die kommunikative Anzeige wechselseitiger Höchstrelevanz fallbezogen ‚geübt' werden?
- Wie halte ich als Fachkraft meine (persönlichen *und* professionellen) Vorstellungen von Liebe und Partnerschaft so auf Distanz, dass sie zur Orientierung in der gemeinsamen Arbeit genutzt werden können, aber nicht zum Maßstab der Liebe und Partnerschaft der Klient:innen werden?

Die letzte Frage verweist auf die vermutlich größte Herausforderung bei der professionellen Begleitung in Sachen Liebe und Partnerschaft: Weil die spezifische Funktion des *allgemein* verfügbaren Mediums Liebe unter modernen Bedingungen auf *individuellem* Zuschnitt beruht (siehe Kapitel 4.1), ist die konkrete Liebesinteraktion gewissermaßen nur ‚von innen' – das heißt: nur durch die Liebenden – bestimmbar, nicht aber ‚von außen': *Niemand, auch nicht professionelle Begleitung, kann (Klient:innen) sagen, was Liebe ist.* Was aber möglich ist, das wäre eine Begleitung, die genau an dieser Stelle, das heißt für die Kontingenz der Liebe und des Liebens sensibel ist – und sich deshalb *professionell* nennen darf. Hier müssten weitere Arbeiten ansetzen. Bis dahin wird man als heilpädagogische Fachkraft wenig falsch machen können, wenn man in der eigenen Arbeit mit Klient:innen in Sachen Liebe und Partnerschaft folgende ‚Grundregeln'[16] beachtet:

16 Die hier formulierten ‚Grundregeln' orientieren sich an den zwei professionsethischen Maximen bei Fuchs (o. J., S. 19).

1. Handle stets so, dass die Alternativität deiner Klient:innen im Blick auf die Möglichkeiten der Bedeutung und kommunikativen Aktualisierung von Liebe und Partnerschaft steigt.
2. Handle stets so, dass du als Begleitperson nicht gezwungen wirst, deine Klient:innen auf eine bestimmte Lesart und kommunikative Aktualisierung von Liebe festzulegen.[17]

Literaturverzeichnis

Brückner, M. (2017). Brüche und Kontinuitäten: Verhältnisse zwischen Liebe/Sexualität und Sozialer Arbeit. In A. Klein & E. Tuider (Hrsg.), *Sexualität und Soziale Arbeit* (S. 37–56). Baltmannsweiler: Schneider Verlag Hohengehren.

Bundesministerium für Arbeit und Soziales (BMAS) (2021) (Hrsg.). *Dritter Teilhabebericht der Bundesregierung über die Lebenslagen von Menschen mit Beeinträchtigungen. Teilhabe – Beeinträchtigung – Behinderung.* https://www.bmas.de/DE/Service/Publikationen/Broschueren/a125-21-teilhabebericht.html (09.05. 2025).

Bundeszentrale für gesundheitliche Aufklärung (BZgA) (2011). *WHO-Regionalbüro für Europa und BZgA. Standards für die Sexualaufklärung in Europa. Rahmenkonzept für politische Entscheidungsträger, Bildungseinrichtungen, Gesundheitsbehörden, Expertinnen und Experten* (Aufl. 4.2, 5.11.16). https://www.bzga-whocc.de/publikationen/standards-fuer-sexualaufklaerung/ (09.05.2025).

Deutsches Institut für Menschenrechte (DIMR) (2023). *Parallelbericht an den UN-Ausschuss für die Rechte von Menschen mit Behinderungen zum 2./3. Staatenprüfverfahrens.* https://www.institut-fuer-menschenrechte.de/fileadmin/Redaktion/Publikationen/Parallelbericht/DIMR_Parallelbericht_an_UN-Ausschuss_fuer_die_Rechte_von_Menschen_mit_Behinderungen_2023.pdf (17.04.2025).

17 Das gilt auch für den Vorschlag, den dieser Beitrag macht: Liebe und Lieben systemtheoretisch zu beobachten.

Fuchs, P. (o. J.). Behinderung im Paradigmenwechsel – lähmende Paradoxie oder echte Chance? peter-fuchs-archiv.de (16.07.2025).

Fuchs, P. (2005). Adressabilität als Grundbegriff der soziologischen Systemtheorie. In M.-C. Fuchs (Hrsg.), *Konturen der Moderne. Systemtheoretische Essays II* (S. 37–61). Bielefeld: transcript.

Fuchs, P. (2010). Sexualität und Sozialität. Überlegungen zur Form moderner Sexualität. In T. Benkel & F. Akalin (Hrsg.), *Soziale Dimensionen der Sexualität* (S. 117–131). Gießen: Psychosozial-Verlag.

Fuchs, P. (2019). *Liebe, Sex und solche Sachen. Zur Konstruktion moderner Intimsysteme*. Köln: Herbert von Halem.

Hähner, U. (2021). Von der Verwahrung über die Förderung zur Selbstbestimmung. Fragmente einer Entwicklung der Behindertenhilfe. In U. Hähner, U. Niehoff, R. Sack & H. Walther (Hrsg.), *Vom Betreuer zum Begleiter. Eine Handreichung zur Leitidee der Selbstbestimmung* (S. 29–44). Marburg: Lebenshilfe-Verlag.

Heck, S. (2024). *Partnerschaft, Sexualität und geistige Behinderung. Professionelles Handeln und Verstehen in der Heilpädagogik*. Stuttgart: Kohlhammer.

Hennies, I. & Kuhn, E. J. (2004). Ablösung von den Eltern. In E. Wüllenweber (Hrsg.), *Soziale Probleme von Menschen mit geistiger Behinderung. Fremdbestimmung, Benachteiligung, Ausgrenzung und soziale Abwertung* (S. 131–146). Stuttgart: Kohlhammer.

Hennies, I. & Sasse, M. (2004). Liebe, Partnerschaft, Ehe und Kinderwunsch bei Menschen mit geistiger Behinderung. In E. Wüllenweber (Hrsg.), *Soziale Probleme von Menschen mit geistiger Behinderung. Fremdbestimmung, Benachteiligung, Ausgrenzung und soziale Abwertung* (S. 65–77). Stuttgart: Kohlhammer.

Jeschke, K., Wille, N. & Fegert, J. M. (2006). Die Sicht der Bewohnerinnen und Bewohner zu sexueller Selbstbestimmung und sexualisierter Gewalt. In J. M. Fegert, K. Jeschke, H. Thomas & U. Lehmkuhl (Hrsg.), *Sexuelle Selbstbestimmung und sexuelle Gewalt. Ein Modellprojekt in Wohneinrichtungen für junge Menschen mit geistiger Behinderung* (S. 227–294). Weinheim: Juventa.

Luhmann, N. (1993a). *Gesellschaftsstruktur und Semantik. Studien zur Wissenssoziologie der modernen Gesellschaft*. Bd. 1. Frankfurt a. M.: Suhrkamp.

Luhmann, N. (1993b). *Gesellschaftsstruktur und Semantik. Studien zur Wissenssoziologie der modernen Gesellschaft*. Bd. 3. Frankfurt a. M.: Suhrkamp.

Luhmann, N. (2018a). *Soziale Systeme. Grundriß einer allgemeinen Theorie* (17. Aufl.). Frankfurt a. M.: Suhrkamp.

Luhmann, N. (2018b). *Gesellschaft der Gesellschaft*. 2 Bde. (10. Aufl.). Frankfurt a. M.: Suhrkamp.

Luhmann, N. (2022). *Liebe. Eine Übung* (7. Aufl.). Frankfurt a. M.: Suhrkamp.

Luhmann, N. (2023). *Liebe als Passion. Zur Codierung von Intimität* (16. Aufl.). Frankfurt a. M.: Suhrkamp.

Mattke, U. (2004). Das Selbstverständliche ist nicht selbstverständlich. Frage- und Problemstellungen zur Sexualität geistig behinderter Menschen. In E. Wüllenweber (Hrsg.), *Soziale Probleme von Menschen mit geistiger Behinderung. Fremdbestimmung, Benachteiligung, Ausgrenzung und soziale Abwertung* (S. 46–64). Stuttgart: Kohlhammer.

Ortland, B. (2020). *Behinderung und Sexualität. Grundlagen einer behinderungsspezifischen Sexualpädagogik* (2., überarb. u. erw. Aufl.). Stuttgart: Kohlhammer.

Seifert, M. (2022). Wohnen. In I. Hedderich, G. Biewer, J. Hollenweger & R. Markowetz (Hrsg.), *Handbuch Inklusion und Sonderpädagogik. Eine Einführung* (2., akt. u. erw. Aufl., S. 468–472). Bad Heilbrunn: Julius Klinkhardt.

Sielert, U. (2015). *Einführung in die Sexualpädagogik* (2. Aufl.). Weinheim und Basel: Beltz.

Sporken, P. (1974). Sexualethik und geistige Behinderung. Befreiung oder Bevormundung. In P. Sporken (Hrsg.), *Geistig Behinderte, Erotik und Sexualität* (S. 157–188). Düsseldorf: Patmos.

Terfloth, K. (2006). Inklusion und Exklusion – Konstruktion sozialer Adressen im Kontext (geistiger) Behinderung. Köln. https://kups.ub.uni-koeln.de/2225/1/Dissertation_Karin_Terfloth_2008.pdf (19.09.2025).

Thomas, H., Kretschmann, J. & Lehmkuhl, U. (2006). Die Sicht der Bewohnerinnen und Bewohner zu sexueller Selbstbestimmung und sexualisierter Gewalt. In J. M. Fegert, K. Jeschke, H. Thomas & U. Lehmkuhl (Hrsg.), *Sexuelle Selbstbestimmung und sexuelle Gewalt. Ein Modellprojekt in Wohneinrichtungen für junge Menschen mit geistiger Behinderung* (S. 69–226). Weinheim: Juventa.

Trescher, H. (2018). *Ambivalenzen pädagogischen Handelns. Reflexionen der Betreuung von Menschen mit „geistiger Behinderung"*. Bielefeld: transcript.

Valentiner, D.-S. (2014). Das Recht auf sexuelle Selbstbestimmung von Menschen mit Behinderungen – Grundrechtsschutz zwischen Ermächtigung, Teilhabe und Fremdbestimmung. In K. Kuhn, J. Renzikowski & B. Schellhammer (Hrsg.), *Sexuelle Selbstbestimmung bei Menschen mit kognitiven Einschränkungen? Herausforderungen zwischen Ermöglichung und Schutz* (S. 169–189). Baden-Baden: Nomos.

Vernaldi, M. (2003). Vom Grundrecht auf Sexualität und die (Un)Möglichkeit, es einzufordern. Erfahrungshintergrund der Initiative Sexibilities, Sexualität und Behinderung. In G. Hermes & S. Köbsell (Hrsg.), *Disability Studies in Deutschland – Behinderung neu denken! Dokumentation der Sommeruni 2003* (S. 96–102). Kassel: bifos e. V.

Zinsmeister, J. (2024). Die Ermöglichung der sexuellen und reproduktiven Selbstbestimmung behinderter Menschen im Rahmen der rechtlichen Betreuung, Eingliederungshilfe und Pflege. In K. Kuhn, J. Renzikowski & B. Schellhammer (Hrsg.), *Sexuelle Selbstbestimmung bei Menschen mit kognitiven Einschränkungen? Herausforderungen zwischen Ermöglichung und Schutz* (S. 123–155). Baden-Baden: Nomos.

Bernhard Rauh

Die Haut
Ihre Bedeutung in der Sexualität und der Pflege

Zusammenfassung: Der Beitrag rekonstruiert unsere Vorstellungen von der Haut. Ausgehend von biologisch-funktionalen Darstellungen zur Haut als wahrnehmendes Organ und erogene Zone wird die Bedeutung der Haut in der frühen Entwicklung des Menschen und der Sexualität herausgearbeitet, um auf dieser Basis Aussagen über ihre Bedeutung auch in anderen Lebensphasen und -bereichen treffen zu können. Auf die passenden Konzepte Haut-Selbst und Haut-Dialog, Berühren und Berührt-Werden sowie die Bedeutung der Haut für die Sexualität und die Pflege wird eingegangen. Den Abschluss bilden Überlegungen zu einer professionsbezogenen Ethik der Berührung und eine Zusammenfassung.

Schlüsselbegriffe: Haut-Selbst, Haut-Dialog, Berühren, Berühren-Lassen, Erregung, Sexualität, Pflege

Abstract: This chapter reconstructs our preconceptions about the skin. Based on biological and functional representations of the skin as a sensory organ and erogenous zone, it explores the significance of the skin in the early human development and sexuality. This provides a basis for making statements about its significance in other phases and areas of life. Appropriate concepts such as skin-I, skin-self and skin-dialogue, touching and being touched as well as the importance of skin for sexuality and care are discussed. The contribution concludes with reflections on a professional ethic of touch and a conclusion.

Keywords: skin-self, skin-dialogue, touching, being-touched, skin-dialogue, arousal, sexuality, care

Viele psychische Zustände drücken wir sprachlich in Haut-Semantiken aus. Mit heiler Haut davonkommen, auf der faulen Haut liegen, etwas geht unter die Haut, nicht in jemandes Haut stecken mögen, sich in seiner Haut nicht wohl fühlen, nicht aus seiner Haut herauskönnen, die Haut so teuer wie möglich verkaufen, sich seiner Haut zu wehren, eine ehrliche Haut sein, eine dicke Haut haben. Wir wohnen in unserer Haut (Almodóvar 2011). Für Deutschmann (2005, S. 60) ist die Haut ein „Spiegel der Seele", nach Montagu (1992, S. 6) „umhüllt [sie] uns vollkommen". Der Haut kommt bei der Sexualität eine zentrale Funktion zu.

Im Beitrag werden unterschiedliche Repräsentationen von der Haut rekonstruiert. Dabei wird von einer biologisch-funktional orientierten Perspektive auf die Haut ausgegangen, die Haut als wahrnehmende und erregbare Zone thematisch. Das Hauterleben wird in den Kontext der frühen Entwicklung des Menschen gestellt. Die Konzepte von Haut-Ich, Haut-Selbst, Haut-Dialog und von Berühren und Berührt-Werden werden erarbeitet. Die Bedeutung der Haut in Sexualität und Pflege sowie eine Ethik der Berührung werden abschließend thematisiert.

1 Biologische und funktionale Perspektiven auf die Haut

Als unser frühestes, sensitivstes (Montagu 1992, S. 7) und größtes Organ übernimmt die Haut viele Funktionen. Sie schützt das Körperinnere vor Hitze und Kälte, vor Verletzung und Austrocknung, und auch vor Krankheitserregern. Wir scheiden Stoffe über sie aus, auch um die Körpertemperatur zu regulieren. Frieren wir, zieht sich die Haut zusammen, um die Wärme im Körper zu halten, was wir an der Gänsehaut erkennen. Die oberste Hautschicht ist die Hornhaut. Wird sie stark beansprucht, wird sie dicker, um das Darunterliegende zu schützen.

Sie ist „unser erstes Medium des Austausches" (Montagu 1992, S. 7). Ein neuronales System durchzieht die ganze Haut. Die Enden eines Netzes von Nervenbahnen mit Millionen Neuronen leiten Sinneswahrnehmungen an das Gehirn weiter. Auf Berührungen reagiert die Haut sehr sensibel und hat damit in vielen Kontexten eine zentrale Bedeutung. Der Tastsinn ist als eine aktivistische Fassung dieses Wahrnehmungsorgans zu verstehen, das wohl passender als Fühl- oder Berührsinn zu charakterisieren wäre. Meist folgt in den biologischen Darstellungen zur Haut der Hinweis auf Sinneszellen für Schmerz-, Kälte-, Wärme- und Druckempfinden. Die Funktion der Haut in der Erregungsmodulation und damit ihre psychosoziale Funktion bleibt oft ausgeblendet, auch ihre kommunikative Funktion wie beim Erröten, ebenso wie ihre Bedeutung in der Sexualität. Bei Berührungen der Haut, die als angenehm erlebt werden, werden im Gehirn verschiedene Botenstoffe ausgeschüttet, z. B. Oxytocin, das Beziehung und Bindung stärkt, beruhigt und Ängste reduziert, und entspannt und ausgeglichener werden lässt, Schmerzen lindert (vgl. Wiederkehr 2021, S. 97) oder das sexuelle Interesse steigert.

2 Die Haut als erogene Zone

Bei Phänomenen, die uns ansprechen, erregen, ändert sich der Hautwiderstand (Rosa 2019, S. 18). Die elektrische Leitfähigkeit der Haut verändert sich bei Erregung. Auf dieses Wissen baut der „Lügendetektor" auf. Erregung und Haut sind eng miteinander verbunden. In bestimmten Hautregionen sind Nervenzellen höher konzentriert, was diese für stärkere und spezifische Empfindungen prädestiniert, weshalb wir von erogenen Zonen sprechen. Es gibt Hautregionen, in denen Berührung sexuelle Lust erzeugen kann. Das sind im Erwachsenenalter vor allem die Hautbereiche der Geschlechtsorgane. Im frühen Kindesalter sind die erogenen Zonen die Schleimhäute im Oral- und Analbereich. Mitscherlich (1986, S. 32) rechnet zum „‚oralen' Erleben" nicht nur Saugen und Nuckeln, sondern ebenso „die ontogenetisch frühesten erregungsdämpfenden Erfahrungen: Hautkontakt (Wärme, … Berührungen), akustischer Kontakt (Sprache und Tonfall) und ein passiv beruhigendes Bewegtwerden". Oral steht demnach für eine komplexe Kind-Bezugsperson-Konstellation, zu der mehr als nur die Nahrungsaufnahme, sondern insbesondere stimulierende Berührungen gehören (Zepf 2005, S. 260), die mit dem Konzept ‚Stillen' im Unterschied zu ‚Füttern' begrifflich gefasst werden. Die Empfindung von sexueller Lust kann von ursprünglichen erogenen Zonen auf andere Körper- und Hautbereiche, verschoben oder erweitert werden (Wirth 2023, S. 257). Dann übernehmen andere Hautregionen als die Sexualhäute in der sexuellen Erregung eine Funktion: die Haut an Lippen und im Mund, an Ohren und Hals, Oberschenkelinnenseiten und Füßen, Bauch und Rücken. Die Rezeptoren in der Haut erfassen vielfältige Reize und verarbeiten sie je nach Kontext, abhängig von der Situation und davon, in welcher „Stimmung" die Berührten sind. Kein anderes Organ ist so in die Sexualität einbezogen wie die Haut (Montagu 1992, S. 125).

3 Haut, Oralität und das Selbst

Die Haut stellt die Peripherie des Körpers dar, mit der wir in Kontakt mit der Umwelt treten. Die Interaktion mit der Umwelt über die Haut spielt eine wesentliche Rolle bei der Entwicklung der ersten Präkonzepte des Kindes von sich und Welt über das Empfinden von Berührungen, von Wärme und Kälte und davon, wie andere mit dem Körper des Kindes umgehen. Freud weist auf die enge Verbindung von Hautempfinden, psychischer Struktur und Interaktion hin, die Entwicklung des Selbst ist unmittelbar abhängig von körperlichen Empfindungen. „Das Ich ist vor allem ein körperliches" (Freud 1923b, S. 253). Damit drückt Freud ich-psychologisch aus, was wir heute eher selbstpsychologisch fassen würden: Das Selbst und vor allem dessen Konstitution ist eng an frühe Körperempfindungen gebunden. Das körperbezogene Selbst-Gefühl konzentriert sich vermehrt auf die physische Hülle des Selbst und ist demnach das Gefühl der Libido-Besetzung der sensorischen und motorischen Funktionen. Es zielt insbesondere auf die Wahrnehmung des eigenen Körpers und der Haut ab und spielt somit eine entscheidende Rolle in der Ausformung des Selbstbildes und der Selbstwahrnehmung (Anzieu 1991, S. 123). Das körperbezogene Selbst-Gefühl entwickelt sich in der frühen Kindheit durch die Interaktion mit primären Bezugspersonen, insbesondere durch Hautkontakt, Zärtlichkeit und Pflege.

Vielleicht noch mehr als die oralen Empfindungen im Mund sind es die frühen Hautempfindungen durch die Berührungen von und der Hautkontakt mit den primären Bezugspersonen, die dem Säugling erste Vorstellungen davon vermitteln, was sein Selbst ist. Auch über die Haut entwickelt der Säugling das entwicklungsnotwendige Vertrauen in die Welt und seine körperliche und psychische Integrität als ein Selbst.

Die Ergebnisse der Harlow-Experimente zeigen, dass Rhesusaffenbabys Stoffmodelle ohne Fütterungsfunktion gegenüber Drahtmodellen mit Fütterungsfunktion bevorzugen. Spitz (1962, S. 296; zit. n. Zepf 2005, S. 260f.) interpretiert den Befund so, dass Stoff im Gegensatz zum Draht erregungsdämpfende Hautkontakte ermöglicht: Diese Experimente

> „beweisen, dass die Bedeutung der Brustfütterung [...] nicht darin liegt, dass sie Hunger und Durst stillt. Ihre Bedeutung erschöpft sich auch nicht darin, dass durch sie die Mundhöhle stimuliert wird. Wie ich es sehe, besteht ihre hauptsächliche Rolle für die Herstellung von Objektbeziehungen darin, dass durch sie die konsistentesten und vielgestaltigsten Kontakte mit dem mütterlichen Körper praktisch erzwungen werden."

Säuglinge müssen für eine positive Entwicklung zärtlich behandelt, ihre Haut gestreichelt, sie müssen auch von außen „gestillt" werden. Für ihr Wohlbefinden und Gedeihen sind Berührungen zentral. Die jeweilige Ausformung der menschlichen Sexualität wurzelt auch in diesen über die Haut vermittelten psychosozialen Erfahrungen.

4 Haut-Ich und Haut-Selbst

In der Psychoanalyse wird die Haut als ein Organ wahrgenommen, das Innen und Außen trennt. Sie wird häufig als symbolische Grenze betrachtet (Kutter 2012, S. 340f.). Anzieus Konzept des Haut-Ich (1991) betont die Beziehung zwischen Individuum und den anderen, insbesondere der Mutter. Für den Säugling umfasst das Konzept Mutter nicht nur ihre reine Existenz, sondern auch die Erregung der Haut, ausgelöst durch mütterliche Pflege „beim Baden, Waschen, Reiben, Tragen und Umarmen" (Anzieu 1991, S. 59). Von der Selbstpsychologie wurde das Konzept des Selbst in Abgrenzung zum Ich ausgearbeitet. Das Selbst wird als umfassende Repräsentanz des Werdens und der Identität eines Menschen durch den Einfluss der personalen Umwelt begriffen. Das Ich wird in der Folge stärker als psychische Instanz konturiert. Deshalb wird im Weiteren der selbstpsychologisch orientierten begrifflichen Fassung des Haut-Selbst der Vorzug vor dem Konzept des Haut-Ich gegeben.

Die Konstitution des Selbst ist eng an frühe Körperempfindungen gebunden. So könnte man in Anlehnung an Bick (2009, S. 37) sagen, dass ein Säugling erst dann beginnt, sich und damit sein Selbst durch seine Haut und damit durch seine äußere Grenze zu spüren, wenn er von der primären Bezugsperson berührt und gehalten wird. Dieses Empfinden ist dann positiv, wenn die Berührung von ihm als angenehm erlebt werden kann. Er kann die eigene Haut als seinen Behälter erleben, der es zusammenhält (ebd.). Durch ein wiederholtes Erleben des Umfangen-Werdens bildet sich ein innerer Raum, in dem später gefühlt und gedacht werden kann. Der Säugling entwickelt die Fähigkeit, körperliche Empfindungen und später Gefühle als zu sich gehörig, seinen Körper als sein Eigenes und zu seinem Selbst gehörig zu erleben. Das positive Hauterleben wird ermöglicht durch zärtliches Streicheln und Küssen. Wenn hingegen ein solches Gehalten- und Umfangen-Werden nicht *hinreichend* erlebt wird, kann ein solches erstes Kernselbst nicht *oder nur fragmentarisch* gebildet werden. In einem solchen Fall versucht der Säugling, über einen erhöhten Muskeltonus eine „Zweit-Haut" (ebd., S. 39) zu schaffen, die ihm hilft, sich zu stabilisieren, und „die Abhängigkeit von dem Objekt durch eine Pseudo-Unabhängigkeit ersetzt" (ebd., S. 38). Anzieu verweist auf einen weiteren Aspekt. Bei einer nicht ausreichenden Erfüllung der grundlegenden Bedürfnisse nach Halten und Umfangen-Werden kommt es beim Individuum zu einem Mangel im Aufbau bzw. der Stärkung des Reizschutzes, welcher physische und psychische Schmerzen erträglicher machen würde

(Anzieu 1991, S. 259). Das Individuum versucht nun, diesen Mangel durch eine Ersatzbildung notdürftig zu decken, indem es den eigenen Körper mit einer „realen Schmerzhülle“ von Beschwerden umgibt (ebd., S. 260). Dies wird als ein Versuch verstanden, die umschließende Funktion der Haut, welche von der Mutter oder der Umwelt nicht übernommen wurde, zu substituieren (ebd., S. 259f.).

Die Haut wäre demnach als eine reizaufnehmende Oberfläche, auf der die Symptome einer gelingenden oder misslingenden Beziehung eingetragen werden (ebd., S. 61f.), zu begreifen. Sie „ist Organ der Tonusregulation“ (ebd., S. 59). Ihre Wahrnehmungen wirken auf die individuellen Spannungs- und Erregungszustände ein.

5 Haut-Dialoge – Berühren und Berührt-Werden

Für Schanberg (1995; zit. n. Gieler 2006, S. 4) sind Berührungen „zehnmal intensiver als der verbale [...] Kontakt [...]. Kein anderes Sinnesorgan stimuliert uns so sehr“ wie die Haut. Wenn eine Mutter die Berührung ihres Babys nicht lustvoll erlebt, sucht sie den Hautkontakt zu ihrem Baby nicht. Sie würde es nicht berühren, wenn sie keine Freude daran hätte (Gieler 2006, S. 4). Das gilt umgekehrt auch für das Baby.

Die Haut ist das primäre Medium der Kommunikation mit Anderen, noch vor Ohr und Mund. Sie übernimmt eine maßgebliche Funktion im Beziehungsaufbau (Anzieu 1991, S. 61) durch Berühren. Unter einer Berührung verstehen wir den direkten Hautkontakt, das Empfinden der eigenen Haut und der Haut eines anderen (vgl. Küchenhoff 2007, S. 124). „Ich kann nicht etwas berühren, ohne mich im Akt der Berührung selbst zu spüren. Ich bin Subjekt der Berührung, zugleich aber auch Objekt. Berühren und Berührt-werden sind im Akt der Berührung nicht zu trennen“ (Küchenhoff 2007, S. 122). Emotionen werden über einen Berührungsdialog durch das Zusammenspiel von Dauer, Art und Intensität der Berührung mitgeteilt (Wiederkehr 2021, S. 97).

Wagner (2010, S. 121) spricht ganz in diesem Sinne von „Berührungskommunikation“, die sich in mehrere Teilprozesse unterteilen lässt. Wir nehmen Reize über das Sinnesorgan Haut auf, leiten sie weiter an das Gehirn und verarbeiten sie dort. Auf der Basis der Ergebnisse der Verarbeitung antworten wir auf ein kommunikatives Angebot, verbal oder nonverbal. Im nichtsprachlichen Modus reagieren wir durch Gestik, Mimik oder Tonusveränderung der Haut und Muskeln.

Berührung ist Ausdruck von Kontakt und Nähe. Wir werden äußerlich auf der Haut und innerlich emotional angesprochen (vgl. Wagner 2010, S. 27). Bei Berührungen lassen sich liebevolle und zärtliche Berührungen von solchen unterscheiden, die erregen und stimulieren sollen. Eine Berührung in der Wuchsrichtung der Haare löst eher angenehme Empfindungen aus, sie vermittelt Sicherheit, wirkt beruhigend und fürsorglich. Wenn gegen die Wuchsrichtung berührt wird, löst das eher Erregung aus, die als angenehm oder unangenehm erlebt werden kann. Ähnlich verhält es sich mit der Druckintensität: Leichter Druck wird eher als angenehm und zärtlich, starker Druck eher als erregend wahrgenommen. Schmerzhafte und heftige Berührungen lösen bei den meisten Menschen eher negative Affekte aus.

Eine sexuelle Dimension erschließt sich dabei nicht primär über die Berührung selbst, sondern über die Bedeutung, die einer Berührung von einer:einem oder beiden Kommunikationspartner:innen beigemessen wird.

Es macht etwas mit uns, wenn wir andere berühren. Auch wir werden berührt. Das Berühren einer anderen Person beinhaltet immer auch die Berührung mit/von sich selbst. Die Berührung eines anderen lässt uns nicht unberührt zurück. Sie stellt eine wechselseitige Beziehung zwischen Subjekten her, die sowohl körperliche als auch emotionale Resonanzräume öffnet. Wir werden unweigerlich „affiziert“ (Rosa 2019, S. 18). Die Haut ist nicht mehr nur Grenze, sondern es geht uns etwas ‚unter die Haut‘.

Der Haut-Dialog ist ein Konzept, das die Kommunikation von Haut zu Haut, von Körperperipherie zu Körperperipherie erfasst und die komplexe Beziehung zwischen der Haut und anderen Aspekten des Lebens, einschließlich Emotionen und der Umwelt, beschreibt. Es hebt hervor, wie die Haut als Ausdrucksorgan fungiert, das sowohl innere Zustände als auch äußere Einflüsse widerspiegelt, und welche Funktion die Haut in der sozialen und sexuellen Interaktion übernimmt.

6 Haut, Dialog und Pflege

In der Pflege finden wir eine asymmetrische Situation vor. In Hinblick auf Pflegehandlungen ist eine Person von der anderen abhängig. Oft verfügen die Pflegepersonen über eine breitere Palette von Kommunikationsmöglichkeiten als die zu pflegende Person. In der professionellen Pflege besteht zwischen Pflegekräften und zu pflegenden Personen – anders als in der Pflege durch vertraute Personen – keine Beziehungs- und Kommunikationsgeschichte, ein Dialog muss erst entstehen und die Formen müssen ausgehandelt werden. Der Berührungsdialog ist für die Qualität von Pflege entscheidend. Behutsame, eindeutige und abgestimmte Berührungen vermitteln Sicherheit und reduzieren Gefühle von Angst und Schmerz (Wiederkehr 2021, S. 97). Die Pflegehandlung wird zu einem kommunikativen Handeln, wenn die durch Haut und Körper mitgeteilten Signale des Gegenübers wahrgenommen und beantwortet werden. Besonders ist dabei auf vegetative Feinzeichen wie Veränderungen der Mimik und Gestik sowie des Haut- und Muskeltonus zu achten. Es ist insbesondere in der Pflege wichtig, die non-verbalen Äußerungen, das Nicht-Propositionale (vgl. Rauh 2024) und damit das, was wir nicht oder nicht vollständig in Worte fassen können, in die Kommunikation einbeziehen zu versuchen. Das gilt insbesondere dann, wenn die verbale Kommunikationsfähigkeit beeinträchtigt ist.

Eine intentional eingesetzte Berührung kann von den Berührten abhängig von Art, Qualität und Hautregion als angenehm und förderlich empfunden werden, wenn die Intention und die Umstände passen. Eine empathische Intention, die sprachlich oder vorsprachlich kommuniziert wird, kann einer Berührung eine heilsame Wirkung geben. Berührungen sollen lustvolle Emotionen von Vertrauen und Sicherheit hervorrufen. Im gelingenden Fall vermittelt eine Berührung Mitgefühl und Fürsorge, vielleicht sogar Liebe, die Reaktion der berührten Person erzeugt wiederum bei der berührenden Person angenehme Empfindungen, Gefühle und Assoziationen. Ich berühre und werde selbst berührt, mein Gegenüber kann antworten und fühlt sich wirksam. Wir beide verändern uns. Die pflegerischen Handlungen sind auf diesen sich selbst verstärkenden

Wirkungskreislauf, auf „Resonanz“ (Rosa 2018) auszurichten. In der Psychoanalyse wird dieses Resonanzmoment, wenn ein Gefühl des wechselseitigen Verstehens, der gelungenen Affektabstimmung und Verbundenheit entsteht, als „Now-Moment“, deutsch „Gegenwarts-Moment“ (Stern 2005), begrifflich gefasst.

Pflege gehört zu den Berührungsberufen. Berührungen können anfragend und „anklopfend“ oder bestimmend und überwältigend gestaltet werden. Durch gezielte Berührungen kann eine pflegerische Kommunikation begonnen und beendet werden. Eine „Initialberührung“ (Schmidt-Maciejewski 2022, S. 29) und eine Finalberührung rahmen die Pflegehandlung, wodurch die Berührten über die Interaktion orientiert bleiben. Besonders bei wahrnehmungsbeeinträchtigten Menschen ist das entscheidend, da sie Schwierigkeiten haben können zu erkennen, wann sich ihnen eine Person annähert oder sie verbal angesprochen werden. Unangekündigte, nicht kommunizierte Pflegehandlungen setzen die Berührten unter Stress. „Die Betroffenen verbleiben auch nach Ende der eigentlichen Pflegehandlung angespannt und in Erwartung weiterer Maßnahmen, da es ihnen aufgrund rein verbaler Informationen nicht möglich ist zu erkennen, dass die Pflegehandlung beendet wurde“ (Schmidt-Maciejewski 2022, S. 29). Überraschende oder unangekündigte Berührungen können Berührte verunsichern und Abwehrreaktionen hervorrufen, die von den Berührenden gespürt und taktil wahrgenommen werden können. Es geht also auch um ein Begrüßen und Verabschieden, Beginnen und Beenden der Arbeit mit den zu Pflegenden. Gepflegte spüren, wenn sie wie ein Ding behandelt werden, was mit Prozessen der Entsubjektivierung und Gefühlen von Ohnmacht und Ausgeliefertsein einhergeht und als Reaktion Unterwerfungs- oder Widerstandsaktivitäten bei den so Berührten auslösen kann.

Die unvermittelte Berührung von Haut zu Haut unterscheidet sich in ihrer Qualität von einer mediatisierten Berührung mithilfe eines Werkzeugs oder Handschuhs und spricht die Berührten emotionaler an. So beeinflusst zum Beispiel das Tragen von Einweghandschuhen die Wahrnehmung einer Berührung: „Einweghandschuhe sind eine Barriere, welche eine Distanz zwischen der berührten Person und den Pflegenden herstellt“ (Schmidt-Maciejewski 2022, S. 30).

Das Konzept des Haut-Selbst ist für die Pflege besonders relevant. Werden Menschen durch Alter, Krankheit und Behinderung in ihrer Persönlichkeit destabilisiert, wird ein Bedürfnis nach (erneuter) Geborgenheit in der Körperlichkeit ausgelöst, liebevoll und fürsorglich berührt, gestreichelt und getröstet zu werden, um die eigene Integrität zu stabilisieren. Findet das nicht in hinreichendem Umfang statt, wird der Muskeltonus erhöht, um das körperliche Selbst-Gefühl durch die Schaffung einer „Zweit-Haut" (Bick, 2009, S. 39) zu stabilisieren. Eine härtere „Hülle" dient als Schutzmechanismus (Anzieu 1991, S. 259).

In der Pflege ist es wichtig, eine Vorstellung davon zu entwickeln, über was das Gegenüber nicht kommunizieren, wo und wie es berührt und nicht berührt werden will. Berührungen gehören in Pflegeberufen zum beruflichen Alltag. Das führt zu besonderen Herausforderungen, da intime Berührungen nicht vermieden werden, gleichzeitig aber schambesetzte oder gar sexualisierte Bedeutungen annehmen können. Im Pflegeberuf ist Berühren mehr als eine pflegerische Handlung. Es eröffnet oder verschließt einen Raum, in dem Bedürfnisse und Ängste sowie der Wunsch nach Sicherheit und Vertrauen, nach Lust und Erregung kommuniziert werden können, was die Frage nach Orientierungen für das pflegerische Handeln virulent werden lässt.

7 Ethik der Berührung

Die innere Haltung, mit der eine Berührung der Haut ausgeführt wird, nimmt entscheidenden Einfluss auf deren Wirkung bei der berührten Person. Die Bereitschaft, sich auf eine andere Person einzulassen und die Beziehung bewusst und konzentriert aufzunehmen und die Antwort des berührten Menschen abzuwarten und wahrzunehmen, ohne bereits an der Hauthülle der zu pflegenden Person zu arbeiten, ist für ein Gelingen der Pflegekommunikation entscheidend (Schmidt-Maciejewski 2022, S. 30).

Wenn Bereitschaft und Fähigkeit bestehen, die kommunikativen Signale des Gegenübers in der Pflegebeziehung wie in einem Dialog aufzunehmen, zu verarbeiten und markiert zu spiegeln (vgl. Fonagy et al. 2018,

S. 295), entsteht eine Kommunikation von Haut zu Haut, die es dem wahrnehmungsbeeinträchtigten Menschen ermöglicht, mit der personalen Umwelt in Beziehung zu treten. Er entwickelt „epistemic trust" (Fonagy, et al, 2004), ein basales Vertrauen in die pflegende Person als verlässliche und sichere Informationsquelle. Das Leben wird für ihn vorhersehbarer.

Es geht in der Pflege auch darum, sich auf eine wechselseitige Kommunikation von Berührt-Werden und Sich-berühren-Lassen an den Körpergrenzen einzulassen und sich als pflegende Person von den Antworten der zu pflegenden Person mental berühren zu lassen, die Signale feinfühlig wahrzunehmen, nach den Intentionen und Interessen der zu pflegenden Person zu suchen und angemessen zu reagieren.

Menschen, die gepflegt werden, begehren, dass sie die pflegende Person begehrt. Das meint, dass eine Pflegeperson Freude an dem hat, was sie mit den zu Pflegenden macht und das auch kommuniziert.

Das Begehren und Begehrt-Werden wird in Pflege und Erziehung, in Physio- und Psychotherapie unweigerlich in einem mehrfachen Sinne thematisch, durch Berührungen und vor allem in der Kombination von Berührung mit dem Anblick von nackten Menschen. Menzies (1974, S. 186) weist darauf hin, dass Pflege- und andere körpernahe Arbeit durch den engen körperlichen Kontakt einerseits „libidinöse und erotische Wünsche, die oft schwer zu kontrollieren sind", weckt und andererseits „Aufgaben mit sich [bringen], die, an gewöhnlichen Maßstäben gemessen, Ekel, Abscheu und Furcht verursachen". Tätigkeiten wie beispielsweise das Duschen oder Reinigen des Körpers können als unangenehm oder als erregend und lustvoll von der gepflegten Person und/oder von der pflegenden Person empfunden und erlebt werden.

Pflege ist auf Resonanz angewiesen. Ein symmetrischer, die Würde des Menschen respektierender Haut-Dialog bleibt den Pflegepersonen aufgegeben und liegt zu einem großen Teil in ihrer Verantwortung. Zu pflegende Personen sind hilfloser als die Pflegenden, auch wenn Pflegende durch die Wünsche, die Lust und Erotik der zu Pflegenden, die Berührungen bei ihnen auslösen, gefordert sind. Was ist zu tun, wenn ihre Berührung auf den Wunsch trifft, (endlich mal wieder) erotisch berührt, sexuell stimuliert zu werden?

Die gesellschaftliche Debatte zu grenzüberschreitenden, sexualisierten Berührungen begünstigt angstmotivierte Vermeidungsreaktionen bei Pflegepersonen, verstärkt die Flucht ins Funktionieren als Abwehrreaktion (Immenschuh 2020, S. 80) oder die Pflegenden pendeln zwischen Verharmlosung und Hysterisierung des Sexuellen. Sexualität sei zu etwas geworden, das verwaltet und nutzbar gemacht werden musste – sie wurde zum „Feld des Politischen“ (Foucault 1977, S. 37). Innerhalb dieses Feldes wirken verschieden Diskurse, pädagogische, juristische, pflegerische oder medizinische wie auch normierende Körperpraktiken (vgl. Weigelt 2010, S. 28). Sie geben Orientierung, verunsichern aber auch. Es zeigt sich eine Tendenz, alles zu vermeiden, was sexuell konnotiert werden könnte, und deshalb auch Berührungen zu vermeiden. Angst-, Scham- und Ekelgefühle erlangen hier eine Funktion, mit der Gefahr, dass zu Pflegende funktional wie eine Sache behandelt und nicht mehr von Haut zu Haut berührt werden. Dieses „Berührungsverbot“ (Anzieu 1991, S. 53) trägt zu einer Unterstimulierung der Haut und damit zur Verringerung des Gefühls von Sicherheit, Geborgenheit und Lebendigkeit bei. Ein Muster des Sich-nicht-Berührens, Sich-nicht-anrühren-Lassens schwächt dann die potenziell heilende Wirkung der Pflege. Intimitäten stellen sich in der Pflege durch vertraute Personen und der professionellen Pflege unterschiedlich dar.

Der Prozess der Professionalisierung in der Pflege steht in einem Spannungsfeld von „Sich selbst bei der Berührung spüren“ (Berührt-Werden) und Unberührbar-Werden. Panzere ich mich, versuche ich mir eine dicke Haut, eine zweite Haut (Bick 2009) zuzulegen oder lasse ich mich professionell berühren?

Weigelt (2010, S. 157–161) unterscheidet in ihrer Studie zum Berühren vier Deutungsmuster, die man als ethische Kategorien verstehen kann und die Orientierung geben können:

1. „Nichtbetroffenheit“ (Das geht mich nichts an – Noli me tangere).
2. „Distanz“ und eine damit verbundene Sach- und Zweckorientierung, die sich in einer eher technischen Herangehensweise zeigt, in der zu Pflegende nicht mehr berührt werden, sondern zu Objekten von technisch-pflegerischen Aktivitäten am Körper werden.

3. „Nähe“ mit der Deutungsfigur (mütterliche) Fürsorge, bei der Berühren einen selbstverständlichen Bestandteil der Arbeit darstellt.
4. „Reflektierte Ambivalenz“, die durch das Wissen gekennzeichnet ist, dass es bei der Regulierung von Nähe und Distanz Schwierigkeiten geben kann, die zu reflektieren sind.

Die ersten beiden Deutungsmuster erweisen sich unmittelbar als unzureichende Versuche in der Bearbeitung der Berührungsfrage. Nähe deckt weite Teile der pflegerischen Arbeit ab, fördert allerdings Schwierigkeiten bei der Abgrenzung (3.). Eine reflektierte Ambivalenz (4.) macht es möglich, Versuche der Neutralisierung des Berührens im pflegerischen Handeln durch ein funktionalistisches Körperverständnis („Die Neurodermitis auf Zimmer 27“) zu erkennen und mit ihnen reflektierend zu arbeiten. Auch die Thematisierung von erotisch-sexuellen Avancen und damit verbundenen Gefühlen wie Ekel, Scham, aber auch Energetisierung durch zu Pflegende kann hier Platz finden.

Kutter (2012, S. 344) skizziert zwei Umgangsformen zu Haut und Scham, Verbergen und Enthüllen. Der Blick stellt im übertragenen Sinne eine Berührung dar. Blicke berühren. Wird dieser Gedanke auf den Pflegeberuf übertragen, könnten sich interessante Perspektiven auf das Spannungsfeld von Nähe und Distanz im pflegerischen Handeln eröffnen. Der Blick, welcher von Kutter als symbolische Berührung verstanden wird, verdeutlicht neben der körperlichen die psychisch-emotionale Dimension. Bei der Körperpflege, dem Waschen oder Ankleiden, ist der Körper nicht nur Objekt der Fürsorge, sondern ebenso Träger von Scham, Intimität und Schutzbedürfnis. Dem kann durch ein behutsames Freilegen der nötigen Hautregionen statt einem kompletten Nacktmachen Rechnung getragen werden. Bei scheinbaren Schamlosigkeiten ist zu bedenken, dass Pflegepersonen an den Schamgrenzen der zu Pflegenden arbeiten und sie möglicherweise überschreiten oder überschreiten müssen. Als schamlos wahrgenommenes Verhalten ist darauf zu befragen, ob es als Abwehr, als Hilferuf oder als Widerstand gegen das berührungslose Regiment technisch vollzogener Pflegehandlungen zu verstehen ist. Zuwendung kann bei zu pflegenden Personen vorhandene, aber verschüttete Bedürfnisse wecken. Gepflegte Personen können sich in die Ohnmacht der frühen Kindheit zurückgeworfen sehen, was Schamgefühle auslöst. Diese Gefühle müssen abgewehrt werden, um sich selbst wieder zu stabilisieren. Die Schamabwehr verkehrt solche Gefühle oft ins Gegenteil. Aus Ohnmacht wird machtvolles, schamloses Agieren. Wurmser versteht solche Schamlosigkeit als eine „trotzige Zurschaustellung von ‚Macht' in verschobener Form. Die Schwäche, derer sich jemand schämt, bezieht sich auf zärtliche Gefühle, Freundlichkeit, Wärme. Diese Gefühle werden mit Unterwerfung gleichgesetzt und müssen um jeden Preis vermieden werden" (2016, S. 393; vgl. Immenschuh 2020, S. 170). So gesehen kann es sich sehr gefährlich anfühlen, Wünsche nach Zärtlichkeit, nach kindlichem Gehaltenwerden direkt zu äußern. Sie erscheinen dann im Gewand genitaler Sexualität, die als schamlos empfunden werden kann. Wie auch von zu pflegenden Personen zu wenig an Stimulierung der Haut erlebt werden kann, sodass sie sich eine intensive, sexuelle Stimulierung wünschen, um sich zu spüren.

Solche existenziellen Bedürfnisse sind anzuerkennen. Immenschuh (2020, S. 21) spricht von einer „Berufskultur in der Pflege". Sie thematisiert das „Nichtfühlen als notwendige Abwehr" (ebd., S. 77ff.) und fasst das in der Abwehrformation des Funktionierens. Die von ihr thematisierten Würdedimensionen von Anerkennung, Schutz, Zugehörigkeit und Integrität können in einer Haltung der reflektierten Ambivalenz ihren Platz finden.

Conclusio – Lassen wir uns berühren

Zum einen wird die Haut als Repräsentantin des Selbst und zum anderen als Umhüllung des Selbst konstruiert. Beide Aspekte eröffnen einen Zugang zur Haut als Identitätsbestandteil. Die Konstruktion der Haut als Hülle kann die Vorstellung eines totalen Getrennt-Seins von Haut und Selbst begünstigen. Das Konzept des Haut-Selbst fokussiert die Bedeutung frühkindlicher Beziehungserfahrungen für die Entwicklung eines stabilen Selbstgefühls. Das ist nicht auf Säuglinge beschränkt, sondern die Haut hat wesentliche Funktionen für die psychische und physische Gesundheit sowie das Erleben von Lust und Sexualität von Menschen. Auch im Alter, bei Behinderung und Krankheit wird über die Haut eine Stabilisierung oder eben auch Destabilisierung des Selbst erreicht. Als vulnerable Gruppen der Gesellschaft (Wiederkehr 2010, S. 337) benötigen alte, kranke und behinderte Menschen eine hinreichend gute, berührende Haut-Pflege.

Die Vorstellung, man könnte in der Pflege berühren, ohne sich selbst psychisch berühren zu lassen, stellt ein Phantasma dar. Die Annahme, man könne Emotionen abschalten, aber sich Patient:innen zuwenden, mündet in eine strukturelle Überforderung. Pflege vermittelt sich über Hautkontakt. Er ist unumgänglich. Ein als Berührung gestalteter Hautkontakt hat das Potenzial zur heilenden Kommunikation mit den zu pflegenden Personen, deren Stabilisierung und Stimulierung, wobei unterschiedliche Geschlechterkonstellationen und geschlechtliche Orientierungen Einfluss nehmen.

Es geht nicht anders, wir müssen uns in der Pflege verwickeln lassen, auch in Hinblick auf das Sexuelle. Bei starken Gefühlen sind wir es sowieso. Eine gemeinsame Reflexion der Ambivalenzen und Verwicklungen trägt zu Häutungen und damit zur Weiterentwicklung der Pflege bei.

Literaturverzeichnis

Almodóvar, P. (2011). *La piel que habito (dt. „Die Haut, in der ich wohne“).* Spanien: El Deseo/Instituto de Crédito Oficial/Canal+ España/TVE.

Anzieu, D. (1991). *Das Haut-Ich.* Frankfurt a. M.: Suhrkamp.

Bick, E. (2009). Das Hauterleben in frühen Objektbeziehungen. In G. Diem-Wille & A. Turner (Hrsg.), *Ein-Blicke in die Tiefe. Die Methode der psychoanalytischen Säuglingsbeobachtung und ihre Anwendungen* (S. 37–40). Stuttgart: Klett-Cotta.

Deutschmann, G. (2005). *Die Haut und ihre Anhangsgebilde. Lehrbuch für Krankenpflegepersonal und andere Gesundheitsberufe.* Berlin: Springer.

Fonagy, P., Luyten, P. & Allison, E. (2015). Epistemic Petrification and the Restoration of Epistemic Trust: A New Conceptualization of Borderline Personality Disorder and Its Psychosocial Treatment. *J Pers Disord, 29(5)*, 575–609. https://doi.org/10.1521/pedi.2015.29.5.575.

Fonagy, P., Gergely, G., Jurist, E. & Target, M. (2018). *Affektregulierung, Mentalisierung und die Entwicklung des Selbst* (6. Aufl.). Stuttgart: Klett-Cotta.

Foucault, M. (1977). *Sexualität und Wahrheit. Bd. 1: Der Wille zum Wissen.* Frankfurt a. M.: Suhrkamp.

Freud, S. (1923b). Das Ich und das Es. *GW XIII*, 235–289.

Gieler, P. D. (2006). Plenarvortrag. *Psychosomatik der Haut – Das Haut-Ich.* 56. Lindauer Psychotherapiewochen. www.lptw.de/archiv/vortrag/2006/gieler-uwe-psychosomatik-der-haut-das-haut-Ich-lindauer-psychotherapiewochen2006.pdf (27.05.2025).

Immenschuh, U. (2020). *Unerhörte Scham in der Pflege. Über die Notwendigkeit einer unbeliebten Emotion.* Frankfurt a. M.: Mabuse-Verlag.

Küchenhoff, J. (2007). … dort wo ich berühre, werde ich auch berührt. *Forum der Psychoanalyse 23(2)*, 120–132.

Kutter, P. D. (2012). Haut und Intimität – einmal psychoanalytisch. *Aktuelle Dermatologie 38*, 340–346.

Menzies, I. (1974). Die Angstabwehr-Funktion sozialer Systeme – ein Fallbericht. *Gruppendynamik 5(3)*, 183–216.

Mitscherlich, A. (1986). *Studien zur psychosomatischen Medizin. Bd. 2: Krankheit als Konflikt* (8. Aufl.). Frankfurt a. M.: Suhrkamp.

Montagu, A. (1992). *Körperkontakt. Die Bedeutung der Haut für die Entwicklung des Menschen* (7. Aufl.). Stuttgart: Klett-Cotta.

Rauh, B. (2024). Über den Dialog. In B. Rauh, M. A. Boger, K.-J. Pazzini & J. Schmerfeld (Hrsg.), *Grenzen des Propositionalen. Dialoge zwischen Psychoanalyse und Erziehungswissenschaft* (S. 7–26). Gießen: Psychosozial-Verlag.

Rosa, H. (2019). Resonanz als Schlüsselbegriff der Sozialtheorie. In J.-P. Wils (Hrsg.), *Resonanz. Ein interdisziplinäres Gespräch mit Hartmut Rosa* (S. 11–30). Baden-Baden: Nomos.

Schmidt-Maciejewski, B. (2022). Kommunikation durch Berührung. *Heilberufe 74(2)*, 28–31. https://doi.org/10.1007/s00058-021-2195-9. https://pmc.ncbi.nlm.nih.gov/articles/PMC8809071/ (27.05.2025).

Stern, D. (2023). *Der Gegenwartmoment. Veränderungsprozesse in Psychoanalyse, Psychotherapie und Alltag* (6. Aufl.). Frankfurt a. M.: Brandes & Apsel.

Wagner, U. (2000). *Fühlen – Tasten – Begreifen: Berührung als Wahrnehmung und Kommunikation*. BIS. https://oops.uni-oldenburg.de/641/1/674.pdf (27.05.2025).

Weigelt, L. (2010). *Berührungen und Schule – Deutungsmuster von Lehrkräften*. Wiesbaden: VS.

Wiederkehr, G. (2010). *Berührende Pflege – Therapeutic Touch. Wirkung und Techniken*. Berlin: Springer.

Wirth, H.-J. (2023). *Gefühle machen Politik. Populismus, Ressentiments und die Chancen der Verletzlichkeit* (2. Aufl.). Gießen: Psychosozial-Verlag.

Wurmser, L. (2016). *Die Maske der Scham. Zur Psychoanalyse von Schamaffekten und Schamkonflikten* (3. Aufl.). Berlin. Springer.

Zepf, S. (2005). Bindungstheorie und Psychoanalyse. Einige grundsätzliche Anmerkungen. *Forum Psychoanal, 21(3)*, 255–266. https://doi.org/10.1007/s00451-005-0245-6.

Marius Cramer

Sexualität und Naturzweck Der Onanie-Diskurs im Lichte der Sonderpädagogik

Zusammenfassung: Der Artikel untersucht den Onanie-Diskurs aus der Perspektive der deutschen Sonderpädagogik. Zunächst skizziert er die moralische Verwerfung der Onanie in der Aufklärung, die mit einer Pathologisierung durch die Medizin verbunden wurde. Diesen Darstellungen schließt sich eine diskursanalytische Betrachtung von deutschen Handbüchern der Sonderpädagogik an. Die Medizin bestimmte auch hier anfangs hegemonial den Diskurs. Durch den Einfluss der Psychoanalyse verschob sich die biologische Deutung der Onanie hin zu einer psychologischen. Seitdem die Psychoanalyse an Einfluss verlor, ist eine Entsexualisierung der Sonderpädagogik durch eine Orientierung an der empirischen Psychologie beobachtbar.

Schlagwörter: Sexualgeschichte, Sexualpädagogik, Perversion, Masturbation, Bio-Macht

Abstract: The article examines the discourse on onanism from a perspective of German special education. First, it outlines the moral condemnation in the Enlightenment, which is linked to pathologization by medical science. A discourse analysis of German handbooks of special education follows these elaborations. At the beginning medicine influenced the discourse heavily but psychoanalytic ideas shifted the biological interpretation of onanism to a psychological one. After empirical psychology took over the hegemonial status, a de-sexualization of special education can be observed.

Keywords: sexual history, sex education, perversion, masturbation, biopouvoir

1 Einleitung

Die gesellschaftlichen Normen geben vor, welches Verhalten als angemessen gilt. Aus machttheoretischer Perspektive lenkte Foucault (1977) die Aufmerksamkeit darauf, dass Sexualität und ihre Regeln diskursiv produziert werden. Da Sexualität auch immer Gegenstand der Wissenschaften ist, brachten sie Sozialtechniken hervor, die eine ‚normale' Sexualität regulieren und eine abweichende sanktionieren (ebd., S. 69ff.). Diese Mechanismen der Disziplinierung und Normalisierung bewegen sich stets innerhalb von Dichotomien, die je nach Argumentation variieren können. Insbesondere die wissenschaftlichen Disziplinen der Ethik, Medizin, Psychologie und Pädagogik folgern aus ihrem spezifischen Wissen einen konkreten Umgang mit dem Sexuellen. Die Angelegenheit wird dadurch erschwert, dass Sexualität nicht bloß die konkreten Geschlechtsakte umfasst, sondern alle „geschlechtlich bestimmten Subjekte" (Butler 1991, S. 17), das heißt geschlechtliche Kategorie, Identitäten und nicht zuletzt das Begehren.[1] Sexualität scheint sowohl allgegenwärtig als auch stark tabuisiert zu sein.

Allgemein spricht man im Falle einer als nicht normal angesehenen Sexualität von ‚Perversion'. Laplanche und Pontalis weisen auf die Schwierigkeit einer Definition der Perversion hin, die maßgeblich von einem ‚normalen' Geschlechtsakt abhängig ist, der allgemein definiert wird als

1 Wie aktuell dieser Diskurs die Öffentlichkeit bestimmt, zeigt folgendes Beispiel: Der US-Bundesstaat Arkansas möchte Kurzhaarfrisuren für Mädchen mittels des „Vulnerable Youth Protection Act" unter Strafe stellen, weil das männliche Frisuren seien, wie z. B. der Spiegel berichtete (vgl. Anonym 2025, 23. März).

„Koitus mit einer Person des entgegengesetzten Geschlechts mit dem Ziel, durch genitales Eindringen zum Orgasmus zu kommen" (1992, S. 378). Unter Perversion fiele dann z. B. Homosexualität oder Fetischismus sowie Analverkehr oder sadomasochistische Praktiken (ebd.).

All diesen Handlungen ist gemein, dass sie zur Ausübung ein Sexualobjekt benötigen. Eine sexuelle Handlung scheint folglich nicht wie die anderen zu sein, da sie in der Regel alleine praktizierbar und somit auch am schwersten kontrollierbar ist. Die Rede ist von der Masturbation. Bemerkenswert ist daher der in der frühen Neuzeit auftretende „Krieg gegen die Onanie" (Foucault 1977, S. 126), der durch eine „Pädagogisierung des kindlichen Sexes" (ebd.) ausgelöst wurde. Durch die Emanzipation der Sonderpädagogik als eigenständige Wissenschaft, die sich mit der Bildsamkeit von Kindern beschäftigte, die als nicht „normal" galten, wurde das Thema der abweichenden Sexualität in verstärkter Weise zu ihrem Gegenstand. Daher soll dieser Beitrag nachspüren, wie die pädagogische Wissenschaft vom ‚Anormalen' diesen Gegenstand verhandelt.

Im Folgenden wird zum weiteren Verständnis zunächst skizziert,[2] (2) wie sich im 18. und 19. Jahrhundert durch ein Agglomerat ethischer und medizinischer Argumente dieser ‚Krieg gegen die Onanie' diskursiv formierte und allmählich um 1900 psychologisierte. Daran schließt sich ein (3) empirischer Teil an, der den Diskurs im Archiv der Handbücher der Heil- bzw. Sonderpädagogik weiterverfolgt und seine Fragmente dekonstruiert.

2 Moral und Medizin

Gemäß der Tradition einen Überblick über das Thema der Masturbation zu liefern, beginnt man mit einer Anekdote des spätantiken Doxografen Diogenes Laertius über seinen bekannteren Namensvetter. Diogenes

2 Ausführlichere Darstellungen zur Geschichte der Masturbation bei Lütkehaus (1992) oder Laqueur (2003). Näheres speziell zum Onanie-Diskurs im 18. Jahrhundert bei Eder (2004).

von Sinope stellte als Erster die moralische Beurteilung der Masturbation infrage, indem er sie öffentlich praktizierte und erklärte: „Wenn man doch nur auch so durch Reiben des Bauches den Hunger befriedigen könnte" (DL, 6, 69). Dementsprechend steht sexuelles Verlangen auf einer Stufe mit alltäglichem Bedürfnis wie Hunger, Durst und Schlaf. Da der Trieb natürlich ist, ist er nicht unmoralisch. Inwiefern der Trieb befriedigt wird, gehört jedoch zur menschlichen Praxis und wird damit Gegenstand der moralischen Wissenschaft (vgl. Spaemann 1983, S. 32). Doch wenn der Trieb eine *natürliche* Begebenheit darstellt, verfolgt er auch einen bestimmten Zweck. So wie etwa Essen dem Erhalte des Körpers dient, dient Sexualität dem Erhalt der Gattung. Diese Position ist das weit verbreitete *Naturzweck-Argument*, das nicht nur in der Antike über Aristoteles später in der christlichen Moral bei Augustinus oder dem Aquinaten (St, II, 2, q. 153, a. 3), sondern auch in der Aufklärung vertreten wird. Theologisch gilt daher z. B. Völlerei auch als Sünde, aber die moderne Medizin wird davon absehen, sie als ‚pervers' zu klassifizieren.

In der berühmten Stelle der *Metaphysik der Sitten* formuliert Immanuel Kant *Pflichten gegen sich selbst*, die aus der Antinomie des Menschen als sowohl Natur- und auch Vernunftwesen entspringt. Der berühmte Beweis der Naturwidrigkeit der „wollüstigen Selbstschändung" bestehe darin, „daß der Mensch seine Persönlichkeit dadurch (wegwerfend) aufgibt, indem er sich bloß zum Mittel der Befriedigung tierischer Triebe braucht" (MS, A75–78). Die pädagogischen Ratschläge Kants gegen die Onanie sind daher einfach: „durch anhaltene Beschäftigung, dadurch daß man dem Bette und Schlafe nicht mehr Zeit widmet als nötig" (P, A140f.), und die möglichst gute Vorbereitung des Kindes auf die bürgerliche Ehe (ebd. 142), damit der Naturzweck sich überhaupt erst erfüllen kann. Für Diogenes galt die schnelle Möglichkeit zur Bedürfnisbefriedigung als Vorteil der Onanie, für Kant wird sie gerade zum Kernproblem: „Richtet man seine Neigung auf das andere Geschlecht, so findet man doch noch immer einigen Widerstand, richtet man sie aber auf sich selbst, so kann man sie zu jeder Zeit befriedigen" (P, A141). Der Widerstand *des Anderen*, psychoanalytisch gesprochen das Realitätsprinzip, verhindert, dass der Triebwunsch sofort seine Erfüllung (im Geschlechtsverkehr) findet. Für Kant ist daher auch die Fantasie das Gefährliche, denn „wenn der Gegenstand auch nur bloß in der Imagination bleibt, so nagt er doch an der Lebenskraft“ (P, A141).

Schopenhauer, der sich sonst eher als ein philosophischer Nachfahre Kants sah, zeigt die Plastizität des Naturzweck-Arguments, gerade weil er der deontologischen Ethik vehement widersprach – insbesondere den Pflichten gegen sich (M, §5). Der Geschlechtstrieb diene bei ihm gleichfalls zur Erfüllung des Naturzwecks, aber genau aus diesem Grund reduziert er ihn zum Prinzip seiner Willensmetaphysik: „Denn alle Verliebtheit, wie ätherisch sie sich auch geberden mag, wurzelt allein im Geschlechtstrieb, ja, ist durchaus nur ein näher bestimmter, specialisirter, wohl gar im strengsten Sinne individualisirter Geschlechtstrieb“ (WW II, Bd. 2, Kap. 42, S. 624). Daraus ergeben sich zwei Folgen. Erstens sieht er ab, die Fantasie als moralisch verwerflich einzustufen, und zweitens wird der einsame Sexualakt zum bloßen „Laster der Kindheit“ (M, §5), das ohnehin keinen Wert besitzt, um als moralphilosophischer Gegenstand behandelt zu werden. Anders gesagt, Kinder gelten, gemäß ihrer noch nicht entfalteten Vernunftsanlagen, als moralisch unmündig und sobald die Vernunft zu ihrer Ausgestaltung findet, hört das Laster auf. Masturbation gehöre folglich für Schopenhauer auch zur Aufgabe der Medizin (M, §5). Es ist verständlich, dass sich große Denker:innen nicht mit den niederen Aspekten der Sexualität gemein machen möchten, während Mediziner:innen an Blut und Extrementen allein aus pragmatischen Umständen nicht vorbeikommen, denn so stellte später auch Freud (1926e, S. 234) fest, „die Ärzte genießen auf sexuellem Gebiet gewisse Vorrechte; sie dürfen ja auch die Genitalien inspizieren“.

Mag man nun mit Karl Marx einer Meinung sein – und dieses scherzhafte Zitat sei hier deswegen verziehen –, dass „Philosophie und Studium der wirklichen Welt [sich] zueinander [verhalten] wie Onanie und Geschlechtsliebe“. Dann kann man bedenkenlos die religiösen und metaphysischen Argumente als Idealismus beiseitelegen. Der Aufstieg der Naturwissenschaften in der Aufklärung führte allerdings zu einer „verwissenschaftlichten, medizinalisierten Moral“ (Lütkehaus 1992, S. 11), die dem Naturzweck-Argument eine materielle Grundlage verlieh und somit einen „praxisnäheren Zugang zum Menschen“ (Erdheim 1994b, S. 123) ermöglichte. Der Arzt Samuel Auguste Tissot (1776) veröffentlichte das Buch *Von der Onanie, oder Abhandlung über die Krankheiten, die von der Selbstbefleckung herrühren*, das sich zum Bestseller im Anti-Onanie-Diskurs entwickeln sollte:

> „Die historische Bedeutung Tissots freilich steht außer Frage. Bei ihm geht die Welt in die Schule, von Rousseau bis zu Voltaire, von den deutschen philantropinischen Pädagogen Salzmann, Campe, Oest, Villaume, über den Makrobiotiker Hufeland bis zu Kant und Schopenhauer, Hölderin und Kleist.“ (Lütkehaus 1992, S. 23)

Die Argumentation verschob sich damit diskursiv von natürlich/widernatürlich zu gesund/krank. Rückenmarkschwund, Kurzsichtigkeit, Verlust des Verstandes und vieles mehr gehörten nun zur Symptomatologie, die sich in der großen Fülle an (populär-)medizinischen Büchern findet; gleichzeitig wurden praktische Kuren erfunden, um die Masturbation einzudämmen (Nissen 2005, S. 199). Die nun mögliche Verdinglichung des Diskurses zeigt sich an eindrucksvollen, historischen Beispielen.

> „[B]y the use of proper food, especially graham flour and oatmeal, and the avoidance of hot drinks, milk, sugar, and other clogging and constipating articles; by wearing the abdominal bandage; by thorough kneading and percussion of the abdomen several times daily for five minutes at a time; by taking one or two glasses of cold water half an hour before breakfast every morning; and by plenty of muscular exercise daily. The enema should be used occasionally“,

das sind nur einige Maßnahmen, die der Arzt und Erfinder der Erdnussbutter und Cornflakes Dr. John Harvey Kellogg (1887, S. 315f.) zur Behandlung des *self-abuse* anwandte. Ähnlich ging auch sein deutscher orthopädischer Kollege Moritz Schreber vor, der etliche Apparaturen ersann, um Kindern unerwünschte Gewohnheiten abzugewöhnen, zu der neben einer falschen Sitzhaltung auch die Masturbation gehörte (Nissen

2005, S. 197). Auch die eigenen Kinder des Namensstifters der ‚Schrebergarten'-Kultur blieben von den Prozeduren nicht verschont, daher wird Daniel Paul Schreber in die Psychatriegeschichte eingehen. Im Alter von 51 Jahren erkrankte der Senatspräsident an *Dementia Paranoides* und verfasste das autobiografische Zeugnis *Denkwürdigkeiten eines Nervenkranken*. Mit dem ‚Fall Schreber' befasste sich auch Freud, der darauf hinwies, dass sein Vater als „sittenstrenger Mann" (1911c, S. 265) galt. Daniel Paul hegte den Wunsch nach „Entmannung" und „Umwandlung in ein Weib" (ebd., S. 292), was sich bis zu religiösen Fantasien steigerte („Erlöseridee"; ebd., 252). Die klassische Psychoanalyse deutete das meist als homosexuelle Wünsche (vgl. Lacan 2021, S. 38ff.). Freud zog es ungewöhnlicherweise vor, dass „vielleicht kein großer Wert darauf zu legen" (1911c, S. 292) sei, dass Schreber öfters auch von Stimmen fälschlicherweise der Masturbation bezichtigt wurde oder glaubte, durch die Onanie den Verstand zu verlieren.

Dies bringt uns jedoch trotzdem auf die eigentümliche Rolle der Psychoanalyse im Onanie-Diskurs, da sie durch die Weiterentwicklung der Hysterie-Behandlung Jean-Martin Charcots das medizinische Verständnis von psychischen Krankheiten revolutionierte (vgl. Lorenzer 1973, S. 19f.). Die Theorie der psychosexuellen Entwicklung (Infantile Sexualität) bietet nun neben der organischen Ursache eine weitere, kulturelle Deutung an. Als medizinische Disziplin ist die Psychoanalyse allerdings – zumindest in den Anfängen ihrer Entwicklung – weiterhin im klassischen „sexualszientistischen Modell" (Erdheim 1994a, S. 178) verwurzelt. Erdheim definiert das „sexualszientistische Modell" wesentlich durch drei Punkte: (biologische) Reduktion des Sexuellen, eindeutige Zuordnung der Sexualität zur Natur (statt Kultur) und, das ist für Erdheim der wichtigste Punkt, Verdrängung der Lust (ebd.).

Für den Diskurs bedeutet das, die Onanie selbst sowie eine repressive Sexualerziehung können als Ursache für Perversion und Neurosen in Betracht gezogen werden. Über eine eindeutige Beurteilung konnte man sich 1912 auf einer Sitzung der Wiener Psychoanalytischen Vereinigung noch nicht einigen (vgl. Freud 1912f). Wie stark diese Unstimmigkeiten sich in der Sonderpädagogik bemerkbar machten, soll nun betrachtet werden.

3 Handbücher der Heil- und Sonderpädagogik

In diesem Abschnitt werden heil- bzw. sonderpädagogische Handbücher zum Thema *Masturbation* konsultiert. Der Psychiater Adolf Dannemann gab als Erster ein *Enzyklopädisches Handbuch der Heilpädagogik* (EnzyH[1], 1911) heraus, dass vermehrt nach seinem Tode in einer zweiten Auflage (EnzyH[2], 1934) erschien. Die dritte Auflage wurde unter verändertem Namen als *Enzyklopädisches Handbuch der Sonderpädagogik und ihrer Grenzgebiete* von Gerhard Heese und Hermann Wegener (EnzyH[3], 1969) herausgegeben. Allen drei Auflagen ist gemein, dass sie lemmatisch aufgebaut sind. Das erlaubt es, eine große Breite sexueller Themen, wie „Masturbation (und Schwachsinn)", „Homosexualität" und „Tribadie" oder schlicht „Perversion, sexuelle", abzudecken. Spätere Handbücher entziehen sich dem Thema des Sexuellen weitgehend, wie anschließend gezeigt werden soll.

3.1 Die Medizinalisierung des Begehrens (1911–1934)

Der Nervenarzt Direktor Ludwig Scholz (Enzy[1], S. 1075) erklärt im Lemma, das wohlgemerkt *Masturbation und Schwachsinn* heißt: „Vorübergehend wird sie beinahe von allen jungen Leuten getrieben." Anschließend stellt er klar, dass die unzähligen körperlichen Symptome, die in der Literatur kursieren, nicht existieren bzw. nichts mit der Masturbation zu tun haben. 1911 war das noch keine Selbstverständlichkeit – wie u. a. die Sitzung der Wiener Psychoanalytischen Vereinigung bezeugt –, die prinzipielle Entdeckung Charcots war allerdings bereits psychatrisches Allgemeingut. Scholz weist demzufolge in seinem Buch *Anormale Kinder* auch daraufhin, dass Freud aufgrund der infantilen Sexualität „bei der großen Mehrzahl seiner Fachgenossen auf heftigen Widerstand" (1911/1919, S. 99) stoße, während die Theorie der Verdrängung und des Unbewussten allgemein immer größere Verbreitung fände.

Laut Handbuch käme Onanie, so Scholz weiter, allerdings verstärkt bei „Schwachsinnigen" vor, was sich in ihrer Triebhaftigkeit begründe, was durch die Umkehrung der Widernatürlichkeitskausalität bedeutet, „der unüberwindliche und früh auftretende Hang zur Onanie ist nicht Ursache, sondern Symptom eines psychopathisch-nervösen Zustand[s]“ (Enzy[1], S. 1077).[3] Die psychoanalytisch angehauchteTheorie des Unbewussten kommt im Lemma explizit zum Vorschein, wenn über Kinder geschrieben wird, denen heute vermutlich eine Verhaltensstörung attestiert werden würde:

> „Bei neuropathischen, erblich belasteten Kindern entwickelt sich der Geschlechtstrieb frühzeitiger als in der Norm, sei es auch nur in Gestalt von halbbewußten, unklaren Ahnungen. Diese sexuell überreizbaren, frühreifen und häufig gleichzeitig moralisch defekten und haltlosen Naturen gelangen daher bald zur M[asturbation], auch ohne daß Verführung dabei im Spiele zu sein braucht. Der Trieb ist hier mitunter so heftig, daß die Kinder ihm ohne Widerstand selbst in der Öffentlichkeit in der schamlosesten Weise nachgeben.“ (ebd.)

Das kynische Momentum der öffentlichen Masturbation kehre zurück im ‚schwachsinnigen‘ Kind, das die gesellschaftliche Ordnung des vernünftigen Erwachsenen ignoriert. Die „moralisch stumpfen Schwachsinnigen“ können *per definitionem* keine ethischen Bedenken hegen, da sie als bloße ‚Naturwesen‘ die menschliche Praxis gar nicht hinterfragen können. Somit sind sie gar nicht in der Lage, Perversionen zu entwickeln, da hierfür Gewissen und Kultur nötig sind. Das zeigt auch, wie analog zur kantischen Argumentation nicht die eigentliche Handlung, sondern das Begehren und die Fantasie delegitimiert werden: „Die Phantasie ergeht sich unaufhörlich in ausschweifenden Vorstellungen und betrachtet schließlich alles und jedes vom sexuellen Standpunkt; das Kind lebt gleichsam nur in Gedanken an seine Gelüste und deren Befriedigung.“ (ebd.)

---

3 Wobei das nicht überall in aller Strenge gilt, denn bemerkenswerterweise wird Masturbation z. B. mit Stottern in (zumindest korrelierende) Verbindung gebracht. Über den Stotterer schreibt Liebmann (Enzy[1], S. 1666): „Es ist dringend nötig, die Lebensweise des Patienten zu regeln. Etwaiger Biergenuß ist zu verbieten. Man fahnde auf Masturbation.“

Trotz der ‚Wende' zur Kultur in der Psychiatrie werden allerdings Biologismen in die Argumentation eingeflochten, denn Scholz führt weiter aus: „Solcherlei Erscheinungen kommen bei normalen Kindern nicht vor und stehen schon auf dem Boden der Entartung." (ebd.)

Trotz aller ursprünglicher ‚Natürlichkeit' der Masturbation wird ihr unbeherrschtes Ausüben als Entartungserscheinung gewertet, was bedeutet, dass zwar fragwürdige pädagogische Apparaturen (sensu Schreber) wegfallen können, doch das ebnete nur den Weg umfassenderer eugenischer Sozialtechniken. Die ‚Euthanasie' und Zwangssterilisation werden an ihre Stelle rücken, was die Herausgeber[4] der zweiten Auflage von 1934, namentlich Georg Gnerlich, August Henze, Ewald Meltzer und Hans Schober, ungeschönt in ihrem Vorwort ausformulieren:

> „Die Hoffnung auf ihr [i. e. die Anomalen] völliges Verschwinden kann der Fachmann auf dem Gebiet der Lebenslehre und der Erbgesundheitslehre leider nicht teilen. Denn selbst bei der besten Zuchtauslese bei Pflanzen und Tiere kommen immer wieder Rückschläge vor." (EnzyH², S. V)

Das Ziel einer derartigen Heilpädagogik kann nur „Erkennung, Behandlung und Vernichtung des Schwachsinns in all seinen Formen" (ebd., S. IV) sein. Oberarzt Adalbert Gregor reproduziert in ‚Masturbation und Schwachsinn' in der zweiten Auflage das 20 Jahre ältere Pendant zum größten Teil, stellenweise sogar wortwörtlich. Er fügt lediglich hinzu, dass ein Stillschweigen des Arztes oft besser sei als eine Behandlung (EnzyH², S. 1662). Es herrscht eine enge postmortale Co-Autorenschaft, da Gregor wohlgemerkt ebenso die zweite Auflage von Scholz' *Anormale Kinder* (1911/1919) erweitert hat.

4 Dannemann wird zwar noch als Herausgeber genannt, aber war beim Erscheinen bereits verstorben und den noch als Mit-Herausgeber gelisteten Erich Stern möchte ich dieses Vorwort auch nicht zuschreiben, da er als Jude vor dem NS-Terror fliehen musste.

Dagmar Herzog (2021, S. 15–81) zeigte eindrucksvoll auf, wie die nationalsozialistische Ideologie einen ambivalenten Umgang mit Sexualität praktizierte. Die biopolitischen Maßnahmen des NS-Regimes förderten zwar unter dem Ziel der eugenischen Zucht einer arischen Rasse Promiskuität und eine durchaus als ‚offen' zu bezeichnende Sexualität. Die nationalsozialistische Ideologie lehnte traditionelle (christliche) Werte ab, aber bestrafte im Gegenzug eine ‚verweichlichende' Sexualität mit aller Strenge. Solange die Masturbation dem Volkskörper nicht schadet, stellt sie auch kein eugenisches Problem dar.

3.2 Die Psychoanalyse als Leitwissenschaft (1934–1969)

Die dritte Auflage des Handbuches verzichtete nun darauf, dem Lemma ‚Masturbation' die Konjunktion ‚Schwachsinn' hinzuzufügen. Auffällig ist zunächst, dass der Beitrag von zwei unterschiedlichen Autoren verfasst wurde und somit zweigeteilt ist. Der erste Teil (schlicht: I. Masturbation) ist von Erich Opitz verfasst, der vor Veröffentlichung des Handbuches verstarb, was die Vermutung nahelegt, dass W. Schindler das Lemma vervollständigen musste. Schindler ergänzt die ‚natürliche' Entstehung der Masturbation aus tiefenpsychologischer Sicht. Beide haben gemein, dass sie Ärzte und ausgebildete Psychoanalytiker sind.

Den Anfang macht Opitz mit einer klassischen Dreiteilung der Masturbation: 1. Säuglingsmasturbation, 2. Pubertätsmasturbation und 3. pathologische Masturbation (EnzyH[3], S. 2140f.), wobei die Ursache ersterer durch körperliche Krankheit ausgemacht wird und zweitere eher unbedenklich ist, da sie als „Not-Onanie" in Ermangelung eines Geschlechtspartners ein Übergangsphänomen darstellt. Diese These wird häufig durch Zitationen eines gewissen Hans von Hattingberg gestützt. Dieser versucht die Psychoanalyse für den Nationalsozialismus fruchtbar zu machen.[5] Seine Schriften wurden bis in die 60er-Jahre weiter aufgelegt. Durch von

5 „Es genügt nicht, die Sexualtheorie als jüdische Lehre abzutun" (Hattingberg 1943, S. 24). Er war ein wichtiger Mitarbeiter am Deutschen Institut für psychologische Forschung und Psychotherapie (kurz: Göring-Institut). Vgl. hierzu auch Keifenheim (2013).

Hattingberg tritt der bereits von Kant vertretene Standpunkt hervor, dass *Autoerotik* das Problem sei, also wenn das sexuelle Interesse auf sich selbst gerichtet ist („autistisch") (vgl. Hattingberg 1966 [1936], S. 46). Damit wird erneut die Bedeutung der Fantasie hervorgehoben, die die Onanie auf eine(n) Andere(n) („Schattengeliebte[r]", Opitz, EnzyH³, S. 2142) lenkt, was ihr eine Rolle als „Trösterin der Einsamkeit" (Hattingberg) (ebd.) zuweist. Die Ausführungen zeigen auch den Standpunkt Schopenhauers, dass ein Erwachsener nicht masturbiere, da er eine natürliche heterosexuelle Sexualpartnerschaft anstrebt. Hierdurch tritt zum ersten Mal ein neues Problem für die Sonderpädagogik hervor: Sex ohne Liebe zähle im Zuge dessen als „onanistischer Koitus" (Hattingberg 1966 [1936] S. 51). Sandor Ferenczi (1912, S. 7), der von Opitz ebenso konsultiert wird, vertritt diese Ansicht: „Es gibt Männer, die mit ihren Frauen, trotz der Abnahme der Libido, häufig sexuell verkehren, dabei aber in der Phantasie die Person der Frau durch eine andere ersetzen, die also gleichsam in vaginam onanieren."[6]

Im zweiten Teil bildet die Hauptquelle Wilhelm Stekels Buch *Onanie und Homosexualität*, wobei dem Autor Schindler eine Fehlleistung unterlief, da er das Morphem „Homo-" in der Quellenangabe vergaß. Stekel nahm in der Wiener Psychoanalytischen Vereinigung die stärkste Position ein, die Masturbation nicht zu pathologisieren (vgl. Freud 1912f), und argumentierte gegen die Behauptung der einflussreichen Psychiater Richard von Krafft-Ebing und Emil Kraepelin, dass Masturbation zur Homosexualität führe (vgl. Stekel 1921, S. 143ff.). Es sei vielmehr umgekehrt, da Homosexualität nicht (legal) ausgelebt werden darf, wird sie häufiger von Homosexuellen praktiziert. In den Worten von von Hattingberg bedeutet das, es stellt eine ‚Notonanie' dar. Hier zeigt sich Psychoanalyse deutlich als Kulturtheorie, auch wenn die zeitgenössische Pathologisierung der (männlichen) Homosexualität hier nicht weiterverfolgt werden kann.

6 Heutzutage ebenso vertreten bei Slavoj Žižek im Interview mit Alex O'Connor (2023).

Schindler (EnzyH[3], S. 2144) führt weiter zur Genese der Sexualität aus:

> „Bei diesem ödipalen Erlebnis handelt es sich um ein ‚Knospenerlebnis', um eine Ahnung der sexuellen Bedeutung des weiblichen Körpers der Mutter. Mit der Pubertät wird dieses ‚Knospenerlebnis' immer stärker, so daß es schließlich zum Aufbruch der ‚Knospe', d. h. zum deutlichen Sexualbewusstsein kommt. Die ‚Blume' wird dann sichtbar, als Zeichen einer Fähigkeit, den sexuellen Verkehr vorzunehmen."

Der metaphorische Absatz steht im Kontrast zum bisher eher medizinisch-fachsprachlichen Duktus des restlichen Lemmas und das seiner Vorgänger. Das Kind als Pflanze und der Erzieher als Gärtner ist eine sehr verbreitete pädagogische Metapher (Haan 1991, S. 362), die die erzieherische Tätigkeit als Unterstützung in der Entwicklung der natürlichen Anlagen des Kindes deutet. Das ist der bedeutende Standpunkt der Erziehungsphilosophie Rousseaus, denn die Zivilisation und Kultur verderben die guten natürlichen Anlagen des Kindes. Daher gilt es dem Erzieher, das Kind von diesen Einflüssen möglichst frei zu halten (vgl. Hirschberger 1980, S. 252–256). Rousseau war unter Einfluss Tissots ein Gegner der Onanie. Somit kam vielleicht der hier vertretene negative Ansatz zustande, dass (‚normale') Onanie keine Aufgabe für Erzieher sei, der bereits von Adalbert Gregor 1934 vertreten wurde.

Übrig bleibt letztendlich für die (medizinisch orientierte) Sonderpädagogik die pathologische Masturbation der Perversen (Exhibitionisten, Sadomasochisten) und Zwangserkrankten (EnzyH[3], S. 2143), für die es allerdings auch keine medizinischen Maßnahmen zu geben scheint. „Bei der sog. pathologischen Onanie besitzt die Liebe u. a. eine ‚inzestuöse' oder ‚homosexuelle' Note", so Opitz (EnzyH[3], S. 2143) weiter, und greift damit die Behauptung auf, die Stekel aus der Welt zu schaffen versuchte. Eine übermäßige sexual-moralische Erziehung könne zu Schuldgefühlen führen, die Neurosen auslösen. Auch wenn sich Schindler und Opitz in der kulturellen Genese der neurotischen Onanie einig sind und dementsprechend vor sexualmedizinischer Schauerliteratur warnen (Schindler,

EnzyH[3], 2145), ordnen die beiden Medizinprofessoren Hans Giese und Ulrich Spiegelberg (EnzyH[3], S. 2497–2508) die Onanie im selben Handbuch trotz ihres Lemmas „Perversion, sexuelle" klassisch neben Homosexualität, Pädophilie, Sadomasochismus usw. ein.

Da sich im Diskurs aber überwiegend auf die männliche Masturbation fokussiert wurde, auch wenn bereits Scholz (Enzy[1]) hervorhob, dass auch Frauen masturbieren, ist folgende Passage von Schindler (EnzyH[3], S. 2146) umso bemerkenswerter:

> „Mädchen auf höherer Erz[iehungs]stufe neigen mehr zur M[asturbation] als Mädchen mit geringerer Erz[iehung], da diesen der sexuelle Verkehr mehr offensteht[.]"

Für Mädchen scheint die Masturbation plötzlich zur Klassenfrage zu werden, was zunächst im Widerspruch zum Bisherigen zu stehen scheint. Während männliche Sexualität als Ausdruck einer, man könnte im kantischen Sinne sagen, ‚Qualität der Tierheit' verstanden wird, ordnet Schindler weibliche Sexualität einer höheren Bildung – man könnte auch sagen – der Vernunft zu. Daher gehe sie für ihn auch mehr mit Liebe einher, statt als reine Triebbefriedigung zu fungieren.

Die weibliche Masturbation wird anatomisch-mechanisch ausführlicher beschrieben als die männliche, was vermutlich dem Umstand einer überwiegend als männlich erwarteten Leserschaft geschuldet ist. Es zeigt sich das von Freud (1933a, S. 120) benannte „Rätsel der Weiblichkeit", das weder die Medizin noch die Psychoanalyse lösen können. Auch Letztere reproduziert stets die gängige Charakterisierung von männlich als aktiv und weiblich als passiv. Selbst bedeutende, frühe Psychoanalytikerinnen wie Helene Deutsch (1933, S. 518f.) hielten hieran fest.

Die von Schindler beschriebene weibliche Masturbation wertet demzufolge die Klitorisonanie ab, die in der Tradition der Psychoanalyse auch als ‚phallisch' bezeichnet wurde (vgl. Deutsch 1933, S. 520). An ihre Stelle tritt die ‚natürlichere' vaginale Onanie, weil erstere zur Frigidität führe. Hieran zeigt sich der tieferliegende Sinn des Arguments: Das Aufgeben der klitoralen Befriedigung sorgt für die erneute Aufrechterhaltung des

Naturzweckarguments, da die vaginale Stimulation somit als ‚natürliches' empfangendes Gegenstück des Phallus dienlich wird. Es vermag daher bei Schindler folgender argumentative Schritt erkennbar sein: Sobald Frauen Zugang zur höheren Bildung erhalten, erlangen sie (durch die Kultur) anteilig Zugang zum männlich-aktiven Handlungsspielraum.

Zu Recht erhob die dekonstruktivistische Literatur deswegen den Vorwurf eines „Phallogozentrismus"[7] (Butler 1991, S. 31). Opitz vertritt einen ähnlichen Standpunkt verteilt im gesamten Handbuch, denn „weibisches Gehabe", wie lange Haare oder Schmucktragen, führe zur Ausbildung eines „Typ des ‚Gammlers'" (EnzyH[3], S. 2121). Darunter ist nicht etwa ein theoretischer Kulturpessimismus zu verstehen, sondern eine medizinische Naturalisierung der gesamten geschlechtlichen Identität, denn das männliche ‚Gammlertum' münde in einer Passivität und damit völligen „Lebensuntauglichkeit und den Untergang des eigentlich Menschsein" (ebd.).

3.3 Die Entsexualisierung der Sonderpädagogik (1978–2008)

Es lässt sich in der Pädagogik bei Verhaltensstörungen ein diskursiver Bruch beobachten, der durch eine Entsexualisierung sichtbar wird. Das betrifft nicht nur konkrete sexuelle Handlungen, sondern auch Identitäten. So schließt Birgit Warzecha (1995, S. 102) ihre feministische Untersuchung über die Geschichte der Verhaltensgestörtenpädagogik mit der Feststellung: „Das 1989 erschienene Handbuch der Sonderpädagogik über Verhaltensstörungen mit seinen immerhin 1033 Seiten differenziert nicht zwischen Jungen und Mädchen, zwischen Schülern und Schülerinnen[.]" Gemeint ist der sechste Band des *Handbuch der Sonderpädagogik*, der von Herbert Goetze und Heinz Neukäter (1989) unter dem Titel *Pädagogik bei Verhaltensstörungen* herausgegeben wurde. Dasselbe Handbuch beinhaltet somit auch keine expliziten Beiträge zur Sexualpädagogik oder zur Geschlechtererziehung, weder als (medizinisches) Problem noch als Aufgabe der Pädagogik.

7 Zusammensetzung aus Phallus und Logos: Die Logik setzt den Mann als den Normalzustand, was dazu führt, dass die Frau nur negativ in Abhängigkeit durch den Mann begrifflich bestimmt wird. Oder wie es Lacan (2015, S. 79ff., S. 85ff.; 2023, S. 167–171) rhetorisch zugespitzt formuliert, dass es die/jede Frau gar nicht gäbe.

Der Mensch wird zwar in einem Beitrag über Anthropologie kurz, aber ohne theoretische Folgen als „Triebwesen“ (Vernooij 1989, S. 59) beschrieben. Die eingebüßte Hegemonie der Medizin hat vermutlich dem Diskurs seine wissenschaftliche Legitimation entzogen, über Sexualität zu sprechen. Besonders erstaunlich ist, das betrifft sogar die Psychoanalyse selbst, denn auch im Artikel über die Psychoanalyse wird sie entgegen ihrer Tradition ohne Sexuelles beschrieben (Neidhart 1989). Des Weiteren ist gesondert hervorzuheben, dass der juristische Diskurs um Homosexualität noch in einer realen Strafbarkeit mündete (§175 des Strafgesetzbuchs).

Der 8. Band der Handbuchreihe *Pädagogik der Körperbehinderten*, herausgegeben von Ursula Haupt und Gerd W. Jansen, thematisiert Sexualität und Partnerwahl und erklärt explizit Sexualität und eine „Erziehung zur Partnerschaft“ (Bläsig 1983, S. 23) zur pädagogischen Aufgabe, obgleich „gesicherte Aussagen im Hinblick auf Wünsche und Realitäten bei körperbehinderten Jugendlichen und jungen Erwachsenen bisher kaum möglich“ sind (Jansen 1983, S. 406). Masturbation oder gar Perversionen werden nicht diskutiert, weil es über dieses Tabuthema wenig konkrete Erkenntnisse zu geben scheint.

Um das Thema Masturbation in dieser Handbuchgeneration tatsächlich aufzufinden, muss man den von Karl Josef Klauer und Anton Reinartz herausgegebenen 9 Band[8] konsultieren, der den Titel *Sonderpädagogik in allgemeinen Schulen* trägt. „Anfang der sechziger Jahre – reagierten Gymnasiallehrer bei Bekanntwerden jugendlicher Masturbationsakte eher mit Toleranz“, während in den 20er-Jahren noch harte Strafen drohten, stellt der Erziehungswissenschaftler Norbert Stoellger (1978, S. 177) als Wandel der schulischen Sexualmoral fest. Er spricht damit allerdings über die Allgemeine Pädagogik und weist überdies auf die „sexualfeindliche Tradition“ (ebd., S. 181) der Pädagogik, insbesondere der Sonderpädagogik hin. Zusätzlich plädiert er für eine sexualitätsbejahende Schule zur Aufklärung

8 An den absteigenden Jahreszahlen der Bände sieht man, wie lange der 6. Band über Verhaltensstörungen bis zum Erscheinen gebraucht hat. Der Band zu allgemeinen Schulen wirkt in weiten Teilen wie ein Konkurrenzprodukt zum sonderpädagogischen Band über Verhaltensstörungen.

und folglich Prävention sexuellen Fehlverhaltens (ebd., S. 184). Der Beitrag steht an der Schwelle zu entsexualiserenden Tendenzen und Stoellger greift hier als Pädagoge als einzige Ausnahme konkret 68er-Gedankengut auf, das für eine Liberalisierung der Sexualerziehung steht.

Die nächste Handbuchreihe bietet ein sehr ähnliches Bild zu den 80er-Jahren. In *Sonderpädagogik der sozialen und emotionalen Entwicklung*, herausgegebenvon Gasteiger-Klicpera, Julius und Gasteiger (2008), spielt Sexualität so weit eine Rolle, wie es für die geschlechtsspezifische Diagnostik verlangt wird. Darüber hinaus wird das Sprechen über Sexualität vornehmlich in zwei Bereiche verschoben. Somit gibt es einen kurzen medizinischen Hinweis zur Sexualhygiene (AIDS-Prävention) sowie einen zur Sexualität als juristisches Problem (Missbrauch). Selbst der Diskurs um Medienpädagogik wird hier thematisch von Gewalt (und nicht etwa von Pornografie) in den Neuen Medien bestimmt. Ein einzelner Satz verweist auf „Horror- und Pornovideos", die zu Straftaten motivieren können (Lukesch 2008, S. 136).

4 Fazit

Abschließend können drei Punkte hervorgehoben werden. *Erstens*, die Reduktion von Behinderung und Beeinträchtigungen auf einfache Triebhaftigkeit ist eine diskursive Regelmäßigkeit. Das deckt sich ebenso mit dem Diskurs um AD(H)S bzw. Hyperkinese in den Handbüchern, der ebenso um die Beherrschung des Leibes durch die Vernunft bestimmt ist (vgl. Cramer 2023). Es ist daher nicht verwunderlich, dass es zu einer Verschränkung mit dem Sexualitätsdispositiv kommt. Im Lemma „Hyperkinese" schreibt Opitz etwa, dass hyperkinetische Kinder „Neigungen zu Triebhandlungen, insbes. sexueller Art (Onanie, Exhibitionismus, Vergewaltigungsversuche)" zeigen (EnzyH³, S. 1484). Das Thema zeigt jedoch eine eigentümliche Paradoxie. Masturbation wird aus psychiatrischer Perspektive ein relevanter Status zu geschrieben, sodass pädagogische Maßnahmen überflüssig sind, doch die medizinische Relevanz geht mit keiner konkreten Behandlungstechnik einher, wie es etwa im 19. Jahrhundert noch der Fall war. Masturbation ist ein Problem ohne Handlungsmaßnahme.

Zweitens ist die Entsexualisierung der Sonderpädagogik ein folgenreicher diskursiver Bruchpunkt. Solange die Medizin und später die (medizinische) Psychoanalyse ihren hegemonialen, epistemischen Status in der Sonderpädagogik beanspruchen konnten, konnten sie wie selbstverständlich sexuelle Themen verhandeln. Der medizinische Blick tut dies seiner Profession entsprechend aus dem Gesichtskreis der Pathologie. Eine Gegenprobe zeigt, dass die Allgemeine Pädagogik von diesem Umstand fundamentaler betroffen ist, da diese die Erziehung ‚normaler' Kinder zum Gegenstand hat. So weist bereits Tobias Brocher (1974 [1968], S. 221) darauf hin, dass z. B. Theodor Wilhelms Buch *Pädagogik der Gegenwart* von 1959 weder Sexualität noch Geschlechtserziehung und Geschlechtsidentität behandelt. Das Verschwinden der Sexualtheorie ist aber keineswegs durch eine Ent-Naturalisierung der Sonderpädagogik zu erklären. Insbesondere im *Handbuch Sonderpädagogik der sozialen und emotionalen Entwicklung* dominieren überwiegen bio-physische und neobehavioristische Modelle. So ist es umso erstaunlicher, dass aus dem basalen Umstand, dass der Mensch einen ‚tierischen' bzw. ‚biologischen' Teil besitze, keine theoretischen Schlüsse mehr auf sein Sexualverhalten gezogen werden. Bleibt die Sexualität damit Gegenstand der Medizin und ist deswegen hier nicht mehr auffindbar, da die Medizin sich zurückgezogen hat?

Drittens, dass der Frau in der Frage der Sexualität eine nebensächliche Rolle als Beiwerk zum Manne zugewiesen wurde, mag für eine kritische Sozialwissenschaft zwar eine Binsenweisheit darstellen. Es ist jedoch wichtig, dass dies selbst an einem so scheinbar banalen Thema wie der Masturbation beobachtet werden kann. Die Unterordnung des Lustprinzips unter das Realitätsprinzip führt dazu, dass jeder ‚unfruchtbare' Geschlechtsakt zur Perversion degradiert wird. Der Kapitalismus weist der Frau eine verdinglichte, passive Funktion als „Werkzeug der Reproduktion" (Marcuse 1975, S. 13) zu. Da auch die Wissenschaften herrschende Verhältnisse stützen, nahmen Medizin und (medizinische) Psychoanalyse ihren entsprechenden Teil in diesem Rationalisierungsprozess ein. Die Onanie konnte schließlich noch als ‚Übung' für den ‚echten' Geschlechtsakt akzeptiert werden.

Literaturverzeichnis

Aus Gründen der Einfachheit wird das *Enzyklopädisches Handbuch der Heil- bzw. Sonderpädagogik* mit dem Sigel *EnzyH* unter Angabe des Autors und der Auflage in hochgestellter Ziffer zitiert:

Dannemann, A. (1911). Enzyklopädisches Handbuch der Heilpädagogik.

Dannemann, A., Gnerlich G., Hentze, A., Meltzer E., Schober, H. & Stern, E. (1934). Enzyklopädisches Handbuch der Heilpädagogik. 2 Bd.

Heese, G. & Wegener, H. (Hrsg.). (1969). Enzyklopädisches Handbuch der Sonderpädagogik und ihre Grenzgebiete Bd. 1–3. Carl Marhold Verlagsbuchhandlung.

Klassiker der Philosophiegeschichte werden der gängigen Konvention folgend zitiert als:

A = Akademieausgabe der gesammelten Werke Kants
a = articulus
DL = Leben und Lehren der Philosophen
M = Über die Grundlage der Moral
MEW = Marx-Engels-Werke
MS = Metaphysik der Sitten
Kap. = Kapitel
P = Über Pädagogik
q. = quaestio
St = Summa theologica
WW = Die Welt als Wille und Vorstellung

Anonym (2025, 23. März). Republikaner wollen Kurzhaarfrisur für Mädchen unter Strafe stellen. *Der Spiegel*. https://www.spiegel.de/panorama/bildung/arkansas-republikaner-wollen-kurzhaar-frisur-fuer-maedchen-unter-strafe-stellen-a-6057bb05-1975-41bc-976f-df52ac4cb048 (02.05.2025).

Bläsig, W. (1983). Stellung und Aufgabe der Pädagogik in der Rehabilitation Körperbehinderter. In U. Haupt & G. W. Jansen (Hrsg.), *Handbuch der Sonderpädagogik. Bd. 8: Pädagogik der Körperbehinderten* (S. 15–26). Berlin: Edition Marhold.

Brocher, T. (1974 [1968]). Kritische Überlegungen zum Problem der Sexualerziehung. In P. Fürstenau (Hrsg.), *Der Psychoanalytische Beitrag zur Erziehungswissenschaft* (S. 213–247). Darmstadt: Wissenschaftliche Buchgesellschaft.

Butler, J. (1991). *Das Unbehagen der Geschlechter.* Frankfurt a. M.: Suhrkamp.

Cramer, M. (2023). Der Geburtsmythos des Zappelphilipps. Eine genealogische Skizze. *Menschen. Zeitschrift für gemeinsames Leben, Lernen und Arbeiten 4/5,* 31–36.

Deutsch, H. (1933). Über die Weiblichkeit. *Imago. Zeitschrift für psychoanalytische Psychologie, ihre Grenzgebiete und Anwendungen 19(4),* 518–528.

Eder, F. X. (2004). Discourse and Sexual Desire: German-Language Discourse on Masturbation in the Late Eighteenth Century. *Journal of the History of Sexuality 13(4),* 428–445.

Erdheim, M. (1994a). Über die vielseitige Verwendung der Sexualität in der Wissenschaft. In M. Erdheim, *Psychoanalyse und Unbewußtheit in der Kultur* (3. Aufl., S. 178–190). Frankfurt a. M.: Suhrkamp.

Erdheim, M. (1994b). Von der Medizin zur Psychoanalyse. Freuds kulturtheoretische Denkbewegung. In M. Erdheim, *Psychoanalyse und Unbewußtheit in der Kultur* (3. Aufl., S. 119–133). Frankfurt a. M.: Suhrkamp.

Ferenczi, S. (1912). Über Onanie. In Wiener Psychoanalytische Vereinigung (Hrsg.), *Die Onanie. Diskussionen der Wiener psychoanalytische Vereinigung, Heft 2* (S. 6–10). Wiesbaden: J. F. Bergmann.

Foucault, M. (1977). *Sexualität und Wahrheit. Erster Band: Der Wille zum Wissen.* Frankfurt a. M.: Suhrkamp.

Freud, S. (1911c). Psychoanalytische Bemerkungen über einen autobiographisch beschriebenen Fall von Paranoia (Dementia Paranoides). In *GW VIII* (S. 239–320). Fischer.

Freud, S. (1912f). Zur Einleitung der Onanie-Diskussion: ‚Zur Einleitung' und ‚Schlußwort'. In *GW VIII*, S. 332–345.

Freud, S. (1926e). Die Frage der Laienanalyse. In *GW XIV*, S. 207–286.

Freud, S. (1933a). Neue Folge der Vorlesungen zur Einführung in die Psychoanalyse. In *GW XXV*.

Goetze, H. & Neukäter H. (Hrsg.). (1989). *Handbuch der Sonderpädagogik.* Band 6: *Pädagogik bei Verhaltensstörungen.* Berlin: Edition Marhold.
Haan, G. de (1991). Über Metaphern im pädagogischen Denken. *Zeitschrift für Pädagogik, Beiheft 27*, 361–375.
Hattingberg, H. v. (1943). *Neue Seelenheilkunde.* Berlin-Charlottenburg: Buchholz & Weißwange.
Hattingberg, H. v. (1966 [1936]). *Über die Liebe.* München: Kindler.
Herzog, D. (2021). *Die Politisierung der Lust. Sexualität in der deutschen Geschichte des 20. Jahrhunderts.* Gießen: Psychosozial-Verlag.
Jansen G. W. (1983). Besonderheiten der emotional-sozialen Entwicklung körperbehinderter Kinder. In U. Haupt & G. W. Jansen (Hrsg.), *Handbuch der Sonderpädagogik. Bd. 8: Pädagogik der Körperbehinderten* (S. 394–409). Berlin: Edition Marhold.
Kant, I. (1982). *Metaphysik der Sitten.* Frankfurt a. M.: Suhrkamp.
Kant I. (1964). Über Pädagogik. In I. Kant, *Schriften zur Anthropologie, Geschichtsphilosophie, Politik und Pädadogik 2.* Frankfurt a. M.: Suhrkamp.
Keifenheim, K. E. (2013). *Ein „wilder Analytiker": Leben und Werk des Hans von Hattingberg 1879–1944.* Hamburg: Dr. Kovač.
Kellogg, J. H. (1887). *Plain Facts for Old and Young: Embracing the Natural History ad Hygiene of Organic Life.* Burlington, Iowa: I. F. Segner.
Lacan, J. (2015). *Encore. Das Seminar, Buch XX.* Wien: Turia+Kant.
Lacan, J. (2021). *Die Psychose. Das Seminar, BuchIII.* Wien: Turia+Kant.
Lacan, J. (2023). *Über einen Diskurs, der nicht des Scheins wäre. Das Seminar, Buch XVIII.* Wien: Turia+Kant.
Laertios, D. (2010). *Leben und Lehren der Philosophen.* Stuttgart: Reclam.
Laplanche, J. & Pontalis, J.-B. (1992). *Das Vokabular der Psychoanalyse* (11. Aufl.). Frankfurta. M.: Suhrkamp.
Laqueur, T. W. (2003). *Solitary sex: A cultural history of masturbation.* New York: Zone Books.
Lorenzer, A. (1973). *Über den Gegenstand der Psychoanalyse oder: Sprache und Interaktion* (2. Aufl.). Frankfurt a. M.: Suhrkamp.
Lukesch, H. (2008). Einfluss der Medien. In B. Gasteiger-Klicpera, H. Julis & C. Klicpera (Hrsg.), *Handbuch Sonderpädagogik. Bd. 3: Sonderpädagogik der sozialen und emotionalen Entwicklung* (S. 128–154). Göttingen: Hogrefe.

Lütkehaus, L. (1992). *„O Wollust, o Hölle". Die Onanie. Stationen einer Inquisition.* Frankfurt a. M.: Fischer.

Marcuse, H. (1975). Marxismus und Sozialismus. In H. Marcuse, *Zeit-Messungen* (S. 9–20). Frankfurt a. M.: Suhrkamp.

Marx, K. & Engels F. (1958). *Werke. Bd. 3.* Berlin: Dietz.

Neidhart, W. (1989). Die Bedeutung der Psychoanalyse für das pädagogische Handeln des Erziehers und Lehrers. In H. Goetze & H. Neukäter (Hrsg.), *Handbuch der Sonderpädagogik. Bd. 6: Pädagogik bei Verhaltensstörungen* (S. 804–822). Berlin: Edition Marhold.

Nissen, G. (2005). *Kulturgeschichte seelischer Störungen bei Kindern und Jugendlichen.* Stuttgart: Klett-Cotta.

Scholz, L. (1911/1919). *Anormale Kinder* (2. Aufl., erweitert v. A. Gregor). Berlin: S. Karger.

Schopenhauer, A. (1977a). *Die Welt als Wille und Vorstellung II. Zweiter Teilband.* Zürich: Diogenes.

Schopenhauer, A. (1977b). Über die Grundlage der Moral. In A. Schopenhauer, *Kleine Schriften II* (S. 147–317). Zürich: Diogenes.

Spaemann, R. (1983). Natur. In R. Spaemann, *Philosophische Essays* (S. 19–40). Stuttgart: Reclam.

Stekel, W. (1921). *Onanie und Homosexualität (Die homosexuelle Neurose)* (2. Aufl.). Berlin: Urban & Schwarzenberg.

Stoellger, N. (1978). Sexuelle Auffälligkeit. In K. J. Klauer & A. Reinartz, *Handbuch der Sonderpädagogik. Bd. 9: Sonderpädagogik in allgemeinen Schulen* (S. 177–185). Berlin: Carl Marhold Verlagsbuchhandlung.

Thomas von Aquin (1938). *Summe der Theologie.* Stuttgart: Kröner.

Vernooij, M. A. (1989). Anthropologische Grundlagen. In H. Goetze & H. Neukäter (Hrsg.), *Handbuch der Sonderpädagogik. Bd. 6: Pädagogik bei Verhaltensstörungen* (S. 50–70). Berlin: Edition Marhold.

Warzecha, Birgit (1995). *Zur Geschichte der Verhaltensgestörtenpädagogik – feministisch reflektiert.* Bielefeld: Kleine Verlag.

Žižek, S. & O'Connor, A. (2023). *Sex Without Love is Masturbation* [Video]. Youtube. https://www.youtube.com/watch?v=P2NiFh3UTVk (23.07.2025).

Ursula Immenschuh

„Da musst du die Scham weglassen" oder: Warum das gut klingt, aber fatal wäre

Zusammenfassung: Der Beitrag thematisiert die zentrale Bedeutung von Scham und Emotionsregulation in Gesundheitsberufen aus berufspädagogischer Perspektive. Anhand eindrücklicher Fallbeispiele wird deutlich, dass sexualisierte Situationen im Ausbildungsalltag häufig auftreten, jedoch selten offen besprochen werden. Scham ist als Schutzmechanismus für die persönliche Integrität und das soziale Miteinander unverzichtbar und darf keinesfalls verdrängt werden, da ihre bewusste Wahrnehmung eine zentrale Voraussetzung für professionelles Handeln bildet. Berufspädagog:innen sind gefordert, eigene und fremde Emotionen, insbesondere Scham, bewusst wahrzunehmen, zu reflektieren und professionell zu regulieren. Um einen professionellen Umgang mit herausfordernden Situationen zu ermöglichen und so die Qualität der Ausbildung und Versorgung im Gesundheitswesen nachhaltig zu stärken, braucht es fest installierte Räume der professionellen Reflexion, wie z. B. der Work Discussion. Dabei kann Selbstbeobachtung und Containing eingeübt und der Umgang mit Übertragung und Gegenübertragung kennengelernt und geübt werden.

Schlüsselbegriffe: Scham, Emotionsregulation, Berufspädagogik, Gesundheitswesen, Sexualisierte Situationen, Selbstbeobachtung, Persönlichkeitsentwicklung, Work Discussion

Abstract: The article addresses the central importance of shame and emotion regulation in healthcare professions from a vocational education perspective. Using impressive case studies, it becomes clear that sexualized situations often occur in everyday work, but are rarely discussed openly. Shame is indispensable as a protective mechanism for personal integrity and social interaction. Being as consciously aware as possible is a central prerequisite for professional action. Professional educators are required to consciously perceive, reflect on and professionally regulate their own emotions, especially shame, and to create space for professional reflection e. g. Work Discussion. By doing so there is a chance for enabling professional handling of challenging situations and thus sustainably strengthen the quality of training and care in the healthcare sector. Concepts such as self-observation, transference, countertransference and containing play a key role here.

Keywords: shame, emotion regulation, professional education, healthcare, sexualized situations, self-observation, personality development, Work Discussion

1 Einleitung

„Da musst du die Scham weglassen", ist die Aussage eines jungen Rettungssanitäters (23 Jahre), der von einem Einsatz erzählt. Nachbar:innen einer ca. 25-jährigen Frau hätten den Notruf getätigt, weil diese in ihrer Wohnung so geschrien hätte. Polizei und Rettungsdienst wurden hingeschickt, vier Männer trafen ein. Die Frau entkleidete sich, weil sie ihre Vagina zeigen wollte, die sie nach eigener Aussage mit einem Dildo so sehr „bearbeitet" habe, dass sie nun ganz wund sei. Das wollte sie den Männern nun zeigen. Auf meine Frage hin, wie er reagiert habe, sagte er: „Ich bin ganz ruhig geblieben und hab gesagt, dass sie sich nun wieder anziehen soll. Dass das im Krankenhaus angeschaut wird." Im weiteren Gespräch frage ich ihn, was er Auszubildenden sagen würde, was in solch einer Situation zu tun sei. Er sagte: „Da musst du die Scham weglassen. Wenn du die Scham fühlst, dann kannst du nicht mehr klar denken."

Der junge Mann hat sehr gut reagiert und er konnte es sogar begründen: In der akuten Scham sind wir tatsächlich unfähig zu denken (Bauer 2018). Emotionsregulation ist im Akutfall wichtig. Was er aber so einfach ausdrückt, ist bei näherer Betrachtung überaus komplex. Weder ist klar, was wir meinen, wenn wir von Emotionen sprechen, noch, worum es bei der Regulation vorrangig geht (Berking 2024). Und noch dazu hat die Scham die wichtige Funktion des Schutzes (Wurmser 2016). Sie wegzulassen würde bedeuten, unsensibel zu handeln. Sich von ihr überwältigen zu lassen würde aber bedeuten, und das hat der junge Rettungssanitäter gut erkannt, nicht mehr handlungsfähig zu sein.

Berufliche Bildung im Gesundheitswesen muss zum Ziel haben, Auszubildende für Situationen wie diese so auszubilden, dass sie professionell damit umgehen können. Diese Fähigkeit kann auch als emotionale Intelligenz bezeichnet werden (Mühlenbruch 2024, S. 20ff.). Es bedeutet, dass nicht zufällig ist, wie Professionelle mit sexuell konnotierten Situationen umgehen, sondern dass dies erlernt und reflektiert ist, beschrieben und begründet werden kann. Und das in unterschiedlichsten Situationen.

Ein Pfleger erzählt, wie er in der Ausbildung zum Krankenpfleger eine alte Frau waschen musste. Ohne Vorwarnung, ohne Anleitung wurde er ins Zimmer geschickt. Er berichtet von hängenden Brüsten und wie er gar nicht wusste, wie er sie anfassen soll. Nun geht es los. Andere berichten ihre Erfahrungen während der Ausbildung: von dem alten Mann, der anzügliche Bemerkungen über die Rundungen machte, die unter dem Kittel der jungen Auszubildenden seien. Oder dem, der die Auszubildende bat, mit ihm zu duschen. Und von der Frau, die dem Physiotherapie-Praktikanten im Vorübergehen in den Schritt fasste. Und der Oberarzt, der immer ganz nah an der OTA[1]-Auszubildenden vorbeiging, sodass sein Unterleib sich gegen ihr Gesäß drückte. Und von dem Apfel, der im Anus eines jungen Mannes steckte, der in die Notaufnahme kam. Auch von der Erektion bei einem jungen Mann während der Rasur der Leiste. Und von der Frage einer jungen MS-Patientin an den Auszubildenden, ob er sie nicht sexuell befriedigen könne.

1 Operationstechnische Assistenz.

Dies ist nur eine Auswahl der Geschehnisse, die berichtet werden. Sie stammen alle von nun examinierten Fachpersonen aus dem Gesundheitswesen. Diese berichten Erlebnisse aus der Zeit der Ausbildung. Damals wurden sie aber nicht erzählt. Es gab nirgends den Raum dafür und man hätte sich zu sehr geschämt, sagen die Betroffenen. Sie hätten nicht gelernt, wie mit solchen Situationen umzugehen sei. „Eigentlich wollte ich Gesundheits- und Krankenpflegerin werden, und dann wurde ich plötzlich mit Sexualität konfrontiert, das wollte ich gar nicht!“, meint eine inzwischen Master-ausgebildete Berufspädagogin.

In diesem Kapitel beschäftige ich mich als Pflegefachperson und Leiterin des Studiengangs Berufspädagogik im Gesundheitswesen mit der Frage, wie Berufspädagog:innen ausgebildet sein müssen, damit sie wiederum Auszubildende im Gesundheitswesen darin ausbilden können, professionell mit sexualisierten Situationen oder Fragen nach Sexualität der Klient:innen[2] umgehen zu können. Ausgehend von der Annahme, dass sie nur unterstützen können, wo sie sich selbst bewusst sind, ergibt sich die Forderung nach Bewusstseinsbildung im Studium. Gemeinsam mit Datler und Rauh (2021) bin ich der Ansicht, dass Lehrkräftebildung, auch im Gesundheitswesen, vermitteln sollte, „wie man Emotionen bewusst wahrnimmt, zuordnet und bewertet“ und wie man „sich beim Emotionsausdruck bzw. bei emotional bestimmten Handlungsmotiven zurückhalten“ kann (S. 127). „Emotionen eben gerade nicht auszuleben und nur selektiv ‚authentisch‘ sein zu wollen und das auch zu können“ (ebd.) sei das, was ausgebildet werden sollte. Dafür sei es wichtig, „die Wahrnehmung der fremden und eigenen Emotionen, ein Wissen um eigene emotionalbiographische Dispositionen und eine Ahnung von den eigenen Abwehr- und Bewältigungsstrategien“ (ebd.) zu haben.

Die Aussage des jungen Rettungssanitäters, dass man die Scham weglassen sollte, wird vor diesem Hintergrund näher betrachtet. Wenn stimmt, was Wurmser (2016) sagt, dass die Scham die Hüterin der Würde ist, wäre es tatsächlich fatal, sie zu ignorieren. Doch ob und wann sie bewusst

2 Die Begriffe „Patient:in“, „Klient:in“, „Bewohner:in“ oder „Gast“ werden wechselnd genutzt.

gefühlt werden kann, ist eine Frage der Emotionen und Emotionsregulation. Gerade die Scham ist eine Emotion, die ein hohes Potenzial hat, uns zu differenzierten Reaktionen zu bringen – sofern sie bewusst gefühlt wird.

Es besteht weitgehende Einigkeit darüber, dass Emotionen und Emotionsregulation sozial konstruiert und biografisch bedingt sind (Arnold 2007; Ernst 2021; Ratcliffe 2024). Als zentrale Fähigkeit wird von den genannten Autoren die Selbstreflexion in den Mittelpunkt gestellt. Dem stimme ich zu, denn damit, dass wir verstehen, wer wir sind, wie wir emotional reagieren und warum, steht und fällt das Lehrer:innenhandeln im Lehr-Lerngeschehen. Dies bewusst und reflektiert gestalten und verantworten, begründen und beschreiben zu können, ist eines der wichtigsten Ziele im berufspädagogischen Studium.

Mir geht es darum, gerade sexuell konnotierte Situationen aus der Tabuisierung herauszuholen, sie besprechbar und verstehbar werden zu lassen. Die oben genannten Situationen sind so unterschiedlich wie die Personen, die sie erzählen. Es wird deutlich werden, dass die Fähigkeit zur Differenzierung von Situationen und Personen in ihrem Kontext weitaus wichtiger ist als die Fähigkeit, Handlungsanleitungen zu lehren.

Da es die Aufgabe der Auszubildenden ist, mit sexuell konnotierten Situationen in ihrem Arbeitsalltag im Gesundheitswesen professionell umzugehen, ist es die Aufgabe der Berufspädagog:innen, ihnen Mentor:in, Lehrer:in und Begleiter:in zu sein darin, das zu erlernen.

Damasio (2010, 2022, 2024) definiert aus neurowissenschaftlicher Sicht *feelings* als privat, nicht sichtbar für andere. *Emotions* dagegen seien öffentlich, sichtbar, körperlich. Das Lachen wäre die *emotion*, das *feeling* dazu wäre vielleicht Freude oder Glück. Ins Deutsche übersetzt können wir von Gefühlen als *feelings* und von Empfindungen als *emotions* sprechen. Diese Differenzierung hat sich allerdings nicht durchgesetzt. Berking (2024) differenziert, ebenfalls aus neurowissenschaftlicher Sicht, *emotion* als eher kurzes Erleben mit identifizierbarem Trigger und *feelings* als „the subjective experience of affective states" (S. 438).

Im Deutschen wird sowohl von Emotionen als auch von Gefühlen gesprochen, im psychoanalytischen Kontext oft von Affekten. Ich übernehme die Begriffe „Gefühle" und „Emotionen" für diesen Beitrag und differenziere im Sinne Damasios (ebd.) oder im Rahmen psychoanalytischer Ausführungen an entsprechenden Stellen.

Dass bei der Arbeit in den Gesundheitsberufen ständig Emotionen hervorgerufen werden, liegt auf der Hand. Es ist zwangsläufig körpernahe Arbeit und die Arbeit an Grenzen: Grenzen der Nacktheit, der Privatheit, der Intimität. Für die Pflegearbeit hat Menzies (1974, S. 186) gesagt, dass die durchzuführenden Tätigkeiten über das normale Maß hinaus Ekel, Abscheu und Furcht verursachen. Dass der enge körperliche Kontakt libidinöse und erotische Wünsche wecken könne, die oft schwer zu kontrollieren seien. Wie Damasio (2022) betont, sind *feelings* meist vielfältig, oder, wie er es sagt: „[I]t's a soup" (36:00). Bedauern, Mitleid, Schuld, Angst, Neid und Liebe werden von Menzies (1974, S. 186) genannt, und ich ergänze diese Aufzählung noch um die Scham.

Ob *feelings* oder *emotions* – es bedarf der Emotionsregulation im Alltag. Nehmen wir an, eine berufspädagogische Fachkraft wird ad hoc während des Unterrichts mit einem Erlebnis einer:eines Auszubildenden im Gesundheitswesen konfrontiert, wie sie oben beschrieben sind. In dieser Situation muss sie, genauso wie die:der Auszubildende, in der berichteten Situation mit den eigenen Emotionen und mit denen der anderen Beteiligten umgehen. „Ich war so erschrocken, als die Auszubildende mitten im Unterricht davon erzählte, dass sie von einem Patienten gebeten wurde, ihn sexuell zu befriedigen", erzählt mir eine erfahrene Berufspädagogin. Das Erschrecken mag aus Überraschung gekommen sein, könnte auch auf das Tabu hindeuten, in dem Sexualität generell noch verhaftet ist. Es könnte also sowohl individuelle wie auch soziale Gründe haben.

Emotionsregulation ist individuell und sozial konstruiert (Ratcliffe 2024). Einflüsse auf die Situation sind vielfältig und bedingen sich auch gegenseitig: die Haltung der pädagogischen Fachkraft zum Erlebnis, das berichtet wird; das Verhältnis zwischen pädagogischer Fachkraft und Klasse; der Rahmen, innerhalb dessen berichtet wird; das Selbstverständnis der Institution; die Gruppendynamik der Klasse; die Position der:des Situationsgebenden; gesellschaftliche Tabus, um nur einige der Einflussfaktoren zu nennen.

Individuelle Strategien zur Emotionsregulation sind, laut Ratcliffe (2024), die Situation zu verändern, die Aufmerksamkeit auf etwas anderes zu richten, nochmals nachzudenken und Emotionen nicht zu zeigen. Diese greifen zu kurz, denn es geht in der komplexen Situation des Lehr-Lerngeschehens darum, zu verstehen, zu entscheiden und zu priorisieren. Um Anhaltspunkte zu bekommen, auf welcher Basis das geschehen kann, ist Schmerfelds (2012) Ansatz der Selbstbeobachtung hilfreich.

2 Selbstbeobachtung in der Pädagogik

Schmerfeld (ebd.) sieht die Selbstbeobachtung für Pädagog:innen als Grundlage, auf der sie den Zugang zum pädagogischen Geschehen, in das sie selbst verstrickt sind, bekommen können. Selbstbeobachtung bedeutet für ihn, mit Bezug auf den Psychoanalytiker Thomas Ogden (2004), die eigenen inneren Zustände, Gedanken, Gefühle, Fantasien, auch Körperzustände, Bilder wahrzunehmen. Indem Pädagog:innen ihre Aufmerksamkeit darauf lenken, bekommen sie Informationen zur pädagogischen Situation.

Schmerfeld (ebd.) unterscheidet zwischen Wahrnehmung und Beobachtung. Wahrnehmung ist dabei der Umweltkontakt, der basal, kontinuierlich und überwiegend unbewusst stattfindet. Beobachtung ist fokussiert, selektiv, bewusster und teilweise theoretisch geleitet. „Selbstbeobachtung ist demnach die Beobachtung von Wahrnehmungen, die sich auf den Beobachter selbst beziehen." (ebd., S. 4) Dabei geht es ihm aber nicht darum, dass sich Pädagog:innen nur mit sich selbst beschäftigen, sondern die Selbstbeobachtung führt dazu, dass Lehrende pädagogische Situationen anders und besser verstehen. Damit dies möglich ist, bedarf es der Differenzierung von Eigenem und Fremdem. „Dabei geht es insbesondere darum, die eigenen individuellen Verstrickungen, Voreingenommenheit und die sich daraus ergebenden blinden Flecken zu bearbeiten. Das ist voraussetzungsvoll und bedarf in der Regel eines längeren Prozesses der angeleiteten und begleiteten Selbstreflexion." (ebd., S. 6) Die Erkenntnisse, welche durch die Selbstbeobachtung gewonnen sind, müssen über die Selbstreflexion ständig einer Prüfung unterzogen werden. Und diese kann nicht nur für sich alleine bewerkstelligt werden, sondern bedarf des

Abgleichs mit der Fremdwahrnehmung, z. B. in Supervision oder in Work Discussion.[3]

Auf das oben genannte Beispiel bezogen würde es heißen, dass die pädagogische Fachkraft die eigenen inneren Zustände (Bilder, Fantasien, Gefühle, Körperempfindungen, Assoziationen) wahrnimmt, im gleichzeitigen Beobachten von sich selbst und der Lerngruppe. Aus den daraus gewonnenen Informationen, die durchaus widersprüchlich sein können oder wahrscheinlich sind, würde ein szenisches Verstehen erwachsen, welches die pädagogische Entscheidung leitet, wem oder was in dieser Situation der Vorrang gegeben wird. Da die Beobachtung auch teilweise theoriegeleitet ist, fließen in diesen Beobachtungsvorgang gruppendynamische Theorien, pädagogische Konzepte etc. mit ein. So entsteht ein situatives Verstehen und Handeln, welches komplexen Lehr-Lernsituationen angemessen ist.

Die Voraussetzung für solch ein Vorgehen ist, dass die pädagogische Fachkraft gelernt hat, mit den eigenen Gefühlen umzugehen. „Unser aller Problem ist, dass wir mit Gefühlen falsch umgehen. Wir wehren sie ab, statt sie anzunehmen, auszutragen, auszuhalten. Wenn wir sie aushalten, erfahren wir ihre Geschichte, bringen sie uns etwas bei und verschwinden dann wieder", sagt der Psychotherapeut und Psychiater Widmer (2000, S. 160).

Weitergehend und für das pädagogische Verständnis unerlässlich sind einige psychoanalytische Konzepte wie das Container-Contained-Modell nach Bion (1992), projektive Identifikation, Übertragung und Gegenübertragung.

3 Grundbegriffe psychoanalytischen Verständnisses

Klein hat, die Theorien Freuds weiterentwickelnd, über Säuglingsbeobachtung Erkenntnisse gewonnen, wie Menschen im vorsprachlichen Alter eine „innere Welt" entwickeln. Demnach projizieren Babys ihre Gefühle

3 Dieser Ansatz wird im Beitrag von Michaela Kuck beschrieben.

in die Bezugsperson und je nachdem, wie diese fähig ist, die Stimmungen und Befindlichkeiten des Kindes aufzunehmen, darüber nachzudenken, sie zu verstehen und als Deutung wiederzugeben (z. B. „Oh, jetzt hast du Hunger"), können sie die Grundlage legen für Selbstvertrauen und Einfühlungsvermögen des Kindes. Gelingt dies nicht, so wird angenommen, dass dies zu Verunsicherung, Entbehrungen und Desorientierung führen kann. Bion (1990, zit. n. Diem-Wille 2012) hat dieses Modell weitergeführt. Er beschreibt es so: „Diese Angst, zu sterben oder auseinanderzufallen, will das Baby loswerden, es projiziert sie in die Person, die da ist. Ist die Mutter in der Lage, diese rohen Impulse (Beta-Elemente) mit ihrer Fähigkeit der ‚Reverie' – einem träumerischen Ahnungsvermögen – aufzunehmen, zu verstehen und gleichsam emotional zu verdauen, so kann sie diese dem Baby dann in modifizierter Form zurückgeben. Wir sprechen von einem Umwandlungsprozess, einer Transformation von Beta-Elementen in Alpha-Elemente als Gedanken, die gedacht und ausgesprochen werden können." (S. 31) Containment bedeutet also, dass etwas Unverstandenes, Beunruhigendes (Beta-Element) von einer anderen Person aufgenommen, gehalten und umgearbeitet werden kann, und dann als etwas Begreifbares zurückgegeben werden kann (Alpha-Element). Der „Container" ist nicht als fester Körper, sondern als psychische Struktur zu denken, die sich verändern und entwickeln kann, die wachsen kann. Ein innerer Raum, durch den und in dem Denken ermöglicht wird (Bion 1992 zit. in Scherer 2024). Kommunikation findet immer auf bewusster und auf unbewusster Ebene statt. Auf unbewusster Ebene findet der dem Konzept des Containing zugrunde liegende Abwehrmechanismus, genannt „projektive Identifizierung", statt. Melanie Klein bezeichnet dies als „das gewaltsame Eindringen in das Objekt und seine Kontrolle durch Teile des Selbst" (Klein 1975, S. 21, zit. n. Steiner 2020, S. 30). Das Unerträgliche wird in eine andere Person verlagert und von dieser Person erlebt. Es ist wichtig, dass die Projektion nicht zurückgewiesen wird, sondern sie die Bezugsperson aufnimmt und sozusagen verdaut, und dann wieder zur Verfügung stellt.

Übertragen auf das Lehr-Lerngeschehen und erst recht, wenn es um sexuell konnotierte Situationen geht, bedeutet es, dass es Lehrende braucht, die sensibel dafür sind, Unerträgliches, Belastendes von Lernenden und der Gruppe wahrzunehmen, anzunehmen, in sich zu „containen". Es ist anzunehmen, dass in solchen Situationen unterschiedlichstes, sich widersprechendes „Unerträgliches" seinen Platz suchen wird. Für Pädagog:innen ist es wichtig, diese Vorgänge zu kennen und zu verstehen.

Um verstehen zu können, ist auch das Konzept der Übertragung wichtig. Übertragung, die Wiederbelebung unbewusster Gefühle, die Erinnerung an Verdrängtes (Steiner 2020, S. 18), wurde auch beschrieben als die Übertragung von Triebimpulsen, Affekten und Abwehrhaltungen oder auch Wünschen bezüglich einer Person in der Vergangenheit auf die heutige Situation (Lühmann 2007). Für Freud und Nachfolgende waren die ersten Lebensjahre entscheidend für die Bildung der Persönlichkeit. Die im familialen Kontext gemachten Erfahrungen würden dann immer wieder auf aktuelle Situationen übertragen. „Vor allem in der Schule können Pädagogen durch ihre Interaktion als unzuverlässige Eltern, verführende Väter, kontrollierende Mütter, rivalisierende Geschwister etc. erlebt werden." (Steiner 2020, S. 63) Was als Kleinkind nicht ausgedrückt werden konnte, bleibt in uns als eine Art Mangel, als „zersplitterte Welt" (Lühmann 2007, S. 6) zurück, so die zugrunde liegende Vorstellung. Die Suche nach dem, was fehlt oder das Bild ganz macht, wecke im Kind ein Begehren, welches es dazu treibe, sich anzuvertrauen in Liebe, aber auch Verzweiflung, Aggressivität und Hass. Kinder seien dann angewiesen auf andere, die ihnen helfen, sich selbst mehr kennenzulernen, die Leerstellen zu füllen durch die Aktualisierung von Erfahrungen früher Kindheit.

Ein Leben lang sind Menschen so auf der Suche danach, sozusagen ganzer zu werden. Lühmann (ebd.) beschreibt, inwiefern Unterricht von Übertragungen profitieren kann. „Wenn im Schüler die Erwartung entstanden ist, es gebe durch den Lehrer oder mit seiner Hilfe etwas zu wissen, führt dies in der Übertragung dazu, dass er ‚an seinen Lippen hängt' oder selbst um die Artikulation eigener Einsichten ringt." (S. 8) Es ist also ein überaus kostbarer Moment, wenn das Begehren, etwas genauer zu erforschen, zu verstehen, zu erleben, im Lehr-Lerngeschehen durch die Übertragung seine Aktualisierung findet. Voraussetzung, so beschreibt es Lühmann (ebd.), sei, dass Lehrende diese forschende Haltung unterstützten, indem sie sich selbst als Nichtwissende, als Staunende und nach immer neuen Antworten Suchende verstünden. Somit trügen sie dazu bei, dass sich die Lernenden als Subjekte bilden könnten.

Er weist uns weiter darauf hin, dass dieser Vorgang nicht ohne Affekte vonstattengehe. Liebe, Hass, Abneigung, Aggression entstünden aber nicht nur aufseiten der Lernenden, sondern auch in Lehrenden. Gegenübertragung bedeutet also, dass Lehrende die Affekte und Emotionen wahrnehmen, die in ihnen durch die Übertragung ausgelöst werden.

Übertragung zu erkennen und damit umzugehen, kann sehr anspruchsvoll sein. Übertragungswiderstände können in pädagogischen Situationen unter drei Aspekten gesehen werden (Steiner 2020 unter Bezug auf Oberhoff 2000):

- Widerstand gegen Verstricktwerden in die Dynamik mit Abwehren der Auseinandersetzung,
- Widerstand gegen die bewusste Wahrnehmung der unbewusst als unerträglich wahrgenommenen Affekte von z. B. Angst und Scham,
- Widerstand gegen die Auflösung der Übertragung und dagegen, die eigenen Anteile darin bewusst wahrzunehmen und zu verstehen zu suchen.

Die Gefahr unbewusster und unerkannter Übertragungs- und Gegenübertragungsdynamiken liegt darin, dass sie die pädagogische Beziehung sehr belasten können. Spannungen und Konflikte können daraus resultieren und nicht selten würden die betroffenen Schüler:innen als „schwierig" wahrgenommen, so Steiner (ebd.).

Wichtig scheint mir, dass es nichts mit der eigenen Person zu tun hat, Objekt der Übertragung zu werden. Das Persönliche und damit vielleicht die Verstrickung beginnt da, wo Lehrende in Konflikte geraten, mit ihrem eigenen inneren Kind konfrontiert werden, also wo sie sich als Person be- und getroffen – oder geehrt – fühlen.

Zwischenfazit:
In diesem Kapitel wurde bisher aufgezeigt, dass Berufspädagog:innen im Gesundheitswesen, egal ob am Lernort Schule, Praxis oder am dritten Lernort[4], eine Schlüsselposition innehaben, von der aus sie den Auszubildenden darin Mentor:in, Anleiter:in und Lehrer:in sein können, mit sexuell konnotierten Situationen professionell umzugehen. Sexuell konnotierte Situationen treten in den Gesundheitsberufen ständig auf. Einige davon wurden aufgezeigt, die Liste ließe sich beliebig erweitern. Bisher unterliegen diese Erlebnisse immer noch einem großen Tabu, werden selten erzählt und noch seltener gründlich bearbeitet. In der Bearbeitung und dem szenischen Verstehen läge allerdings die Chance, den Umgang damit zu erlernen, zu reflektieren und damit zu professionalisieren.

Wenn Erlebnisse um die Sexualität im Ausbildungsalltag, im Lehr-Lernkontext thematisiert werden, sind die Pädagog:innen mit ähnlichen Anforderungen konfrontiert wie die Auszubildenden. Sie müssen die Emotionen, die dadurch in ihnen ausgelöst werden, wahrnehmen und sie regulieren können. Gleichzeitig sind sie gefordert, der Komplexität der Situation gerecht zu werden. Werden Erlebnisse in einer Ausbildungsgruppe thematisiert, stellen sich vielfältige Aspekte, die einen Einfluss auf den Umgang mit der Situation haben, dar. Diese zu erkennen, ist die Voraussetzung, damit umgehen zu können.

Eine mögliche Quelle der Erkenntnis für pädagogische Situationen ist die Selbstbeobachtung nach Schmerfeld (2012). Er verweist auf die Relevanz, welche die Wahrnehmung und Beobachtung innerer Zustände der pädagogischen Fachkraft für die Gestaltung der Lehr-Lernsituation hat. Demnach kann die Beobachtung der inneren Zustände über Gefühle, Bilder, Assoziationen, Körperempfindungen Aufschluss über die pädagogische Situation geben.

Um diese Informationen wahrnehmen und entsprechend nutzen zu können, ist es unerlässlich, dass Berufspädagog:innen neben der Fähigkeit zur aufmerksamen Selbstbeobachtung Grundkenntnisse zu psychoanalytischen Konzepten von Containing, projektiver Identifikation, Übertragung

4 Verknüpfung von Theorie und Praxis.

und Gegenübertragung haben. Diese Kenntnisse sind Voraussetzung, reichen allerdings nicht aus. Emotionsregulation ist sozial und biografisch bedingt. Es ist darum unerlässlich, dass es im Studium Möglichkeiten gibt, sich selbst als pädagogische Fachperson kennenzulernen.

Im Zusammenhang mit dem Umgang mit sexuell konnotierten Situationen wird vor allem die Scham als Emotion auftauchen. Sie ist eine der zentralen Emotionen, die unser soziales Zusammenleben reguliert und uns hilft, Grenzen zu wahren. Sie bestimmt, ob die Erlebnisse im Kontext der Lehr-Lernsituation erzählt und bearbeitet werden können. Und wie damit umgegangen werden kann. Doch selbst wenn jemand eine feste Position in einer Gruppe hat und es sich sozusagen leisten könnte, auch schambesetzte Situationen zu besprechen, gibt die Scham vor, ob sie sich so zeigt, denn sie schützt das Ich, die Integrität von uns Menschen. Die Scham wird nun, als Hüterin der Würde und als Emotion des Schutzes, näher betrachtet.

4 Scham weglassen – oder doch nicht?

Die Scham[5] ist universell. Fast alle Menschen kennen sie (außer Menschen mit bestimmten Gehirndefekten oder manchen Formen von Autismus). Sie ist gleichzeitig höchst individuell, abhängig von unserer Biografie. Wofür „man" sich zu schämen hatte in der Familie, im nahen Umfeld, prägt unser Schamempfinden nachhaltig. Bauer (2017) weist darauf hin, dass gerade frühe Erfahrungen von Missachtung bei Säuglingen Grundlage für eine erhöhte Schamneigung sein können.

Scham ist darüber hinaus kulturell geprägt. Kultur, verstanden als Bedeutungsgewebe, das sich verändert, das untersucht, erklärt und ver-

5 Ich habe in etlichen Publikationen die Scham unter Bezug auf Quellen deutlich gemacht. Hier gebe ich eine kurze Zusammenfassung der Inhalte wieder. Zur vertieften Lektüre zum Thema Würde und Scham in der Pflege verweise ich auf die Bücher „Scham und Würde in der Pflege" (Immenschuh & Marks 2014) und „Unerhörte Scham in der Pflege" (Immenschuh 2020).

standen werden kann. Scham kann unterschiedlich empfunden werden, abhängig von Alter, Nationalität, Religion, Milieu usw. Je nach Erklärungsmodell wird die Scham ab dem dritten Lebensjahr verortet, wenn Kinder gelernt haben, zwischen sich und anderen zu unterscheiden oder, neurobiologisch gesprochen, wenn sich die entsprechende Gehirnregion entwickelt hat, genannt der dorsomediale oder dorsolaterale präfrontale Kortex (Bauer 2018, ab 28:00). Dieser, so Bauer, speichert internalisierte Konstrukte, welche den Blick anderer auf uns registrierten.

Die Adoleszenz ist die Hoch-Zeit der Scham. Üblicherweise nimmt sie dann etwas ab, kann im Alter wieder zunehmen. Es kommt eben auch darauf an, in welcher Gesellschaft wir leben. In Gesellschaften, in denen Alter hohes Ansehen hat, kommt alten Menschen ein Ehrenplatz zu. In Gesellschaften wie der unseren, in denen Anerkennung und gesellschaftliche Position stark mit Leistung verbunden ist, kann es schwierig sein, nicht mehr mithalten zu können.

Religion mit den damit verbundenen Werten und Dogmen bestimmt, was „sich gehört" und was nicht. Übertritte können schamauslösend sein, weil die damit verbundene Missachtung oder Ausgrenzung Scham auslösen können.

Wir sichern uns die Zugehörigkeit auch, indem wir uns anpassen. In einer Gruppe von 17-jährigen Jugendlichen kann das Wort „Hurensohn" zur gemeinsamen Sprache gehören und damit Anerkennung und Zugehörigkeit sichern, in einer anderen Gruppe bewirkt es Irritation und Ausgrenzung.

Die Scham ist eines der schmerzhaftesten Gefühle, die wir kennen. Bauer (2018) verortet sie in derselben Gehirnregion wie Schmerz und Ekel. Er spricht von Schamnetzwerken, an denen unterschiedliche Gehirnregionen beteiligt sind. Auf jeden Fall aber diejenigen, welche einen Angriff auf das Selbst signalisieren (Selbstnetzwerke). Scham wird neuronal als Bedrohung bewertet. Die Muskelspannung erhöht sich, der Atem wird schnell und unruhig, macht sich bereit zu Flucht und Kampf. Gleichzeitig kann sie lähmend sein, weil auch der Parasympathikus in Aktion tritt. Die Hauptintention der Scham ist der Schutz, sagt Wurmser (2016). Darum wollen wir im Boden versinken, uns im Mauseloch verkriechen. Schamgesten sind, den Blick abzuwenden oder die Hand vor die Augen zu halten. Das hat mit der Bedeutung des Blicks zu tun. Bauer (2006, 2018) betont die Bedeutung des Blickes der anderen auf uns. Auch im Erwachsenenalter setze der liebevolle Blick anderer in uns, neurobiologisch gesehen, Dopamin, körpereigene Opioide, Oxytocin frei, welche die Motivationssysteme des Gehirns aktivierten. Diese machten uns lebendig, glücklich und Lust auf die Welt. Das Gesehenwerden sei dabei das Entscheidende. Der Verlust des An-Sehens löse Scham aus, sagt er.

Es sei nicht nur der Blick der anderen auf uns, sondern auch der Blick auf uns selbst, der schamauslösend sein könne. Bei Überschreitung sozialer Normen, bestimmten Schicksalen wie Krankheit, Unfall, Behinderung und auch im Alter. Soziale Minderwertigkeit, Armut können sehr schamauslösend sein. Entblößung und Beschämung durch andere, Missbrauch durch andere lösen sehr viel Scham aus. Und damit Schamabwehr.

Im Zustand der Scham „befindet sich das Ich in einem Zustand von existenzieller Angst" und Stress (Marks 2010, S. 46). Unbewusst springt sofort Abwehr an, um psychisch in andere, leichter zu ertragende Zustände zu kommen. Abwehr ist der „*Schutz* des Ichs vor der bewussten Wahrnehmung von Unlust, seelischem Schmerz, Depression, Schuldgefühlen, Scham und – insbesondere – Angst" (Mentzos 1988, S. 31, Hervorhebung im Original). Die Abwehr impliziere häufig regressive Teilbefriedigungen oder zumindest Entspannung, so Mentzos (ebd.).

Schamabwehrmechanismen sind erklärbar über die neurowissenschaftlichen Erkenntnisse, die oben genannt sind. Schamnetzwerke feuern und darauf reagieren wir mit „Angreifen, Fliehen oder Verstecken, Verschwinden, im Erdboden versinken wollen" (Marks 2010, S. 46). Beispiele für Abwehr sind: sich (emotional) totstellen, erkaltete Gefühle, auch als *coolout* bezeichnet (Kellner 2011), sich zurückziehen. Angreifen kann sich durch Aggression, Wut zeigen. Eine weitere Abwehrstrategie ist die Projektion. Wir sehen in anderen das, was an uns selbst nicht zugelassen werden kann, z. B. kann jemand anderen als „Lustmolch" zu bezeichnen darauf hindeuten, dass eigene sexuelle Wünsche und Fantasien unterdrückt und angstbesetzt sind. Aus Abwehr die Flucht ergreifen, indem jemand aus dem Zimmer stürzt, den Blick abwendet. Flucht kann auch bedeuten, unterwürfig zu werden, sich selber aufzugeben.

Diese Mechanismen sind nur eine Auswahl, es können weit mehr Formen aufgezeigt werden (Immenschuh & Marks 2014). Dabei ist wichtig zu beachten, dass hinter solchem Abwehrverhalten Scham stecken kann, nicht muss. Schamsensibilität bei Berufspädagog:innen würde bedeuten, dass sie Auszubildende dafür sensibilisieren könnte, hinter vordergründige Verhaltensweisen zu schauen. Beispielsweise wenn sich jemand empört, dass ein Patient scheinbar schamlos seinen Unterleib für den Verbandswechsel nach der Hernienoperation[6] zur Schau stellt. Zu wissen, dass auch Schamlosigkeit eine Form der Abwehr sein kann, wie sie Wurmser (2016) beschreibt, ermöglicht einen anderen Blick auf solches Verhalten und damit andere Umgangsweisen damit.

> „Oberflächliche Schamlosigkeit in Bezug auf Verrat, sexuelle Provokation und Exhibition, gekoppelt mit einem unverschämten, schamlosen Missbrauch anderer Menschen, unverzagt gegenüber der Furcht vor Hohn und Spott, erweist sich als trotzige Zurschaustellung von ‚Macht' in verschobener Form. Die Schwäche, derer sich jemand schämt, bezieht sich auf zärtliche Gefühle, Freundlichkeit, Wärme. Diese Gefühle werden mit Unterwerfung gleichgesetzt und müssen um jeden Preis vermieden werden." (ebd., S. 393)

Hier ist das Verhältnis von Scham und Macht angedeutet. Beschämung ist ein starkes Mittel der Machtausübung über andere.

Da wir im Zustand der Scham nicht klar denken können, sondern das neurologische „Programm" auf Abwehr springt, nimmt die Schamdynamik Fahrt auf. Aus Schamabwehr kommt Beschämung, damit mehr Scham und damit wieder Abwehr und so weiter. Dabei sind die Personen, die darin verstrickt sind, unwichtig. Es geschieht die „Verleugnung des Personhaften zugunsten von Verdinglichung und Macht" (Wurmser 2016, S. 26).

---

6 Eine Hernienoperation ist ein chirurgischer Eingriff zur Reparatur eines Bruchs (Hernie) in der Bauchwand (Definition erstellt mit KI, https://www.google.com/search?client=firefox-b-d&channel=entpr&q=hernienoperation (29.05.2025).

Kenntnisse zu Scham, Schamabwehr und Schamdynamik können hier nur angedeutet werden. Sie sind für Berufspädagog:innen im Gesundheitswesen eine weitere Grundlage, um Auszubildende darin unterstützen zu können, Dynamiken im Hinblick auf Sexualität, Erotik und Lust im Alltag wahrzunehmen, in entsprechendem Rahmen anzusprechen, so reflektieren und verstehen zu lernen.

Damasio (2010) geht davon aus, dass es wichtig ist, sich der emotionalen (also körperbezogenen, öffentlichen) Regungen und der manchmal (nicht immer) dahinter liegenden Gefühle bewusst zu werden, um damit „eine *Flexibilität der Reaktionsfähigkeit, die auf der besonderen Geschichte Ihrer Interaktionen mit der Umwelt beruht*" (S. 185f., Hervorhebung im Original), zu gewinnen.

5 Persönlichkeitsentwicklung als Voraussetzung für professionelles berufspädagogisches Handeln

Zusammengefasst argumentiere ich mit Schmerfeld (2019), dass Lehren auch bedeutet:

> „Der/die Lehrende positioniert sich immer im Verhältnis zu seinen Adressaten, übernimmt eine Verantwortung, bietet sich als Objekt für Übertragungen an und wird mit Affekten, die das Spektrum von Liebe bis offener Aggression abdecken können, konfrontiert. Ohne diese Affekte ist eine Beziehung von Lehrer*innen zu Schüler*innen, ein professionelles Verhältnis nicht möglich." (S. 235)

Bildung von Berufspädagog:innen im Gesundheitswesen muss demnach Angebote bereithalten, welche anerkennen, dass Emotionales, Biografisches nicht alleine Privatsache ist, sondern elementar für das Verstehen von Dynamiken innerhalb des Lehr-Lerngeschehens. Die Fähigkeit zur Mentalisierung, das heißt zur Differenzierung von eigenen inneren Zuständen und denen anderer (Bräutigam 2019, S. 205, mit Bezug zu Fonagy et al. 2004), ist eine zentrale Fähigkeit, die im Studium der Berufspädagogik

Platz finden muss. Selbstbeobachtung nach Schmerfeld (2012), und die Arbeit im Rahmen des szenischen Verstehens, ermöglichen einen wirkungsanalytischen Zugang „durch das Sich-Einlassen auf die Szenen, das Erspüren von ausgelösten Irritationen, das assoziative Spiel mit den inneren Bildern und Fantasien, das Ertasten von strukturellen szenischen Parallelen oder Kontrasten mit dem Ziel einen subjektiv-latenten Sinn der Szenen zu erfassen." (Würker 2019, S. 137) Gerade wenn es in der Bildung im Gesundheitswesen um sexuell konnotierte Situationen geht, ist davon auszugehen, dass die Emotionsregulation (oder, psychoanalytisch gesprochen, Affektregulierung) einen hohen Stellenwert einnimmt. Berufspädagog:innen in Theorie, Praxis und Beratung brauchen einen geschützten Raum, um ihren Beziehungserfahrungen, Vorlieben, Abneigungen, eigenen Entwicklungslinien, subjektiven Ängsten und Alltagstheorien „nachspüren" zu können (Rauh et al. 2019, S. 112). Diese Reflexion schließt ihre Sexualität mit ein. Aufgabe der hochschulischen Bildung ist es, dafür einen Rahmen bereitzustellen, der, mit Marks (2010, 2019) gesprochen, einen Raum der Würde bereitstellt. Er versteht darunter, dass Anerkennung, Schutz, Zugehörigkeit und Integrität aller gewahrt werden. Kenntnisse zu psychodynamischen Phänomenen wie Übertragung, Gegenübertragung usw. sind dafür meines Erachtens genauso wichtig wie Grundlagen der Scham und das Erlernen eines schamsensiblen Umgangs mit Situationen. Dabei sind schambiografische Reflexionen essenziell.

Das Thematisieren von schulbiografischen Erfahrungen und Lehrer:innenbildern dient der Selbstreflexion im Hinblick auf die „individuell ausgebildeten Wahrnehmungsstrukturen, […] bewussten und unbewussten Hoffnungen, Ängste[n], Wünsche[n] etc." (Rauh et al. 2019, S. 113) sowie der Zusammenhänge mit Erfahrungen mit Schulorganisation usw.

Als „Herzstück" (ebd., S. 114) bezeichnen die Autor:innen die Reflexion des komplexen Lehr-Lern-Beziehungsrahmens mit den gestaltbaren wie auch nicht kontrollierbaren Anteilen. Sie betonen, dass die Persönlichkeit der Studierenden, der Praxislehrkräfte und der Schüler:innen mit ihren jeweiligen individuellen Konflikten, bewussten und unbewussten Anteilen, einen „höchst lebendigen Schauplatz für Beziehungen" (ebd., S. 114) bieten. Es geht in den Bemühungen um das szenische Verstehen darum, den darin assoziativ bearbeiteten Situationen in ihrer Komplexität näherzukommen und auch nicht Verstehbares mit auszuhalten. Theoretische Bezüge zu den Erkenntnissen dienen der Einordnung, Vertiefung und Erweiterung der gewonnenen Perspektiven.

Work Discussion, wie sie von Kuck (in diesem Band) dargestellt wird, Supervision und andere Formen professioneller Reflexion, welche psychoanalytische Konzepte berücksichtigen, sind geeignete Formate, um die obn genannten Rahmen bereitzustellen. Für alle Anerkennung, Schutz, Zugehörigkeit und Integrität zu wahren, ist dabei essenzielle Aufgabe der Moderation. So können Studierende „Zugänge zu sich, zu anderen und zum Wissen finden" (Rauh et al. 2019, S. 123) und diese auch artikulieren.

6 Fazit

Es geht eben nicht, die Scham wegzulassen, und genauso wenig andere Emotionen, weil sie stark die Dynamik im Lehr-Lerngeschehen (mit-) bestimmen. Berufspädagog:innen während des Studiums Räume zu bieten, in denen sie anerkannt, geschützt, und schamsensibel die abgelehnten, konflikthaften Anteile des Selbst zulassen und reflektieren können, ist Voraussetzung dafür, dass sie professionell handeln können. Das bedeutet, dass sie für Auszubildende, aber auch Kolleg:innen in Theorie, Praxis und Beratung Mentor:in, Lehrer:in und Begleiter:in sein können darin, selbst ein professionelles Verständnis zu entwickeln im Umgang mit sexuell konnotierten Situationen im Berufsalltag.

Szenisches Verstehen über tiefenhermeneutisch-psychoanalytische Methoden wie z. B. die Work Discussion zu entwickeln, kann, als fester Bestandteil im Studium, in die Ausbildung umgesetzt werden. Indem Situationen aus dem Berufsalltag in ihrer Psychodynamik besser verstanden werden können, eröffnen sie ein professionelles Umgehen mit den dabei in jeder Lehr-Lernsituation anders gearteten und individuell verstandenen Emotionen. Emotionsregulation kann in der Gruppe eingeübt und bewusst werden.

Der junge Rettungssanitäter hat sehr gut auf die Situation reagiert. Wenn er lernen kann, die Scham gleichzeitig zu fühlen, ohne von ihr unbewusst überwältigt zu werden, wird er nicht nur intuitiv und zufällig, sondern reflektiert und bewusst die Scham als Hüterin der Würde wahrnehmen. Sie wird ihm dann Lehrerin darin sein, so zu reagieren, wie es dem „höchst lebendigen Schauplatz der Beziehungen", um nochmals das oben genannte Zitat zu bemühen, angemessen ist. Das vorrangige Ziel, Berufspädagog:innen professionell auszubilden, ist nämlich kein Selbstzweck, sondern dient letztendlich der professionellen Versorgung von Menschen, die auf Hilfe von Professionellen im Gesundheitswesen angewiesen sind.

Literaturverzeichnis

Arnold, R. (2007). *Ich lerne, also bin ich. Eine systemisch-konstruktivistische Didaktik.* Heidelberg: Carl-Auer.

Bauer, J. (2006). *Warum ich fühle, was du fühlst. Intuitive Kommunikation und das Geheimnis der Spiegelneurone.* München: Heyne.

Bauer, J. (2018). *Vortrag über Schamgefühl.* https://www.youtube.com/watch?v=Xn0I1Z1oyag (16.05.2025).

Berking, M. (2024). Emotion regulation and mental health: current evidence and beyond. *World Psychiatry 23(3),* 438–439. https://pmc.ncbi.nlm.nih.gov/articles/PMC11403187/ (23.07.2025).

Bräutigam, B. (2019): „Sagen Sie mir, was ich tun soll." Ohnmachtserfahrungen und Selbstwirksamkeitsverlangen, zwei Antagonisten im Erziehungsprozess. In: D. Zimmermann, B. Rauh, K. Trunkenpolz & M. Wininger (Hrsg.), *Sozialer Ort und Professionalisierung. Geschichte und Aktualität psychoanalytisch-pädagogischer Konzeptualisierungen* (S. 197–210). Opladen, Berlin & Toronto: Verlag Barbara Budrich.

Damasio, A. (2010). *Descartes' Irrtum. Fühlen, Denken und das menschliche Gehirn.* Berlin: List.

Damasio, A. (2022). *Gefühle starten Bewusstsein.* https://www.youtube.com/watch?v=SV9ODWpGDhY (26.05.25).

Damasio, A. (2024). *Wie wir denken, wie wir fühlen. Die Ursprünge unseres Bewusstseins* (2. Aufl.). München: Hanser.

Datler, M. & Rauh, B. (2021). Emotionale Bildung im Schulpraktikum durch Reflexion und Mentalisierung. In S. Ernst (Hrsg.), *Emotionen in Wissensinstitutionen. Zur Bedeutung affektiver Dimensionen in Forschung, Lehre und Unterricht* (S. 121–143). Bielefeld: transcript.

Ernst, S. (2021). *Emotionen in Wissensinstitutionen. Zur Bedeutung affektiver Dimensionen in Forschung, Lehre und Unterricht.* Bielefeld: transcript.

Immenschuh, U. & Marks, S. (2014). *Scham und Würde in der Pflege. Ein Ratgeber*. Frankfurt a. M.: Mabuse-Verlag.

Kellner, A. (2011). *Von der Selbstlosigkeit zur Selbstsorge. Eine Genealogie der Pflege*. Berlin: LIT Verlag.

Lühmann, H. (2007). *Die Schule, das Lehren und die Übertragung.* https://www.hinrich-luehmann.de/p%C3%A4dagogischer-eros-unterricht-h-l/%C3%BCbertragungsliebe/ (26.05.2025).

Marks, S. (2010). *Die Würde des Menschen oder Der blinde Fleck in unserer Gesellschaft.* Gütersloh: Gütersloher Verlagshaus.

Marks, S. (2019): *Scham – die tabuisierte Emotion* (8. Aufl., überarbeitete Neuausgabe). Ostfildern: Patmos.

Mentzos, S. (1988). *Interpersonale und institutionalisierte Abwehr* (erw. Neuausg., 1. Aufl.). Frankfurt a. M.: Suhrkamp (Suhrkamp-Taschenbuch Wissenschaft, 709).

Menzies, I. E. P. (1974). Die Angstabwehr-Funktion sozialer Systeme – ein Fallbericht. *Gruppendynamik 5(3)*, 183–216.

Mühlenbruch, N. (2024). *Emotionales Lernen in der beruflichen Bildung.* Entwicklung des Implementationskonzeptes SEEL BK und exemplarische Anwendung in der Ausbildungsvorbereitung.

Ratcliffe, M. J. (2024). Emotion Regulation, Scaffolding, and Psychiatry. *World Psychiatry*, 439–440. https://doi.org/10.1002/wps.21245.

Rauh, B., Datler, M., Weber, J.-M. (2019). Professionelle Triangulierung in, mit und durch Reflexive/n Praktika. In D. Zimmermann, B. Rauh, K. Trunkenpolz & M. Wininger (Hrsg.), *Sozialer Ort und Professionalisierung. Geschichte und Aktualität psychoanalytischer Konzeptualisierungen* (S. 105–125). Opladen, Berlin & Toronto: Barbara Budrich.

Scherer, B. (2024). *Das Konzepte des Container-Contained (Bion) und das Ermöglichen von Verstehensprozessen.* Lehrveranstaltung im Master

Bildung im Gesundheitswesen. Katholische Hochschule, Freiburg im Breisgau, Sommersemester 2024.

Schmerfeld, J. (2012). *Selbstbeobachtung.* Unveröffentlichter Vortrag anlässlich der Feier zum 20-jährigen Bestehen der Pflegestudiengänge. Katholische Hochschule, Freiburg im Breisgau.

Schmerfeld, J. (2019). Zur Bedeutung „pädagogischer Beratung" für die Professionalisierung pädagogischen Handelns. In D. Zimmermann, B. Rauh, K. Trunkenpolz & M. Wininger (Hrsg.), *Sozialer Ort und Professionalisierung. Geschichte und Aktualität psychoanalytischer Konzeptualisierungen* (S. 211–237). Opladen, Berlin & Toronto: Barbara Budrich.

Steiner, M. (2020). *Das Unbewusste im Klassenzimmer. Aggressive Gegenübertragungsreaktionen von Fachkräften in pädagogischen Handlungsfeldern.* Gießen: Psychosozial-Verlag.

Widmer, S. (2000). *Ins Herz der Dinge lauschen. Vom Erwachen der Liebe* (4. Aufl). Solothurn: Nachtschattenverlag.

Wurmser, L. (2016). *Die Maske der Scham. Zur Psychoanalyse von Schamaffekten und Schamkonflikten* (3., erw. Aufl.). Berlin: Springer Verlag.

Würker, A. (2019). Verstehen lernen. Psychoanalytisch-pädagogische Reflexionen zu Andreas Gruschkas „Plädoyer für guten Unterricht". In D. Zimmermann, B. Rauh, K. Trunkenpolz & M. Wininger (Hrsg.), *Sozialer Ort und Professionalisierung. Geschichte und Aktualität psychoanalytischer Konzeptualisierungen* (S. 127–138). Opladen, Berlin & Toronto: Barbara Budrich.

Michaela Kuck

„Ich bin noch ein Mensch, so wie du" Sexuelle Übergriffe an (männlichen) Pflegeauszubildenden[1]

Zusammenfassung: In diesem Beitrag wird zunächst eine Szene beschrieben, die im Rahmen der reflexiven und analytischen Bearbeitung von Arbeitssituationen mit Auszubildenden der generalistischen Pflegeausbildung mittels der Methode der Work Discussion behandelt wurde. Durch die Arbeitsmethode entwickelte sich daraus ein Gruppendiskurs, der sexuelle Übergriffe an beruflich Pflegenden offenbart, die sich keineswegs nur auf weibliches Pflegepersonal beziehen. Dieses videografierte Material wurde anschließend bei der 5. Arbeitstagung des Regensburger Colloquiums Psychoanalyse:Erziehungswissenschaft mit der dortigen Interpretationsgruppe betrachtet, analysiert und mittels der individuellen Lesarten bearbeitet. Dieser Beitrag orientiert sich an dem Verlauf und der Analyse des Dialogs mit den Assoziationen, Gefühlen und Interpretationen der Teilnehmenden der Arbeitstagung.

Schlüsselbegriffe: Sexualisierte Übergriffe in der Pflege, emotionale Belastungen, Work Discussion, generalistische Pflegeausbildung, Interpretationsgruppe, Sexualität in der Pflege

1 Ein großer Dank geht an Jeanine Pfau für die Recherchearbeit zu diesem Thema.

Abstract: This article begins by describing a scene that was dealt with as part of the reflective and analytical processing of work situations with trainees in generalist nursing training using the Work Discussion method. The working method resulted in a group discourse that revealed sexual assaults on professional nursing staff, which by no means only related to female nursing staff. This videotaped material was subsequently viewed, analyzed and processed using the individual reading methods at the 5th workshop of the Regensburg Colloquium Psychoanalysis:Educational Science with the interpretation group there. This article is based on the course and analysis of the contribution, with the acknowledgements, feelings and interpretations of the participants at the workshop.

Keywords: sexualized assaults in nursing care, emotional stress, Work Discussion, generalist nursing, interpretation group, sexuality in care

1 „Das gehört halt dazu …"

Eine Pflegeauszubildende im ersten Ausbildungsjahr wird von einer examinierten Kollegin im Frühdienst gebeten, einen Mann liegend im Bett pflegerisch zu versorgen, der in seiner Mobilität stark eingeschränkt ist. Die Auszubildende kennt diesen Mann zu diesem Zeitpunkt noch nicht, da er am Wochenende stationär aufgenommen wurde und die Auszubildende frei hatte.

Beim Betreten des Zimmers des Mannes, der in einem Zweibettzimmer mit einem anderen Patienten liegt, begrüßt die Auszubildende den Patienten und sagt ihm, dass sie die Körperpflege im Bett bei ihm durchführen möchte, woraufhin er freundlich einwilligt. Zunächst beginnt sie mit dem Gesicht und dem Oberkörper des Mannes, während sie sich nett unterhalten und die Auszubildende froh ist, dass er ein freundlicher Patient ist. Als sie beginnt, ihn im Intimbereich zu pflegen, merkt sie, dass seine Stimme und das Gespräch sich verändert und er leise stöhnende Geräusche von sich gibt. Die Auszubildende spürt ein Unbehagen und möchte möglichst schnell mit der Intimpflege fertig sein, aber es gleichzeitig auch gründlich machen. Der Patient fragt sie plötzlich: „Fassen Sie den Penis Ihres Freundes auch so fest an wie meinen? Dann kann er sich glücklich schätzen." Die Auszubildende hält für einen kurzen Moment inne, lässt den Waschlappen im Bett zurück und deckt den Mann schnell zu, bevor sie überstürzt das Zimmer verlässt. Sie schämt sich so sehr, dass sie mit niemandem an diesem Tag darüber spricht und sich für die kommenden Tage krankmeldet. Als sie wieder zur Arbeit kommt, ist der Mann immer noch da. Da sie wieder den Auftrag erhält, ihn zu pflegen, vertraut sie sich zunächst einer Kollegin an. Diese entgegnet ihr jedoch, dass ‚das' zum Pflegeberuf dazugehört und sie „doch einfach weghören soll", sollte er erneut solche Aussagen treffen.

Geschilderte und erlebte Szenen der Auszubildenden wie diese, die meist in Unterrichtseinheiten in Kürze thematisiert werden, aber mit einer derartigen Eindeutigkeit danach fordern, angemessen thematisiert zu werden, haben mich dazu veranlasst, die Methode der Work Discussion als Reflexionsmethode mit unterschiedlichen Ausbildungskursen der generalistischen Pflegeausbildung zu nutzen. Entstanden ist in diesem Kontext ein videografisches Forschungsprojekt, das verschiedene Sitzungen deskriptiv erfasst und die Bearbeitung einzelner erlebter Szenen der Auszubildenden beinhaltet sowie analytisch auswertet.

2 Die schützende und präventive Funktion der Methode der Work Discussion

Um sich mit Arbeitssituationen auseinanderzusetzen und zu ermitteln, „what is ‚really going on under the surface'" (Jackson 2019, S. 59), erweist sich die Methode der Work Discussion als „psychoanalytische Methode zur Reflexion und Analyse von Interaktions- und Beziehungsprozessen" (Datler & Datler 2014, S. 1) als geeignet. Basierend auf dem Tavistock-Konzept von Esther Bick als Form der Beobachtung für die „psychoanalytische Ausbildung von Kinderpsychotherapeuten" (Datler & Datler 2014, S. 3), entwickelte Martha Harris die Methode der Work Discussion weiter, um sie für Berufsgruppen aus sozialen Arbeitsbereichen zu öffnen. Die analytische Auseinandersetzung von Arbeitssituationen und pädagogischen Beziehungen fand besonders im Bereich von Lehr-Lerninstitutionen einen hohen Anklang (Datler & Datler 2014; Diem-Wille 2012; M. Harris 2018; Rustin 2019).

Wenngleich die Methode mitunter synonym für den Begriff der „reflective practice“ (Rustin 2019, S. 3) oder mit „clinical supervision“ (ebd.) beschrieben wird, betonen Datler und Datler (2014) ihre Einzigartigkeit unter anderem auch in der Notwendigkeit, mit „seminaristischen Kleingruppen“ (S. 2) zu arbeiten. Die Teilnehmenden der Work Discussion bringen deskriptiv erstellte Praxisprotokolle aus dem jeweiligen beruflichen Kontext ein, die dann jeweils „eng am Papier“ (Datler et al. 2008, S. 89) oder „Passage für Passage“ (ebd.) behandelt werden. Die Bedeutung der deskriptiv gehaltenen Protokolle unterstreicht die Erwartung an die Teilnehmenden: „They learnt that what was expected was that each of them, in turn, was to bring a detailed written account of something interesting or worrying from their experience at work“ (Rustin 2019, S. 5). Das Besprechen dieser Praxisprotokolle sowie das Erstellen von Besprechungsprotokollen zählen somit zu den vier wiederkehrenden Schritten der Work Discussion und unterstreichen ihre Eigenständigkeit als Methode (Datler & Datler 2014; Rustin 2019). 60 bis 90 Minuten werden als zeitlich sinnvoller Rahmen erachtet, die in einem regelmäßigen Ablauf stattfinden sollen und mit etwa vier bis maximal zehn Personen eine optimale Gruppengröße darstellen (Jackson 2019). Die Möglichkeit, Erwartungen der Teilnehmenden vorab zu thematisieren sowie die Verbindlichkeit der Teilnahme zu verbalisieren, zählen ebenfalls zu einer optimalen Vorbereitung für das Einlassen auf das Arbeiten mit der Methode (ebd.).

Zentrales Element für den Erfolg der Methode der Work Discussion ist das Sich-Einlassen auf bewusst und unbewusst aufkommende Emotionen, die in der Bearbeitung von Szenen entstehen: „The theoretical background is a belief in the central importance of the emotional dynamics of experience at work“ (Rustin 2019, S. 4). Ziel der Methode ist es, zur „eigenen ‚inneren Welt‘ aber auch zur ‚inneren Welt‘ von Menschen vertieft Zugang zu finden“ (Datler & Datler 2014, S. 4). Maßgeblich für die Begriffsprägung der „inneren Welt“ ist die Psychoanalyse nach Freud und Klein, die in

Freuds Verständnis die „Innenwelt" und die „Außenwelt" als vermittelnde Welten zueinander betrachtet (Freud 2010). Die Verbindung der pädagogischen Praxis mit der Psychoanalyse ist ein Mittel zum Ergründen der „psychischen Welt" (Diem-Wille 2012, S. 117), entsprechend der Metapher des Eisbergs bleibt das Unbewusste häufig unter der Wasseroberfläche und ist dennoch mitunter entscheidend dafür, „in welche Richtung sich der Eisberg bewegt" (ebd.). In der Auseinandersetzung der Bearbeitung von beruflichen Beziehungs- und Arbeitsprozessen spricht Scherer (2023) von einer „Macht", die Organisationen aufgrund ihrer vorhandenen Strukturen auf die Mitarbeitenden ausüben kann, und beschreibt den entstehenden „Regressionsdruck in Organisationen" (ebd., o. S.) als Abhängigkeitskontinuum, das durch hierarchische Strukturen, mangelnde Ressourcen oder widersprüchliche Ziele ausgelöst werden kann (ebd.). Scherer (ebd.) betont, dass es diese Gegebenheiten sind, die Mitarbeitende entmündigen, sie in ihrer Selbstwirksamkeit einschränken oder sie gar ohnmächtig werden lassen und schlussendlich ein Verstehen dafür aufzeigen, dass „das, was unbegriffen, unklar, unaushaltbar, aber dennoch da ist, sich auf emotionaler Ebene vermittelt und vielleicht in irritierender Weise" (ebd.) zum Vorschein kommt. In diesem Zusammenhang erachtet Scherer (ebd.) die Methode der Work Discussion als mögliche Umgangsform für Gruppenreflexion im Arbeitskontext und betont deren Sinnhaftigkeit. Bezugnehmend auf Bions Container-Contained-Modell betont sie, dass Kommunikation immer „zugleich auf bewusster und unbewusster Ebene" (ebd.) stattfindet und das „Zuhören und Beobachten" mit der Bereitschaft verbunden sein sollte, „die eigene innere Welt anzusprechen und zu berühren", um ‚wirklich' zu verstehen. Bion (1992) sagt, „daß durch Gedanken und die Entwicklung der Gedanken der Apparat zum Denken der Gedanken entsteht" (Bion 1992, S. 150). Scherer (2023) beschreibt den „Container" als „beweglichen Körper", der in der Lage ist, sich zu verändern, und dementsprechend einen „inneren Raum" verkörpert, „durch den und in dem Denken ermöglicht wird" (ebd.).

Die Fallgebenden sowie die Teilnehmenden sollen sich im Sinne der Work Discussion darauf einlassen, unterschiedliche Themen und Gefühle durch beschriebene Szenen in ihrer Unterschiedlichkeit anzuerkennen und diese „Gedanken und Assoziationen“ (Steinhardt 2005, S. 84) zuzulassen, auch wenn diese zunächst „nichts mit dem geschilderten Fall zu tun haben“ (ebd.). Um die „latenten Beziehungsprozesse“ (Datler et al. 2008, S. 89) begreifen zu können, ist das Aussprechen und Ansprechen von Fantasien, Gefühlen oder aufkommenden Bildern erwünscht, da sie dem gemeinsamen *Verstehen* zuträglich sind. Bion (1992) beschreibt das Unbewusste und Bewusste wie die Betrachtung durch ein Augenpaar, das zur „Beziehungssetzung und zur Selbstbetrachtung in der Lage ist“ (S. 104). Die Methode der Work Discussion unterstützt das Zusammenfügen unterschiedlicher „Bilder“ für die Entstehung einer gemeinsamen Sichtweise, fördert aber gleichzeitig die Fähigkeit, aus dieser „einheitlichen Sichtweise [...] die unbewussten und bewussten Persönlichkeitsanteile“ (Steinhardt & Reiter 2009, S. 141) anzuerkennen und zu differenzieren. Diese Form der reflexiven Analyse wird auch als „emotionales Lernen“ (Paul-Horn & Turner 2016, S. 272) betrachtet und unterstreicht die Notwendigkeit einer derartigen Auseinandersetzung in der beruflichen Praxis.

> „The ways in which unconscious emotional forces can disrupt and distort professional practice and its outcome have become an object of study, and the power of this insight is such that it has travelled widely – into institutional consultancy, forms of professional supervision, applied group relations, and a range of training approaches.“ (Rustin 2019, S. 4)

Im Rahmen der Umsetzung der Methode der Work Discussion in Ausbildungskursen der generalistischen Pflegeausbildung mit bis zu 30 Auszubildenden pro Kurs verwende ich die „Fishbowl-Methode“ als diskursive Methode, bei der die Kleingruppe im Zentrum des Raums miteinander arbeitetet, während die restlichen Auszubildenden in einem größeren Außenkreis die beobachtenden Rollen einnehmen. Die Form der offenen Fishbowl-Methode (Sonntag et al. 2008) ermöglicht einen freien Stuhl im Innenkreis, der den Beobachter:innen die Teilnahme an der Auseinandersetzung im Innenkreis ermöglicht (Bundeszentrale für Politische Bildung 2010).

3 „Auch ich als Mann darf darüber reden"

Die folgende beschriebene Szene wurde bereits im Rahmen des *vierten Regensburger Colloquiums Psychoanalyse: Erziehungswissenschaft „Begehren : Moralisieren : Genießen"* als Material eingebracht sowie analysiert. Bei der erstmaligen Betrachtung wurde der Arbeitsgruppe jedoch nur die zweiminütige Schilderung der Szene der Auszubildenden präsentiert. Die Rückmeldung und das Interesse, den weiteren Verlauf der Work Discussion-Aufnahmen zu sichten, um somit Einblicke in das Verhalten und die Teilnahme der Gruppe zu erhalten, waren der Grund dafür, bei dem *fünften Regensburger Colloquium Psychoanalyse:Erziehungswissenschaft „Sexualität : Scham : Würde"* insgesamt 20 Minuten der Sitzung als Material einzubringen und dieses erneut zu betrachten und mittels verschiedener Lesearten zu interpretieren. In diesem Abschnitt des Beitrags wird zunächst der Verlauf der Diskussion im Rahmen der Work Discussion vergegenwärtigt. Die Beiträge der Auszubildenden werden im Folgenden in transkribierter Form wiedergegeben, um die Authentizität der Sprache und des Gesagten nicht zu verzerren.[2]

Szene (Fallgeberin): *„Also das war meine Situation. Also ich arbeite bei der Sozialstation, es gibt dort einen alten Mann, der neben uns wohnt. Und wir gehen immer jeden Tag zu ihm, um Strümpfe anzuziehen und zwei Mal in der Woche zu duschen. Und an dem ersten Tag, als ich zu ihm gehe, habe ich ihm die Strümpfe angezogen und währenddessen hat er versucht, mich anzumachen. Also, er hat gesagt: ‚Ja Sie sind so schön, Ihre Augen sind so schön. Wissen Sie was? Ich habe hier ein kleines Zimmer, du kannst hier wohnen und schlafen, ich lade dich an Weihnachten ein.' Das war kurz vor Weihnachten. Dann hat er gesagt: ‚Ich lade dich ein, wir gehen zum Ochsen, und ich bezahle alles und …' Ja, also das war noch gut, also nicht so heftig. Aber dann am zweiten Tag, dann sind wir zu ihm zum Duschen. Und dann hat er gesagt: ‚Ich möchte von der jungen Dame geduscht werden', und ja, während dem Duschen, beim Intimbereich-Waschen, hat er gesagt: ‚Machen Sie das mal fester' und so … Also, die Pflegefachkraft war da. Sie stand daneben und hat nix gesagt."* (bis Minute 01:36) Im Raum bricht Gelächter aus.

2 Entsprechend der Empfehlungen nach Rädiker und Kuckartz (2019) transkribiert.

Der Ausbruch des kollektiven Lachens, den ich bereits bei dem *vierten Regensburger Colloquium Psychoanalyse:Erziehungswissenschaft „Begehren : Moralisieren : Genießen“* als Skandal bewertete (obwohl ich auf den Videoaufnahmen selbst lachend zu sehen bin), veranlasste mich zur Frage an die Gruppe Auszubildender, wieso hier im Raum nach der beschriebenen Szene gelacht wurde. Diese Frage eröffnete letztlich den Beginn des Diskurses im Rahmen dieser Work Discussion-Sitzung, da der erste Auszubildende des Außenkreises den freien Stuhl im Innenkreis einnahm, um sich zu äußern. Obwohl ich dieses Videomaterial bereits mehrfach gesichtet habe, konnte ich bei der Ausarbeitung dieses Beitrags zum ersten Mal wahrnehmen, wie neben dem kollektiv entstandenen Lachen auch Seitengespräche entstehen und ein deutliches *„unglaublich“* (Minute 01:39) und *„Wahnsinn“* (Minute 01:41) im Raum zu hören ist.

Auszubildender (1) betritt den Innenkreis: *„Ja, ich habe gelacht, weil ich habe das so auch erlebt. Aber nicht bei einer Frau, also bei einem Mann. Ein alter Mann, ungefähr 80 Jahre oder mehr, geduscht, er steht so, ich habe Oberkörper gemacht, und Unterkörper, jetzt bin ich am Intimbereich zum Abtrocknen und er fängt gleich an. (…) Und er fängt gleich an, so (…) Ja (…) Ja (schüttelt den Kopf). Ja (…) Aber war (…) stressig.“ (steht auf und verlässt den Innenkreis).* (Minute 02:00 bis 02:41)

Als moderierende Person des Innenkreises gebe ich die Frage anschließend zunächst weiter und spreche einen Auszubildenden im Innenkreis an: *„Sie haben auch gelacht?!“* (Minute 02:45)

Auszubildender (2): *„Ja, ich habe noch nicht erlebt, diese Situation. Aber ich finde es, andererseits auch komisch, warum sie machen so. Aber man muss auch wieder Verständnis, mit dieser [unv.], so Arbeit die Pflege macht, braucht ein Verständnis, man sollte immer fragen, warum er macht so. Vielleicht (…) äh (…) so ist das Leben. So Leben, kann nicht leben ohne Liebe oder sowas. Andererseits finde ich auch ganz normal, diese äh (…) der (…) sie hat sprachlos gemacht.“* (Minute 02:53 bis 03:40)

Erneut stelle ich die Frage, wieso derartige Situationen uns zum Lachen bringen (Minute 03:42), woraufhin eine Auszubildende des Außenkreises den Innenkreis betritt.

Auszubildende (3): *„Ähm, ja ich würde sagen man lacht, um unangenehme Gefühle zu überspielen, erst mal, ja (…). Also, es hat ja jetzt auch nix so mit lustig zu tun, aber so das ist meistens so ähm die erste Reaktion, wenn man sich dann nicht äh (.) besser zu helfen weiß. So, was mache ich, was fange ich damit an (…) (Moderierende Person: um welches Gefühl geht es hier ganz vordergründig? Welches Gefühl steht hier im Raum?) So ein (…) mir fehlt das richtige Wort. Es ist unangenehm. Man fühlt sich äh (…) äh (4) (Auszubildender 4: in dieser Situation sowas wie ein Ekel oder so) und Scham."* (Minute 03:57 bis 04:50) Auszubildende verlässt den Innenkreis.

Moderierende Person an die Fallgeberin gerichtet: *„Wie haben Sie sich gefühlt?"* (Minute 04:56)

Fallgeberin: *„Also während … ich hab die Pflegefachkraft rüber geschaut, damit sie was sagt, aber sie hat nix gesagt. Und nach der Arbeit, also, ich habe nix gesagt, aber am Abend habe ich mich [unv.], geweint hab ich nicht, aber gejammert und gemeckert. (Moderierende Person: Was haben Sie ihr gesagt?) Nicht mit der Pflegefachkraft, aber mit anderen Leuten. (Moderierende Person: Aber mit ihr haben Sie nicht gesprochen?) Ne."* (Minute 04:58 bis 05:29)

Moderierende Person an die Fallgeberin gerichtet: *„Was für ein Gefühl kam in Ihnen hoch in dieser Pflegesituation?"* (Minute 05:29)

Fallgeberin: *„Ähm (..) also, dass ich mich schäme (…) und dass ich mich auch geekelt habe (…) ja.* (Minute 05:36 bis 05:45)

Moderierende Person: *„Was haben die anderen gedacht hier in der Gruppe (an den Innenkreis gerichtet), als Sie die Szene gehört haben?"* (Minute 05:48)

Auszubildender (5): *„Ich (…) äh (…) also vielleicht sie ist neu äh aber vielleicht die Andere oder viele also (…) haben solche Situationen schon viel. Aber also ich finde (…) man muss nicht geheim (…) äh (…) also man muss erzählen, also bei ihr ist nicht leicht, sie muss äh (…) an ihre Teamleiter oder (…) also man muss nicht so lassen. Man muss vielleicht nachher irgendwann äh ge (unv.) werden oder ja man weiß nicht, was solche Leute denken. Man muss äh an (…) also äh irgendwie mit eine Teamleiter oder Stationsleiter äh reden, und vielleicht man muss nicht mehr also bei ihm gehen oder sowas."* (Minute 05:55 bis 07:10)

Auszubildender (6) betritt den Innenkreis: *„Ähm ja, sexuelle Belästigung bei der Arbeit ähm, habe ich auch so meine Erfahrung gemacht, für mich war das immer ein sehr schwieriges Thema, das auch zu kommunizieren, weil ich glaube meine ersten Erfahrungen waren irgendwann 2016 rum, hatte ich relativ neu angefangen bei der (Einrichtungsnamen weggelassen) ähm, es war im Nachgang von einer Bewohnerin duschen, ähm, sie hatte gerade Besuch glaub von ihrem Bruder, glaub ich hatte gerade Pause, war eine rauchen, sie stand mit ihrem Bruder vor der Türe, ich laufe vorbei und sie sagt zu ihrem Bruder: ‚Ah guck, des isch der neue Mitarbeiter, der mir immer so toll die Busen wäscht' (…) ja (…) ich bin erst mal vorbeigelaufen und es hat so ein bisschen gerattert und ich hab so gedacht (…) ich hab mich sehr unangenehm gefühlt, weil ich dann gedacht habe, was (…) was (…) was denkt jetzt der Angehörige von mir, was ich da mit seiner Schwester irgendwie mache (…) ähm, hab's dann aber für mich behalten, weil ich da einfach nicht großartig darüber reden konnte, und das ging dann im Laufe der Jahre weiter (…) Also du läufst vorbei und kriegst auf den Hintern geklatscht oder sowas (…) ähm oder bist dann bei derjenigen bei der Intimpflege, ja, machst Intimpflege (…) und dann dieser Satz (…) fester, tiefer (…) ähm, wo ich dann auch in den Momenten nicht adäquat darauf reagieren konnte, weil mich die Situation einfach überfordert und es war dann wirklich ähm (…) wann war das? Es war schon nach Corona 2020/2021 oder sowas, dass das Thema mal in einem Teamgespräch auf den Tisch kam, ich war zu der Zeit mit einem anderen Kollegen waren wir die zwei einzigen männlichen Mitarbeiter im Team und das war dann ganz interessant, ähm, weil wir beiden Männer einfach so die gleichen Gedankengänge hatten und einfach aus Sicht des Mannes und du bist groß und stark und ähm (…) hast jetzt das Gefühl irgendwie ähm (…) es ist peinlich darüber zu reden, dass du dich sexuell belästigt gefühlt hast, ja. Ähm, war dann allerdings sehr froh, dass das auf eine sehr positive Resonanz im Team einfach gestoßen ist, ähm, dass dann auch von weiblichen Mitarbeiterinnen ähnliche Erfahrungen reingetragen worden sind, wo ich dann irgendwann das Gefühl hatte, es ist eigentlich kein Tabu-Thema, auch ich als Mann darf, kann darüber reden (…) ja (…) genau (…).“* (Minute 07:14 bis 09:33) Auszubildender (6) verlässt den Innenkreis.

Moderierende Person: *„Die anderen, was haben Sie so gedacht oder gefühlt, als Sie die Szene gehört haben?“* (Minute 09:45)

Auszubildender (7) aus dem Innenkreis: *„Äh … bei mir kommt äh … Feminism in den Kopf … ich denke Frauen haben diese Meinung, dass alles, was Männer machen, ist falsch, aber vielleicht jeder Mann macht nur Spaß … Zum Beispiel, das kann auch Spaß sein, aber vielleicht das ist nicht bequem für die anderen Frauen, aber dann am meisten kommt es aus Spaß … (unv.) …"* (Minute 09:54 bis 10:35)

Fallgeberin reagiert auf die Aussage: *„Also zum Beispiel, wenn du mich das jetzt Spaß machst, nehme ich das nicht als Spaß."* (Minute 10:40 bis 10:47).

Auszubildender (7) aus dem Innenkreis: *„Man darf nix sagen, aber dann kommt immer, was wir Ausländer machen alles ist sexualisiert oder was, ich weiß nicht warum, aber wie kann man jetzt mit Frauen sprechen, wenn wir mit einem (unv.) (…) zwischen Frauen wir haben jetzt Probleme, dass unsere Population geht schon runter und alles (…) und ja, das ist meine Meinung (unv.), ich bin nicht gegen Feminismus, das ist auch gut, aber nicht alles da ist blöd bei mir."* (Minute 10:50 bis 11:28)

Auszubildender (6) betritt erneut den Innenkreis: *„Also ich bin jetzt noch mal gekommen wegen dem Spaßausdruck, ähm (…) Ich finde das hat jetzt auch nicht mehr wirklich was mit wie man zu Feminismus eingestellt ist, ob positiv oder negativ (…) ähm, ich finde es ist eine ganz klare Situation bei ihr (wendet sich der Fallgeberin zu) von sexueller Belästigung letztendlich, ja, ich meine sie hat es ja sehr gut erklärt, das war ja eine Vorgeschichte, der Tag vorher, dass der Mann sie schon versucht hat verbal (…) ähm (…) zu beeinflussen, sie einzunehmen, sie einzuladen, ja (…) einen Tag später dann noch mal eine Schippe drauf gesetzt mit der Duschsituation, ja also (…), ähm, ich kenne sowas auch, wenn jemand ganz explizit fordert, ich will jetzt von dem und dem gewaschen werden, gerade was die Intimpflege betrifft, mit der Vorgeschichte vom Tag vorher, ähm, da ist dann da schon eine eindeutige Absicht aus meiner Sicht zu erkennen, ähm, und ich finde es auch wirklich fahrlässig, deswegen hab ich eben gelacht, ähm, aber eher über die Fachkraft, wo da dabei ist, weil ich es absolut unverständlich finde, dass die Fachkraft gegenüber der Rolle der Schülerin nicht einschreitet. Die Fachkraft hat ja letztendlich auch eine Aufsichts- äh Fürsorgepflicht der Auszubildenden gegenüber und die dann einfach alleine durch diese Situation praktisch* *durchgehen lassen, ohne da einzugreifen (…) ganz ehrlich Job verfehlt, finde ich, also. Ähm, und das hat jetzt auch nix damit zu tun, irgendwie, also das ist ganz klar, dass der Mann über's Ziel hinausgeschossen ist, ja, also. In dem Moment, wo sich das Gegenüber unwohl fühlt.*" (Minute 11:30 bis 13:34)

Moderierende Person: „*Wie hat sich das angefühlt, dass die Pflegefachperson dabei war, Ihre Kollegin, und die hat nix gesagt? Wie hat sich das für Sie angefühlt?*" (Minute 13:50)

Fallgeberin der erlebten Szene: „*Also ich finde sie blöd. [unv.] Und ich mag sie jetzt auch nicht so gern. Und den Patienten … hasse ich.*" (Minute 13:59 bis 14:15)

Auszubildender (1) des Außenkreises: „*Ja, was ich sagen wollte, so wie der Herr * gerade gesagt hat, dass es so wie z. B. was ist los mit dieser Fachkraft? So wie, er ist das schon gewohnt? Oder genau? Tut er das jeden Tag bei dieser Person? Und was ist auch los bei mir? Als Schüler? Weil ich bin jetzt mit einer Fachkraft, und diese Fachkraft zuerst sie ist so wie eine Sicherheit für mich so wie auch eine Mentor. Was hier passiert, soll der Fachkraft beantworten (…) oder wie sagt man das? (Einschreiten (…) oder reagieren) Ja genau (…) z. B. wo ich jetzt meinen Einsatz mache, war nicht mit einer Schülerin, aber war mit einer Fachkraft, er hat diesen (unv.) wie bei mir war und sie hat jemanden geduscht, und nachher der Mann fängt an mit solchen Sachen zu sagen, nonverbal aber verbal und sofort hat die Fachkraft reagiert. Bitte das nicht. Nächstes Mal sagt man das nicht. Und sofort diese Information weiterzugeben an Pflegedienstleitung auch.*" (Minute 14:29 bis 16:05)

Moderierende Person: „*Wie war das für Sie, dass da jemand sofort reagiert hat?*" (Minute 16:07 bis 16:11)

Auszubildender (1): „*Zum Beispiel … Jo … Bei mir, das war nicht das erste Mal, dass ich diese Sache gehört. Deswegen war für mich einfach so wie etwas gewohnt. Es hat einfach (…) jo (…) er hat mir das gesagt und ich habe ihm gesagt Hallo? Ich bin noch ein Mensch so wie du. Und er hat gelacht. Und nix mehr gesagt. (…)*" (Minute 16:12 bis 16:33)

Moderierende Person: „*Ja, aber dass die Pflegefachkraft etwas gesagt hat, das war gut für Sie?*" (Minute 16:35 bis 16:40)

Auszubildender (1): „*Ja, also ne (…) das war super gut. Weil man nicht sagen, es einfach lassen (…) jo (…) und nächsten Monat dann wieder (…)*

genau. Sondern einfach so lassen, muss man einfach direkt reagieren. Und fertig. (Steht auf, wendet sich der Fallgeberin zu) (…) Und Sie ist noch eine kleine junge Frau, sie hat keine Kraft." Dann sagt er zu ihr: *„Pass auf dich, okay?*" (Minute 16:41 bis 17:02)

Moderierende Person: *„Müssen Sie da noch hin?*" (Minute 17:03 bis 17:11)

Fallgeberin der erlebten Szene: *„Zu dem Mann? Ähm ja schon, wenn ich in dieser Tour, wo er wohnt, dann muss ich schon hingehen.*" (Minute 17:12 bis 17:23)

Moderierende Person: *„Und wie ist das für Sie?*" (Minute 17:24 bis 17:27)

Fallgeberin der erlebten Szene: *„Also. Abstand halten. Nicht reden. Also reden schon, aber. Hallo. So anziehen. Also ich werde ein bisschen aggressiv. Oder nicht so freundlich. Ja.*" (Minute 17:28 bis 17:40)

Moderierende Person: *„Ist immer die gleiche Fachkraft mit dabei? Hat eine andere Fachkraft so eine Situation auch mal mitgekriegt?*" (Minute 17:42 bis 17:52)

Fallgeberin der erlebten Szene: *„Ich weiß es nicht. Aber ich hab schon gehört (…) Dem Mann ist so (…), macht solche Sachen am meisten. Ständig.*" (Minute 17:53 bis 18:08)

Auszubildender (5) im Innenkreis: *„Also er ist bekannt dafür, dass er sowas macht?*" (Minute 18:09 bis 18:11)

Fallgeberin der erlebten Szene: *„Also nachdem ich diese Situation erlebt, hab ich schon gehört, dass sowas gibt.*" (Minute 18:12 bis 18.32)

4 Das Ringen um Sprache und das Unbewusste des Mannes

Die folgenden Abschnitte spiegeln die analytische und interpretative Arbeit der Interpretationsgruppe des *fünften Regensburger Colloquiums Psychoanalyse:Erziehungswissenschaft „Sexualität : Scham : Würde*" mit dem Material wider. An dieser Stelle werden so gut wie möglich in chronologischer Reihenfolge die Assoziationen, Gefühle und Interpretationen der Teilnehmenden dieser Arbeitsgruppe beschrieben, um exemplarisch aufzuzeigen, welchen Verlauf die Sitzung in Bezug auf die oben beschriebene

Szene genommen hat und welches Thema beziehungsweise welche Themen vordergründig in Erscheinung getreten sind.

Zunächst wird geäußert, dass die Sichtung des Materials eine enorme Rührung und *Berührung* durch das Erleben dieser Szene ausgelöst hat. Festgemacht wird diese Berührung an dem spürbaren Engagement und Miteinander der Auszubildenden, die an der Szene teilnahmen, von denen viele augenscheinlich für die Berufsausbildung nach Deutschland gekommen sind. Durch das Äußern dieser ersten Gefühlsregung wurde der Begriff der „gesellschaftlichen Themen" aufgegriffen, verbunden mit der Frage, „wer" *die* Arbeit macht und inwiefern die ethischen und kulturellen Aspekte berücksichtigt und in der täglichen pflegerischen Versorgung und Ausbildung beachtet werden (können). In der Szene wird deutlich, wie sehr die Teilnehmenden teilweise um „Sprache ringen", um ihre Gefühle, ihr Erleben und ihre Erfahrungen in Worte zu fassen. Aufkommende Tränen in der Interpretationsgruppe, verbunden mit dem tiefen Gefühl des Respekts gegenüber der Auszubildenden, die versuchen, in „dieses Leben" und „diese Welt" reinzukommen, ergänzen die ersten Assoziationen. In Bezug auf dieses Phänomen des „Ringens nach Sprache" wurde in der Arbeitsgruppe gleichermaßen die Bewunderung und das Erstaunen über die *trotzdem* vorhandene „Offenheit" der Teilnehmenden im Rahmen des Settings der Work Discussion betont, die in diesem Kontext auch als psychische „Integrationsarbeit" betrachtet wird. Die aufkommenden Themen, die in dieser 20-minütigen Szene thematisiert werden konnten und durften und wie es der Gruppe gelungen ist, damit umzugehen, wurden als „sehr eindrücklich" und als „Gänsehautmoment" beschrieben. An dieser Stelle offenbart sich im Kontext dieser Work Discussion auch eine Form der „Entdeckung des gruppendynamischen Raumes" (König & Schattenhofer 2018, S. 68) und es zeigt sich, wie es den Teilnehmenden offensichtlich gelungen ist, sich darauf einzulassen: „Die Vielfalt der individuellen Reaktionsmuster bezüglich der gemeinsam erlebten Situation eröffnet den Blick auf das, was eine Gruppe ausmacht, und auf den eigenen Anteil daran" (ebd.).

In der Interpretationsgruppe der Tagung wurde der Blick allmählich auf die beschriebene Szene der Auszubildenden und die Reaktionen der Teilnehmenden gerichtet. Da wir die Szene als Interpretationsgruppe bereits zum zweiten Mal betrachtet haben, wurde beschrieben, dass die erneute Sichtung der Anfangsszene bereits ein „gewohntes" Gefühl ausgelöst hat, das unter anderem durch das kollektive Lachen der Auszubildenden im Sinne des „das gehört dazu" und „das kennen wir alle" und „haben wir alle schon erlebt" auch bei uns spürbar zu werden schien. Die Beschreibungen der Auszubildenden, die ebenfalls ihre Erfahrungen von sexuellen Übergriffen im Pflegeberuf schilderten, wurden besonders durch die Erzählung des Auszubildenden als sehr emotional und belastend erlebt, der einen Mann, der ihn belästigte, mit den Worten „Hallo, ich bin noch ein Mensch so wie du" konfrontierte und vonseiten dieses Mannes nur Lachen als Reaktion erfuhr. Dieses „verachtende" Lachen könnte als schamabwehrende Reaktion verstanden werden, die auf die Beschämung des Auszubildenden als „Reaktionsbildung gegen eine Reaktionsbildung" (Wurmser 2013, S. 305) hinweist. Hierbei wird in der Interpretationsgruppe betont, dass der Umgang mit diesen beschriebenen Szenen der sexuellen „Übergriffe" oder „Annäherungen" durch Patient:innen, Klient:innen und Bewohner:innen gegenüber der Pflegenden psychisch und kommunikativ als herausfordernder und schwerwiegender betrachtet wird, als mit Gewalt umzugehen. Begründet wird diese Haltung mit den latenten und mitunter weniger „sichtbaren" Rechtsverletzungen bei sexuellen Übergriffen und den häufig „versteckten" Angriffen und Äußerungen, die sich weniger *deutlich* offenbaren, wie es beispielsweise die Form der körperlichen Gewalt tut. In Bezug auf den Umgang mit Gewalt scheint es „machbarer", die Rolle des Opfers zu verlassen und in die Rolle des Handelnden zu wechseln, wohingegen die teilweise latenten Formen der sexuellen Übergriffe Gefühle wie Ohnmacht, Sprach- und Ratlosigkeit auszulösen scheinen. Auf eindrückliche Weise wird hierbei deutlich, dass nicht nur jene nach Sprache ringen, die mit Sprachbarrieren umgehen müssen, sondern auch die Teilnehmenden unserer Interpretationsgruppe. Es kommt die Frage auf, wie man sich in dieser geschilderten Szene selbst positionieren kann und ob es eine Möglichkeit sein könnte, den Wunsch nach Sexualität und Fantasien der zu pflegenden Menschen zu verbalisieren oder ob das Grenzensetzen und die Äußerung des „hören Sie, darüber möchte ich nicht reden" eine Form des Selbstschutzes sein kann. Dass diese Form der Abgrenzung, des Reagierens oder Nicht-Reagierens, der „richtigen" Positionierung in einer derart beschriebenen Szene, eine schier nicht bewältigbare Aufgabe für die Auszubildenden zu sein scheint, wird daran deutlich, dass die Teilnehmenden der Interpretationsgruppe ebenfalls mit einer gewissen Ohnmacht zu kämpfen haben. Die Schilderungen der Auszubildenden werden in der Interpretationsgruppe als das beschrieben, was im philosophischen Kontext mit der „Grenzsituation" von Jaspers assoziiert wird, nämlich jene Situationen, die der Mensch durch sein Handeln weder verändern noch verlassen kann (Türcke 2018, S. 225). Hierbei wird deutlich, dass im Sinne der Work Discussion „Ängste und unbewusste Phantasien" (Rustin & Rustin 2019, S. 25; Steiner 2019, S. 16f.) in Erscheinung treten und sich durch die geschilderte Szene der Auszubildenden als Fallgeberin *die* Szene der anderen in Form des „Unbewussten des Mannes" offenbaren.

Den Blick auf sexuelle Übergriffe im Pflegealltag auf männliches Personal zu richten, scheint an dieser Stelle unverzichtbar. Viele Befragungen und Studien hinsichtlich sexueller Belästigung am Arbeitsplatz beziehen sich auf das Erleben von weiblichem Personal (Götz et al. 2025). Die Zahl der Beschäftigten, die insgesamt angeben, bereits Erfahrung mit sexueller Belästigung am Arbeitsplatz gemacht zu haben, betrifft jede fünfte Person (ebd.). Hinsichtlich der Erfahrungen im Gesundheitswesen weisen Studien darauf hin, dass „verbale, nonverbale und körperlich-sexuelle Übergriffe" (Sleziona 2021, Abs. 4) durch Bewohner:innen, Klient:innen und Patient:innen bei mehr als der Hälfte der Beschäftigen im Gesundheitswesen stattfindet. Bei der Erfahrung von verbaler sexueller Belästigung hatten fast zehn Prozent mehr männliches als weibliches Personal Erfahrung damit angegeben (Adler et al. 2021). Eine interne Studie des Universitätsklinikums Charité in Berlin befragte 737 Beschäftigte, von denen 76 Prozent des weiblichen Personals und 61 Prozent des männlichen Personals angaben, in ihrer Tätigkeit im Gesundheitswesen von sexueller Belästigung am Arbeitsplatz betroffen gewesen zu sein (Vincent-Höper et al. 2020). Die Datenlage der meisten Studien zeigt jedoch auf, dass unter den Befragten häufig mehr Frauen als Männer vertreten waren, was mitunter an der höheren Zahl von weiblichen Beschäftigten besonders im Pflegesektor liegt (Hämmig 2018). Eine Studie der Berufsgenossenschaft für Gesundheitsdienst und Wohlfahrtspflege (BGW) hat 901 Beschäftigte aus 61 Einrichtungen des Gesundheits- und Sozialwesens berücksichtigt, wovon letztlich 717 Frauen und 184 Männer an der Befragung teilgenommen haben (Adler 2024). Hierbei gaben 62,5 Prozent aller Befragten an, nonverbale sexuelle Belästigung erlebt zu haben, 67,1 Prozent wurden verbal sexuell belästigt und 48,9 Prozent waren körperlichen sexuellen Übergriffen ausgesetzt (ebd.). Frauen gaben häufiger an, körperlich sexuell belästigt worden zu sein, wohingegen die Männer sich verbal sexuell häufiger belästigt fühlten (ebd.). Auch Zusammenfassungen der Ergebnisse von unterschiedlichen Studien aus 136 nationalen und internationalen Daten lieferten das Ergebnis, dass 25 Prozent der Krankenpfleger:innen regelmäßig sexueller Belästigung bei der Arbeit ausgesetzt sind (Schröttle et al. 2019). Auch eine dänische Studie berücksichtigt die Betroffenheit sexueller Belästigung am Arbeitsplatz gegenüber Männern, beleuchtet jedoch nicht ausschließlich die Branche des Gesundheitswesens (Rugulies et al. 2020). In dieser Studie wird aber angedeutet, dass Pflegekräfte den Umgang mit sexueller Belästigung durch Patient:innen und Klient:innen als Zeichen der Professionalität betrachten und sich aufgrund des häufigen Vorkommens „bis zu einem gewissen Grad daran gewöhnen können" (ebd., S. 26).

Die Formen der sexuellen Übergriffe, die in den unterschiedlichen Studien angegeben werden, manifestieren sich in sexualisierter Sprache und Anspielungen, Erzählungen mit sexuellem Inhalt, direkt geäußerten sexuellen Angeboten, unerwünschtem Körperkontakt, Anfassen und versuchtem Küssen, unerwünschte Einladungen sowie obszönen Gesten oder Masturbation vor Pflegepersonal (Jenner et al. 2019; Nielsen et al. 2017; Schröttle et al. 2019). Orte, an denen sexuelle Übergriffe stattfinden, erstrecken sich über den Bereich der stationären Akut- und Langzeitpflege sowie der ambulanten Pflege (Adler 2024; S. Harris 2016; Nielsen et al. 2017; Vaupel 2023). Intime Pflegehandlungen, wie das Duschen oder das pflegerische Versorgen des Intimbereichs, konfrontieren das Pflegepersonal unweigerlich mit den sexuellen Bedürfnissen der zu pflegenden Menschen (Friborg et al. 2017). Mitarbeitende im Gesundheitswesen sind am stärksten der Gefahr ausgesetzt, sexuelle Belästigung am Arbeitsplatz zu erleben (Vaupel 2023). Betroffen sind laut den meisten Studien männliches und weibliches Pflegepersonal, die Übergriffe selbst werden überwiegend von Männern begangen, wobei häufig auch Menschen mit Demenz oder kognitiven Einschränkungen genannt sind (Magnavita & Heponiemi 2011; Nielsen et al. 2017; Rugulies et al. 2020; Vaupel 2023).

Durch die Grenzüberschreitung und die Verletzung der Intimität kämpfen Pflegefachpersonen mit ausgeprägten Schamgefühlen, die durch die erlebte Erniedrigung mitunter traumatische Folgen haben können (Vaupel 2023). Nach erlebten Übergriffen kommt es mitunter zu „Vermeidungsreaktionen" (Schröttle et al. 2019, S. 137; Vaupel 2023, S. 9), indem „gewisse" Patient:innen eine „angepasste" und „reduzierte" Pflege erfahren oder gemieden werden. Das Erleben von sexuellen Übergriffen kann psychosomatische Beschwerden, Depressivität und emotionale Erschöpfung als Folgen auslösen (Maercker & Hecker 2016; Vaupel et al. 2021). Verhaltensweisen, mit denen Pflegende lernen, in solchen Situationen „angemessen" zu reagieren oder zu agieren, sind häufig abhängig von persönlichen Faktoren wie einem ausgeprägten Selbstbewusstsein oder dem Fehlen dieser Ausprägung (Schröttle et al. 2019). Das Erleben einer derartigen Akutsituation, wie sie die Auszubildende der hier beschriebenen Work Discussion oder ihre Kolleg:innen geschildert haben, lässt die Betroffenen zunächst „unter Schock" (ebd. S. 126) stehen und handlungsunfähig werden. Die Verarbeitung dieses Schocks kann nicht in vorhersehbarer Zeit stattfinden und ist mitunter der Grund dafür, warum Grenzen den Täter:innen gegenüber nicht gesetzt werden können und Vorgesetzte oder Kolleg:innen nicht zeitnah informiert werden (ebd.). Eine große Herausforderung liegt darin, sexuelle Übergriffe als solche aufzudecken und diese auch zu benennen, was auch in der hier beschriebenen Work Dicsussion in der Gruppendiskussion teilweise deutlich wird (ebd.). Die ausgeprägten Scham- und Schulgefühle sind bei Betroffenen häufig ursächlich dafür, sich keine Unterstützung bei den Kolleg:innen oder Vorgesetzten am Arbeitsplatz zu suchen, weil Betroffene die eigene Verantwortung und „Schuld" an der Situation bei sich vermuten (ebd.). Die Bestätigung des subjektiven Erlebens eines Übergriffs von Externen sei in den meisten Situationen elementar (ebd.). Häufig empfinden Betroffene Angst, dass ihren Erzählungen nicht geglaubt wird oder dass das Erlebte bagatellisiert werden könnte (ebd.). Auch das Erleben sexueller Übergriffe von Menschen mit Migrationshintergrund wird durch die „Kulturalisierung der Beschwerde" (ebd., S. 129) mitunter kleingeredet und die Betroffenen massiv verunsichert. Aussagen wie „Ja, das ist in Deutschland aber ganz normal. Und Du hast ein Problem mit Männern!" (ebd.) machen gleichermaßen sprach- wie fassungslos.

Eine besondere Herausforderung bleibt die Betroffenheit von Männern im Allgemeinen gegenüber sexuellen Übergriffen. Die „gängigen Rollenbilder" (Schröttle et al. 2019, S. 129) würden mitunter suggerieren, ein Mann hätte „immer Interesse an sexuellen Handlungen und könne somit nicht sexuell belästigt werden" (ebd.). Die Bagatellisierung von dem Erleben von sexuellen Übergriffen sei für Männer größer und das Gefühl, nicht ernst genommen zu werden, ebenso: „Auf der anderen Seite: Ja, was soll ich sagen? Wo soll ich hingehen? Na, die sagen alle: ‚Ja, ist doch geil! Hat dich jemand angefasst!' Ja, es ist halt echt schwierig. (MM)" (ebd., S. 129). Im Kontext des Pflegeberufs werden sexuelle Übergriffe auch durch die Betroffenen selbst bagatellisiert oder mitunter als „Berufsrisiko" (ebd., S. 131) betrachtet, wobei besonders das männliche Pflegepersonal sich schämt, darüber zu sprechen:

> „(…) weil wir beiden Männer einfach so die gleichen Gedankengänge hatten und einfach aus Sicht des Mannes und du bist groß und stark und ähm (…) hast jetzt das Gefühl irgendwie ähm (…) es ist peinlich darüber zu reden, dass du dich sexuell belästigt gefühlt hast." (Auszubildender 6, Minute 07:14 bis 09:33)

5 Die Komplexität der Szene oder die erloschene Lust

Die Komplexität der Szene offenbart sich in der Interpretationsgruppe nicht zuletzt auch in der Tatsache, dass die Auszubildenden, die sich in den Pflegeausbildungen befinden und im speziellen Kontext die Teilnehmenden der beschriebenen Work Discussion, von verschiedenen Kontinenten dieser Welt und aus den unterschiedlichsten Ländern kommen. Aus Gesprächen ist mir bekannt, dass viele Auszubildende nach Deutschland kommen für die Pflegeausbildung, um damit verbunden eine Aufenthaltsgenehmigung zu erhalten und viele von ihnen *nicht* wegen des Berufs die Reise nach Deutschland angetreten haben. Es folgen Berichte in der Gruppe von Auszubildenden, die im Rahmen ihrer Ausbildung davon berichten, dass sie sich mit dem Pflegeberuf kaum bis teilweise gar nicht identifizieren können. Dass sexuelle Übergriffe an Auszubildenden in der Pflege nie gänzlich ohne Folgen sind und bleiben, scheint nahezuliegen. Was diese Art der Übergriffe jedoch für diejenigen bedeutet, die sich im Pflegeberuf grundsätzlich verloren fühlen, ist ungeklärt. In unserem Diskurs wird deutlich, dass die Sexualität im Kontext des Pflegeberufs nicht wegzudenken ist, da sowohl die körperliche Nähe von intimen Pflegehandlungen als auch die emotionale Nähe zwischen den Pflegenden und zu pflegenden Menschen für Nähe sorgt, die nicht zu „unterbinden" ist. Die beschriebene Szene des alten Mannes, der in Anwesenheit von zwei Frauen geduscht wird, offenbart die fragile Grenze zwischen der reinen Körperlichkeit des Waschens hin zu einer erlebten und empfundenen sexuellen Lust und Begierde des zu pflegenden Mannes. Die Konfrontation mit der Professionalität der beruflich Pflegenden wird laut, Aussagen wie „damit müssen wir lernen umzugehen" oder „das gehört eben zum Beruf dazu" scheinen mitunter über einer derartigen Szene zu stehen. Die Erwartungshaltung an die examinierte Fachperson, die bei der geschilderten Szene dabei war, aber nicht eingeschritten ist, scheint eindeutig zu sein, die Frage nach einem professionellen Umgang mit derartigen Szenen sowie der Sexualität im Pflegealltag scheint dagegen ungeklärt. Die Ursache wird in unserem Diskurs dem Tabu zugeschrieben: dem Tabu, über Sexualität im Kontext der Pflege zu sprechen, dem Tabu, Sexualität bei pflegebedürftigen Menschen anzuerkennen, wahrzunehmen und zuzulassen, und dem Tabu, als weibliche oder männliche pflegende Person gegen sexuelle Übergriffe vorzugehen, geschweige denn diese überhaupt thematisieren zu können. Auch der Versuch der Identifikation in der Rolle des pflegebedürftigen Mannes offenbart in unserer Analyse die Fragilität des Themas der Sexualität in der

Pflege, verbunden mit der Frage, wie es gelingen kann, die Sexualität auf der einen Seite in ihrer Existenz nicht verleugnen zu wollen, aber auf der anderen Seite die schützenswerten Grenzen der beruflich Pflegenden zu wahren.

Am vorläufigen Ende dieser Auseinandersetzung wurden folgende Erkenntnisse festzuhalten: Die Sexualität ist aus dem Pflegeberuf nicht wegzudenken und sie tritt nahezu täglich im pflegerischen Kontext auf. Die Auseinandersetzung mit der Thematik und die Betrachtung unterschiedlicher Blickwinkel muss dringend fortgeführt und ausgeweitet werden. Der Glaube, Sexualität ende im Alter, mit Krankheit oder Behinderung (oder sei gar nicht erst vorhanden), ist gleichermaßen naiv wie falsch. Menschen haben einen Recht auf ihre Sexualität und sie ist unabdingbar ein Teil unseres Daseins und Menschseins. Wer nicht in der Lage ist, die Sexualität zu leben, weil äußere Umstände sie daran hindern, sollte unter keinen Umständen ausgegrenzt oder mit auferlegten Verboten gestraft werden. Vielmehr müssen wir uns als Gesellschaft damit auseinandersetzen, wie es uns gelingen kann, diesen Menschen eine Sexualität zu ermöglichen, die unsere eigenen Grenzen wahrt und schützt. Hierbei eröffnet sich die zweite bedeutende Erkenntnis in der Auseinandersetzung und Analyse mit der beschriebenen Szene.

Sexuelle Übergriffe an Pflegepersonen sind allgegenwärtig und es ist davon auszugehen, dass nahezu alle beruflich Pflegenden im Laufe ihres Berufslebens mit diesem Thema konfrontiert werden. Es scheint deutlich weniger darauf eingegangen zu werden, wie häufig männliches Pflegepersonal diesen Übergriffen ausgesetzt ist, da sie als Kohorte in den meisten Studien nie oder nur kaum explizit betrachtet zu werden scheinen. Den beleuchteten Studien ist jedoch gemein, dass auch Männer regelmäßig davon betroffen sind. Die geringere Anzahl an männlichen Teilnehmenden in einem frauendominierten Beruf tut hierbei ihr Übriges. Die reflexive und analytische Auseinandersetzung mit Auszubildenden in der Pflege im Rahmen des Forschungsprojekts offenbart eine kollektive Offenheit und einen entstehenden Diskurs, der insbesondere durch die Wahl der Methode der Work Discussion möglich werden konnte. Die Überzeugung, dass es derartige Formate und Methoden benötigt, um den Auszubildenden einen geschützten Raum zur Verfügung zu stellen, um als Kollektiv Erfahrungen und Belastungssituationen aus dem Pflegealltag auszutauschen und die Gefühlsebene zu berühren und zu offenbaren, ist ungebrochen. Die „Kritik", dass das „alleinig darüber reden" als Prävention für eine emotionale Gesundheit für unsere Auszubildenden und den Angehörigen des Pflegeberufs nicht ausreicht, stimme ich in Teilen zu. Methoden wie die der Work Discussion sind jedoch eine tragende Säule für den Umgang mit Szenen, wie sie in diesem Artikel beschrieben werden, und können einen enormen Anteil dazu beitragen, diese emotionale Gesundheit zu schützen.

Die Auszubildenden in der Pflege sowie alle beruflich Pflegenden tragen eine enorme gesellschaftliche Verantwortung, da sie in einem Feld tätig sind, das uns alle unweigerlich berührt und betrifft. Aber auch wir, als Mitglieder der Gesellschaft, tragen diesen Menschen gegenüber eine enorme Verantwortung, indem wir in der Lehre und Ausbildung erkennen müssen, wie wichtig der reflektierende Austausch im Gruppenkontext ist und wie elementar es sein kann, Tabus an- und auszusprechen.

> „Wir müssen lernen zu fühlen, zu spüren, zu sehen, zu riechen, zu sprechen, ohne daß irgendeine Autorität unseren Austausch mit der Welt zensiert […]. [W]ir müssen lernen, mit unserem eigenen lebendigen Selbst zu kommunizieren, mit dem anderen, mit dem Leben." (Cohn 2018, S. 14)

Literaturverzeichnis

Adler, M. (2024). Sexuelle Belästigung durch zu Pflegende und zu Betreuende – Untersuchung der Prävalenz, der Häufigkeit und des Zusammenhangs mit Befindensbeeinträchtigungen bei Beschäftigten des Sozial- und Gesundheitswesens in Deutschland. *ASU Arbeitsmedizin Sozialmedizin Umweltmedizin (12)*, 777–780. https://doi.org/10.17147/asu-1-405965.

Adler, M., Vincent-Höper, S., Vaupel, C., Gregersen, S., Schablon, A. & Nienhaus, A. (2021). Sexual Harassment by Patients, Clients, and Residents: Investigating Its Prevalence, Frequency and Associations with

Impaired Well-Being among Social and Healthcare Workers in Germany. *International journal of environmental research and public health 18(10)*. https://doi.org/10.3390/ijerph18105198.

Bion, W. R. (1992). *Lernen durch Erfahrung*. Suhrkamp-Taschenbuch Wissenschaft. Frankfurt a. M.: Suhrkamp.

Bundeszentrale für Politische Bildung (Hrsg.). (2010). *Methoden-Kiste extra: Thema im Unterricht; Karteikarten* (4. überarb Aufl.). Bundeszentrale für Politische Bildung.

Cohn, R. C. (2018). *Von der Psychoanalyse zur themenzentrierten Interaktion: Von der Behandlung einzelner zu einer Pädagogik für alle* (19. Aufl.). Konzepte der Humanwissenschaften. Stuttgart: Klett-Cotta.

Datler, W. & Datler, M. (2014). *Was ist „Work Discussion"? Über die Arbeit mit Praxisprotokollen nach dem Tavistock-Konzept*. https://moodle.ph-ooe.at/mod/glossary/showentry.php?eid=1936 (23.10.2025).

Datler, W., Steinhardt, K., Wininger, M. & Datler, M. (2008). Die aktuelle unbewusste Dynamik in der Interviewsituation und die psychoanalytische Frage nach dem Biographischen: Grenzen und Möglichkeiten der Arbeit mit einer Modifikation der Methode der „Work Discussion". *Zeitschrift für qualitative Forschung (9)*, 87–98.

Diem-Wille, G. (2012). Denken und Fühlen. Die Bedeutung der inneren Welt für das pädagogische Handeln: Reflexion der pädagogischen Praxis im Work-Discussion-Seminar. In G. Diem-Wille & A. Turner (Hrsg.), *Die Methode der psychoanalystischen Beobachtung: Über die Bedeutung von Containment, Übertragung, Abwehr und anderen Phänomenen in der psychoanalytischen Beobachtung* (S. 117–140). Wien: Facultas Wuv Universitätsverlag.

Freud, S. (2010). *Abriss der Psychoanalyse*. Stuttgart: Reclam.

Friborg, M. K., Hansen, J. V., Aldrich, P. T., Folker, A. P., Kjær, S., Nielsen, M. B. D., Rugulies, R. & Madsen, I. E. H. (2017). Workplace sexual harassment and depressive symptoms: a cross-sectional multilevel analysis comparing harassment from clients or customers to harassment from other employees amongst 7603 Danish employees from 1041 organizations. *BMC public* health 17(1), 675. https://doi.org/10.1186/s12889-017-4669-x.

Götz, V., Isphording, I. E., Jessen, J. & Wolter, S. (2025). *Sexuelle Belästigung am Arbeitsplatz: Zwei von zehn Beschäftigten berichten von Vorfällen im eigenen Arbeitsumfeld.* https://doi.org/10.48720/IAB.KB.2509.

Hämmig, O. (2018). *Gesundheit von Beschäftigten in Gesundheitsberufen.* https://doi.org/10.5167/UZH-168417.

Harris, M. (2018). The Tavistock training and philosophy (1977). In E. Bick (Hrsg.), *The Tavistock Model: Collected Papers of Martha Harris and Esther Bick* (S. 1–24). Bicester: Phoenix Publishing House.

Harris, S. (2016). Still just a bit of banter? Sexual harassment in the workplace in 2016. https://www.tuc.org.uk/sites/default/files/SexualHarassmentreport2016.pdf (28.10.2025).

Jackson, E. (2019). Work Discussion groups at work; apllying the method. In J. Bradley & M. Rustin (Hrsg.), *Work Discussion: Learning from Reflective Practice in Work with Children and Families* (S. 51–72). London: Taylor and Francis.

Jenner, S., Djermester, P., Prügl, J., Kurmeyer, C. & Oertelt-Prigione, S. (2019). Prevalence of Sexual Harassment in Academic Medicine. *JAMA internal medicine 179(1)*, 108–111. https://doi.org/10.1001/jamainternmed.2018.4859.

König, O. & Schattenhofer, K. (2018). *Einführung in die Gruppendynamik* (9. Aufl.). Heidelberg: Carl-Auer-Systeme Verlag.

Maercker, A. & Hecker, T. (2016). Trauma- und Gewaltfolgen – psychische Auswirkungen. *Bundesgesundheitsblatt – Gesundheitsforschung – Gesundheitsschutz 59(1).* https://www.researchgate.net/publication/318271415_Trauma-_und_Gewaltfolgen_-_psychische_Auswirkungen (23.10.2025).

Magnavita, N. & Heponiemi, T. (2011). Workplace violence against nursing students and nurses: an Italian experience. *Journal of nursing scholarship: an official publication of Sigma Theta Tau International Honor Society of Nursing 43(2)*, 203–210. https://doi.org/10.1111/j.1547-5069.2011.01392.x.

Nielsen, M. B. D., Kjær, S., Aldrich, P. T., Madsen, I. E. H., Friborg, M. K., Rugulies, R. & Folker, A. P. (2017). Sexual harassment in care work – Dilemmas and consequences: A qualitative investigation. *International journal of nursing studies 70*, 122–130. https://doi.org/10.1016/j.ijnurstu.2017.02.018.

Paul-Horn, I. & Turner, A. (2016). Emotionen für die Forschung wahrnehmen lernen. Work Discussion – eine Anwendung der psychoanalytisch-orientierten Beobachtung im Interdisziplinären DoktorandInnenkolleg Interventionsforschung. In R. E. Lerchster & L. Krainer (Hrsg.), *Interventionsforschung* (S. 261–283). Wiesbaden: Springer Fachmedien Wiesbaden. https://doi.org/10.1007/978-3-658-12155-6_12.

Rädiker, S. & Kuckartz, U. (2019). *Analyse qualitativer Daten mit MAXQDA*. Wiesbaden: Springer Fachmedien Wiesbaden. https://doi.org/10.1007/978-3-658-22095-2.

Rugulies, R., Sørensen, K., Aldrich, P. T., Folker, A. P., Friborg, M. K., Kjær, S., Nielsen, M. B. D., Sørensen, J. K. & Madsen, I. E. H. (2020). Onset of workplace sexual harassment and subsequent depressive symptoms and incident depressive disorder in the Danish workforce. *Journal of affective disorders 277*, 21–29. https://doi.org/10.1016/j.jad.2020.06.058.

Rustin, M. (2019). Work Discussion: some historical and theoretical observations. In M. Rustin, J. Bradley & T. Klauber (Hrsg.), *Travistock Clinic Series. Work Discussion: Learning from reflective practice in work with children and families* (S. 3–21). London: Karnac Books.

Rustin, M. & Rustin, M. (2019). *Melanie Klein lesen: Eine Einführung in ihr Werk. Bibliothek der Psychoanalyse*. Gießen: Psychosozial-Verlag. https://doi.org/10.30820/9783837974348.

Scherer, B. (2023, 24. Juli). *Bildungsinstitutionen gestalten und entwickeln*. Katholische Hochschule Freiburg, Lehrveranstaltung Vorlesung, Bildung im Gesundheitswesen, Master, Freiburg im Breisgau.

Schröttle, M., Meshkova, K. & Lehmann, C. (2019). *Umgang mit sexueller Belästigung am Arbeitsplatz*. https://www.antidiskriminierungsstelle.de/SharedDocs/downloads/DE/publikationen/Expertisen/umgang_mit_sexueller_belaestigung_am_arbeitsplatz_kurzfassung.pdf?__blob=publicationFile&v=11 (23.10.2025).

Sleziona, M. (2021). Gewalt und Aggression gegen Pflegende, o. A. https://www.bibliomed-pflege.de/news/gewalt-und-aggression-gegen-pflegende (23.10.2025).

Sonntag, K., Stegmaier, R. & Michel, A. (2008). Change Management an Hochschulen: Konzepte, Tools und Erfahrungen bei der Umsetzung. In

R. Fisch (Hrsg.), *Veränderungen in Organisationen: Stand und Perspektiven.* Wiesbaden: VS Verlag für Sozialwissenschaften.

Steiner, J. (2019). *Melanie Klein Vorlesungen zur Behandlungstechnik. Bibliothek der Psychoanalyse.* Gießen: Psychosozial-Verlag. https://doi.org/10.30820/9783837976465.

Steinhardt, K. (2005). *Psychoanalytisch orientierte Supervision – auf dem Weg zu einer Profession? Zur historischen, professionstheoretischen und empirischen Fundierung von psychoanalytisch orientierter Supervision.* Gießen: Psychosozial-Verlag.

Steinhardt, K. & Reiter, H. (2009). „Work Discussion": Lernen durch Beobachtung und Reflexion von Arbeitsprozessen. In G. Diem-Wille & A. Turner (Hrsg.), *Ein-Blicke in die Tiefe: Die Methode der psychoanalytischen Säuglingsbeobachtung und ihre Anwendungen* (S. 136–156). Stuttgart: Klett-Cotta.

Türcke, M. (2018). Grenzsituation. *Spiritual Care 7(2)*, 225–226. https://doi.org/10.1515/spircare-2017-0079.

Vaupel, C. (2023). Sexuelle Belästigung und Gewalt im Gesundheits- und Sozialwesen. *DGUV Deutsche Gesetzliche Unfallversicherung Spitzenverband (3)*, 5–11.

Vaupel, C., Vincent-Höper, S., Helms, L., Adler, M. & Schablon, A. (2021). Sexuelle Belästigung und Gewalt in Pflege- und Betreuungsberufen: Ergebnisbericht für die Pflegebranche – Bereiche stationäre Pflegeeinrichtungen und ambulante Pflegedienste. *Berufsgenossenschaft für Gesundheitsdienst.* www.bgw-online.de (23.10.2025).

Vincent-Höper, S., Adler, M., Stein, M., Vaupel, C. & Nienhaus, A. (2020). Sexually Harassing Behaviors from Patients or Clients and Care Workers' Mental Health: Development and Validation of a Measure. *International journal of environmental research and public health 17(7).* https://doi.org/10.3390/ijerph17072570.

Wurmser, L. (2013). *Die Maske der Scham: Die Psychoanalyse von Schamaffekten und Schamkonflikten* (5. Aufl.). Eschborn & Frankfurt a. M.: Magdeburg: Klotz.

Martin Jochheim

„Grenz-Gänge" Sexualität als Thema in der Beratung für Menschen mit sogenannter geistiger Behinderung und herausforderndem Verhalten (Konsulentendienst) – Ein Praxisbericht[1]

Zusammenfassung: Der Beitrag beleuchtet die vielschichtigen Herausforderungen im Spannungsfeld von gelebter Sexualität, geistiger Behinderung und herausforderndem Verhalten. Auf Grundlage zahlreicher Fallbeispiele aus der Konsulentenpraxis wird deutlich, wie individuell und entwicklungsbedingt die sexuellen Ausdrucksformen dieser Personengruppe sind, häufig abweichend vom tatsächlichen Lebensalter. Die gelebte Sexualität ist dabei stark geprägt von biografischen Erfahrungen, emotionalen Entwicklungsständen sowie äußeren Rahmenbedingungen wie Betreuungskultur und institutionellen Vorgaben. Typische Grenzthematiken von der individuellen Grenzbildung über Grenzverletzungen und Selbstschädigung bis hin zu rechtlichen und institutionellen Begrenzungen werden praxisnah veranschaulicht. Die Beratungspraxis zeigt, dass Mitarbeitende in Einrichtungen der Behindertenhilfe häufig zwischen dem Schutzauftrag und dem Recht auf sexuelle Selbstbestimmung abwägen müssen.

1 Ich widme diesen Beitrag meiner Kollegin Marianne Martin, Konsulentin, Sozialarbeiterin, Supervisorin und Enneagrammlehrerin. Von 2011 bis 2024 haben wir gemeinsam für mehr als 300 Menschen mit Behinderung und herausforderndem Verhalten Konsultationen und Fachtage angeboten.

Zeitmangel, fehlende Fachkenntnisse und emotionale Überforderung stellen hierbei zentrale Hindernisse dar. Der Beitrag plädiert für eine personzentrierte, verstehensorientierte Beratungsarbeit, die Handlungssicherheit vermittelt und gleichzeitig die Würde sowie die Rechte der Klient:innen wahrt. Entwickungspsychologische Modelle, sexualpädagogische Bildung, rechtliche Orientierung und multiprofessionelle Zusammenarbeit werden als Schlüssel benannt, um die komplexen Bedürfnisse von Menschen mit sogenannter geistiger Behinderung sensibel und professionell zu begleiten. Ziel ist ein würdevoller, rechtlich abgesicherter und empathischer Umgang mit Sexualität in der Behindertenhilfe.

Schlüsselbegriffe: Sexualität, geistige Behinderung, herausforderndes Verhalten, Beratung, Grenzthematiken, sexuelle Selbstbestimmung, Behindertenhilfe, entwicklungspsychologische Modelle, personzentrierte Beratung, sexuelle Bildung, rechtliche Rahmenbedingungen, Grenzverletzungen, Selbstschädigung, Institutionen, Praxisbericht

Abstract: The article highlights the complex challenges in the area of tension between lived sexuality, mental disability and challenging behavior. On the basis of numerous case studies from consultant practice, it becomes clear how individual and development-related the sexual expressions of this group of people are, often deviating from chronological age. Their lived sexuality is strongly influenced by biographical experiences, emotional developmental stages and external conditions such as care culture and institutional guidelines. Typical boundary issues from individual boundary formation, boundary violations and self-harm to legal and institutional limitations are illustrated in a practical way. Counseling practice shows that employees in institutions for the disabled often have to weigh up the protection mandate against the right to sexual self-determination. A lack of time, a lack of specialist knowledge and emotional overload are key obstacles here. The article argues for person-centered, understanding-oriented counselling work that conveys confidence in action and at the same time preserves the dignity and rights of the client. Developmental psychology models, sex education, legal orientation and multi-professional collaboration are identified as key to providing sensitive and professional support for the complex needs of people with so-called intellectual disabilities. The aim is a dignified, legally secure and empathetic approach to sexuality in disability care.

Keywords: sexuality, intellectual disability, challenging behavior, counseling, boundary issues, sexual self-determination, disability services, developmental psychology models, person-centered counseling, sexual education, legal framework, boundary violations, self-harm, institutions, practice report

Einleitung

Sexualität ist eine Form der Verleiblichung lustvoller Erregung in unserer Person. Darin hat sie Anteil an den biologischen, psychischen, sozialen und geistigen Anteilen unseres Menschseins. In der Beratung für Menschen mit sogenannter geistiger Behinderung und herausforderndem Verhalten wird dies besonders deutlich, denn deren sexuelle Wünsche und Handlungen sind meist auch durch ihr herausforderndes Verhalten mitgeprägt. Die sogenannte geistige Behinderung, oft verbunden mit einer psychischen Störung oder Erkrankung, mindert in vielen Fällen die innengesteuerte Kontrolle des Sexualverhaltens durch das Überich, sodass Grenzüberschreitungen und Grenzverletzungen durch sexuelle Handlungen häufig zum Thema in Konsultationen werden.

Dieser als Praxisbericht aus der Konsulentenarbeit[2] verfasste Beitrag möchte darlegen, wie anspruchsvoll die Betreuung von Menschen mit

2 Der Hessische Konsulentendienst berät Betreuungsteams in Einrichtungen der Behindertenhilfe bei herausforderndem Verhalten von Menschen mit sogenannter geistiger Behinderung. Dabei ist die Lebenssituation des behinderten Menschen das Zentrum der Beratungsperspektive. Die Beratung erarbeitet Verstehenshypothesen und Erklärungen für das herausfordernde Verhalten des behinderten Menschen und gibt auf dieser Grundlage Handlungsempfehlungen für Veränderungen in der Wohnsituation oder der Betreuung.

sogenannter geistiger Behinderung und herausforderndem Verhalten ist, wenn es darum geht, Sexualität jenseits von normativen Festlegungen (z. B. durch Angehörige und Betreuer:innen) zu ermöglichen, und wie Beratung die Mitarbeiter:innen in dieser Aufgabe unterstützen kann. Gleichzeitig werden die Auswirkungen des herausfordernden Verhaltens auf die Mitmenschen (Bewohner:innen, Mitarbeitende, Angehörige, medizinisches Personal) dargelegt.

1 Grenzen verstehen: Gelebte Sexualität von Menschen mit sogenannter geistiger Behinderung und herausforderndem Verhalten: Möglichkeiten, Schwierigkeiten, Hilfen, Unterstützung

1.1 Grenz-Bildung: Prägungen und Einflüsse auf die gelebte Sexualität bei Menschen mit sogenannter geistiger Behinderung

In der Begegnung mit den in der Konsultation vorgestellten Klient:innen wird oftmals unverhüllt deutlich, wie sehr die von ihnen gewählte Form gelebter Sexualität von ihrer Lebensgeschichte geprägt ist. Viele dieser Menschen leben ihre Sexualität in Ausdrucksformen, die offensichtlich zu einem anderen emotionalen Lebensalter gehören. Ihre Sexualität ist häufig gezeichnet von körperlichen oder seelischen Traumata oder sie ist betroffen von der neurodiversen Ausformung ihres Bewusstseins (z. B. Autismus). Sie kann geprägt sein von körperlichen Einschränkungen oder einer erlebten rigiden Erziehung im Elternhaus.

Unter dem Stichwort „Das Alter der Gefühle“ (Sappok & Zepperitz 2019) wurden in den letzten Jahren große Fortschritte darin erzielt, die entwicklungspsychologischen Einsichten über die verzögerte sozio-emotionale Entwicklung von Menschen mit sogenannter geistiger Behinderung sowohl diagnostisch (Sappok et al. 2023) als auch für die pädagogische Arbeit (Zepperitz 2022) fruchtbar zu machen. Die formulierten sechs Entwicklungsstufen von der Geburt bis zur Adoleszenz gemäß der Skala der emotionalen Entwicklung-Diagnostik (SEED)[3] sind: Adaption – Sozialisation – Erste Individuation – Identifikation – Realitätsbewusstsein – Soziale Individuation. Sie sind ein wichtiges Hilfsmittel, um das Betreuungsverhalten besser an den emotionalen Entwicklungsstand eines Menschen anzupassen. Es wird dadurch möglich, mehr von den Bedürfnissen und Interessen zu verstehen, die in deutlicher Diskrepanz zum tatsächlichen Lebensalter stehen können. „Diese Diskrepanzen und die daraus resultierenden widersprüchlichen Interessen und Bedürfnisse können vielfältige Irritationen, Überforderungssituationen und Missverständnisse bei den Betreffenden und deren Umfeld auslösen.“ (Schulz 2022, S. 91) Ohne solche Entwicklungsmodelle wie SEED als Verstehenshilfe finden viele Betreuer:innen keinen Zugang zum inneren Erleben der von ihnen betreuten Personen und deren Handlungen.

Herr J. (36) hat eine Diagnose für schwere Intelligenzminderung mit deutlicher Verhaltensstörung, die Beobachtung oder Behandlung erfordert. Er ist rollstuhlgebunden und kann seine Arme nur schwer bewegen. Jede neu in die Wohneinrichtung kommende Mitarbeiterin fragt er: „Darf ich dich ablecken?“ Von den Betreuerinnen der Tagesförderstätte hat Herr J. deren laminierte Porträtfotos geschenkt bekommen, die er oft mit lustvollem Gesichtsausdruck ableckt. Die Betreuer:innen der Wohnstätte stören sich an diesem Verhalten und verlangen, dass er die Fotos in der Tagesförderstätte lässt.

Immer wieder begegnen uns Klient:innen in der Beratung, deren sexuelles Erleben nicht-genitalen Charakter hat, aber (von außen betrachtet) sehr lustvoll erscheint. Wie im geschilderten Fall geht es in der Beratung der Teams darum, ein gemeinsames Verstehen für das Verhalten der betreffenden Bewohner:innen zu erarbeiten, aber auch über die unveräußerlichen Rechte der Klient:innen zu informieren, die in ihrem Wohnbereich keinen freiheitseinschränkenden Maßnahmen unterworfen werden dürfen, sofern sie nicht Selbst- und Fremdgefährdung betreffen.

3 https://www.testzentrale.de/shop/skala-der-emotionalen-entwicklung-diagnostik.html (28.10.2025).

Sehr viel schwieriger gestaltet sich der Umgang mit gelebter Sexualität bei Menschen, die durch Unfall oder Krankheit eine irreversible Schädigung ihres Gehirns erfahren haben, die unmittelbare Auswirkungen auf ihr Wertempfinden und ihr ethisches Bewusstsein hat.

Herr O. (41) arbeitet in einer Werkstatt für Menschen mit Behinderung. Als Jugendlicher hat er bei einem Mofa-Unfall ein schweres Schädel-Hirn-Trauma erlitten; er hat seitdem die Diagnose hirnorganisches Psychosyndrom und ist an den Rollstuhl gebunden. Die Werkstatt hat gegen Herrn O. nach einem sexuellen Übergriff gegen eine Beschäftigte ein Arbeitsverbot erlassen. Schon vorher gab es zahlreiche Übergriffe oder sexuelle Auffälligkeiten: Herr O. ließ sich z. B. von weiblichen Beschäftigten im Deal gegen zwei Zigaretten auf der Toilette sexuell befriedigen. Gespräche mit Herrn O. und Sanktionen blieben ohne Wirkung.

Im Rahmen eines vom Landeswohlfahrtverband in Hessen genehmigten Unterstützungsangebots wurde ein pädagogischer Mitarbeiter, der Herrn O. kannte und ein gutes Verhältnis zu ihm hatte, mit der engmaschigen Begleitung und Betreuung von Herrn O. in der Werkstatt für ein halbes Jahr beauftragt. Diese intensive Beziehungsarbeit mit Herrn O. zeigte sehr positive Auswirkungen auf sein Verhalten. Es gab keine sexuellen Übergriffe mehr, kein Spucken und keine gravierenden Regelverletzungen (Jochheim 2018, S. 109–119). Als aber die Intensivbetreuung nach einem halben Jahr beendet wurde, stellten sich binnen kurzer Zeit wieder die alten Verhaltensweisen bei Herrn O. ein. Die Verstehenshypothese dazu war, dass Herr O. durch die Auswirkungen seiner Schädel-Hirn-Verletzung nicht in der Lage war, mehr sozial konstruktive Selbststeuerung beim Ausleben seiner sexuellen Lust zu aktivieren.

1.2 Grenz-Erweiterung: Gelebte Sexualität und Formen der Unterstützung für geistig behinderte Menschen

Seit den 2000er-Jahren ist das Thema frei gelebter Sexualität von Menschen mit sogenannter geistiger Behinderung auf die Tagesordnung der Behindertenpädagogik gekommen (Bundesvereinigung Lebenshilfe 2002; Dobslaw 2010; Zachäuskreis 2001). Es wurden Handreichungen für Mitarbeiter:innen verfasst (Stiftung Liebenau Teilhabe 2007) und eine vielfältige

Literatur (Bender 2012; Clausen & Herrath 2013; Ortland 2016; Walter 2008) gibt Anregungen und Hilfen für den Umgang mit dem Thema. Und nachdem 2017 das Thema „Sex auf Krankenschein bei behinderten Menschen" sehr kontrovers in der Öffentlichkeit diskutiert wurde, sind zahlreiche einschlägige Beiträge erschienen (z. B. „Sexuelle Selbstbestimmung von Menschen mit Behinderung", BZgA 2020). Die Beratungspraxis zeigt dagegen einen erheblichen Widerstand von Mitarbeiter:innen und Leitungskräften gegen das sexuelle Selbstbestimmungsrecht von Bewohner:innen ihrer Einrichtungen. Dahinter verbirgt sich aus Konsulentensicht vor allem ein Mangel an Zeit und Gesprächsmöglichkeiten, um sich mit dem Thema und den Bewohner:innen zu beschäftigen. Der tägliche Arbeitsdruck, der Personalmangel und die fehlende Vorbildung von vielen Beschäftigten in der Behindertenhilfe setzen hier Grenzen. Erst an zweiter Stelle steht der innere Widerstand von Mitarbeiter:innen, sich mit dem Thema der gelebten Sexualität der Bewohner:innen auseinanderzusetzen.

Aus Konsulentensicht ist das wirkungsvollste Instrument der Unterstützung das personzentrierte Beratungsgespräch, das ein:e einfühlsame:r Mitarbeitende:r mit einer:einem Bewohner:in führt, und die sexuelle Bildung, wie sie z. B. Pro Familia für Menschen mit sogenannter geistiger Behinderung als Inhouse-Seminare anbietet (Schulz 2022, S. 96–99). Ein weiterer wichtiger Baustein ist es, die sexuelle Selbstbestimmung zum Inhalt der Teilhabeplanung zu machen (Jenessen et al. 2023). Der Diskurs um aktive sexuelle Assistenz für Menschen mit Behinderung hat mittlerweile auch die alltäglichen Medien erreicht (Laurenz 2016; zdf 2018). Faktisch ist es aber in Hessen außerhalb von Großstädten kaum möglich, Anbieter:innen für aktive sexuelle Assistenz zu finden. Die Gesetzgebung verursacht enge Grenzen, in der Absicht, Missbrauch vorzubeugen. Aktive sexuelle Assistenz gilt rechtlich als Prostitution. Allen Menschen, die im Vorfeld als Angestellte oder als externe professionelle oder ehrenamtliche Kräfte in einer Einrichtung Betreuungs- oder Aufsichtsfunktionen gegenüber den jeweiligen Klient:innen übernommen hatten bzw. diese laufend ausübten, ist dies nun gesetzlich verboten (pro familia 2005).

2 Grenz-Begehungen

2.1 Ein-Grenzungen: Gelebte Sexualität und Freiheitseinschränkungen durch Angehörige und Betreuer:innen

Die gelebte Sexualität von Menschen mit sogenannter geistiger Behinderung und herausforderndem Verhalten ist für viele Angehörige und Betreuer:innen ein emotional und handlungspraktisch schwieriges Thema. Zu oft tangieren die Verhaltensweisen der betreuten Menschen das Wertsystem der Angehörigen, sind nicht mit dem öffentlichen Interesse vereinbar oder lösen begründet Schutzgefühle und Schutzpflichten für andere Betreute aus. Eltern verleugnen die sexuellen Handlungen der erwachsenen Tochter bzw. des erwachsenen Sohnes („So etwas macht die:der nicht"), erleben Gefühle von Scham und Ohnmacht, wenn die Sexualität der erwachsenen Kinder nicht den deren Lebensalter gemäßen Ausdruck findet. Selten ist dabei im Blick, dass Einschränkungen der sexuellen Selbstbestimmung das Grundrecht von Betreuten auf ein würdevolles Leben tangieren und deshalb einer richterlichen Genehmigung bedürfen. Menschen haben das Recht, sich zu berühren, wenn sie das wünschen – auch an ihren Geschlechtsteilen. Mit Paketband fixierte Inkontinenzprodukte und nicht selbstständig zu öffnende Overalls sind rechtlich gesehen freiheitsentziehende Maßnahmen, die mit Richter:innen besprochen werden müssen und gegebenenfalls einen richterlichen Beschluss auf Antrag der gesetzlichen Betreuung benötigen. Die Beratungspraxis zeigt allerdings, dass der Druck des „Alltagsgeschäfts" in einer Wohneinrichtung sehr viel stärker gewichtet wird als die Grundrechte der Klient:innen. Gleichzeitig ist anzuerkennen, dass die Betreuung von Bewohner:innen oder Beschäftigten mit sogenannter geistiger Behinderung, die sich andauernd selbst sexuell stimulieren und an den Genitalien berühren, eine schwierige Aufgabe darstellt. Oft bleibt in der Beratung nur die doppelte Strategie, einerseits die Rechte der Bewohner:innen zu wahren (keine Freiheitsentziehung ohne richterlichen Beschluss) und andererseits ausdrücklichen Raum für sexuelle Selbstbefriedigung im eigenen Zimmer zu schaffen.

2.2 Grenz-Selbst-Verletzungen: Gelebte Sexualität und Selbstschädigung

Für Mitarbeiter:innen sind die Situationen besonders belastend, in denen sie selbstschädigendes sexuelles Verhalten bei Bewohner:innen beobachten oder vermuten, und Gespräche oder Beratung keine Verhaltensänderungen bewirken.

Frau B. (47) hat eine Down-Syndrom-Diagnose. Sie ist stark auf Rauchen fixiert und sammelt in ihrer Umgebung Kippen, die sie sich ansteckt, auch wenn sie noch über ausreichend Zigaretten verfügt. Frau B. bettelt aggressiv Passant:innen oder Autofahrer:innen um Zigaretten an. Die Mitarbeiter:innen vermuten, dass Frau B. sich sexuelle Handlungen an fremden Personen mit Zigaretten bezahlen lässt. Wiederholt wurde beobachtet, wie sie in fremde Autos einstieg. Absprachen und Verhandlungen über Zigaretten entwickeln sich zu Machtkämpfen mit den Mitarbeiter:innen. Frau B. zeigt starke Reaktionen auf drohenden Autonomieverlust, die sich bei Beschränkung ihrer Selbstständigkeit in Wut und analem Trotzverhalten (z. B. Sich-Verstecken in Büschen und Verweigerung gegenüber Absprachen) ausdrücken.

Die Mitarbeiter:innen hatten aus Sorge vor sexuellen Übergriffen möglicherweise ein hohes Kontrollbedürfnis entwickelt, woraus sie einen Schutzauftrag ableiteten, der ihnen allerdings „Stress“ verursachte. Die restriktive Praxis für den Umgang mit Frau B., die viel über Verbote und Sanktionsmaßnahmen lief, zeigte kaum die angestrebte Wirkung, löste bei Frau B. aber hohen Druck aus. Wir empfahlen, nach positiven Alternativen und einer Ermöglichung von Selbstwirksamkeitserfahrungen zu suchen. Dazu gehörte die selbstständige Übernahme von Aufgaben, für die Frau B. sich zusätzlich Zigaretten erarbeiten konnte. Für die Mitarbeiter:innen empfahlen wir Supervision, um sich zu vergegenwärtigen, dass es im Setting einer offenen Wohngruppe nicht möglich ist, diese Bewohnerin gänzlich vor Übergriffen zu schützen. Bei einer zweiten Konsultation einige Wochen später zeigte sich, dass sich die Betreuungssituation weiter verschlechtert hatte. Die Möglichkeiten, ein tragfähiges und für beide Teile förderliches Betreuungssetting herzustellen, schienen erschöpft zu sein. Frau B. wie auch die Mitarbeiter:innen zeigten Anzeichen von Resignation. Ein Wechsel der Wohnsituation war daher dringend angeraten, um ein passenderes, auf die Bedürfnisse der Klientin abgestimmtes Betreuungssetting zu gestalten und einen Neuanfang unter besseren Bedingungen starten zu können.

2.3 Grenz-Verschiebungen: Gelebte Sexualität und die Grenzen der Mitbewohner:innen

Der Umgang mit gelebter Sexualität ist beim Zusammenleben von Menschen mit schwerer sogenannter geistiger Behinderung, insbesondere wenn die Menschen nicht sprachfähig und weitgehend handlungsunfähig sind, besonders schwierig. Wie können Mitarbeiter:innen einschätzen, ob das Streicheln und Küssen, das von einem Bewohner ausgeht, der mit einem anderen auf dem Sofa liegt und kuschelt, gewünscht ist oder zumindest zugelassen wird, wenn dieser zweite Bewohner nicht sprechen kann, kaum Mimik zeigt und auch wegen der Behinderung keine abwehrenden Bewegungen machen kann? Seit November 2016 gilt im Strafrecht die Regelung, dass sexuelle Handlungen gegen den erkennbaren Willen einer Person strafbar sind. Ist das für eine solche Situation ausreichend oder muss sich das Handeln der Mitarbeiter:innen vielmehr an der Forderung des Deutschen Juristinnenbundes „Nur Ja heißt Ja!" (die sogenannte Einverständnislösung) orientieren? Das würde bedeuten, dass Mitarbeiter:innen bei allen sexuellen Handlungen einschreiten müssen, in denen ein:e Partner:in behinderungsbedingt weder in der Lage ist, „Ja" zu sagen, noch einen Widerspruch äußern kann? Oder verunmöglichen Betreuer:innen mit einer solchen Intervention jeglichen sexuellen Kontakt unter Menschen mit schweren Beeinträchtigungen? Mitarbeiter:innen äußern in der Beratung, dass sie sich damit überfordert fühlen, solche Entscheidungen treffen zu müssen.

Auch die stark wechselnden Gefühle von Anziehung und Ablehnung zwischen zwei Personen mit sogenannter geistiger Behinderung sind immer wieder ein schwieriges Beratungsthema auf den Wohngruppen. Sexualität hat Anteil am Auf und Ab einer instabilen Liebesbeziehung (IST o.J.; Mahnke 2023).

Frau K. (25) ist mit Herrn W. (29) in einer Partnerschaft. Sie wohnen auf demselben Flur der Wohngruppe und treffen sich nachts zum Sex. Als

Frau K. die Partnerschaft für beendet erklärt, versteht das Herr W. nicht. Er kommt nachts an ihre Zimmertür, klopft, Frau K. öffnet und lässt ihn ein. Sie will nur reden, aber Herr W. will Sex und bedrängt sie. Am nächsten Morgen offenbart sich Frau K. einer Betreuerin. Diese bestärkt sie darin, für ihre persönliche Integrität einzustehen und Herrn W. nicht mehr in ihr Zimmer zu lassen. Die Mitarbeiterin spricht auch mit Herrn W., der die veränderte Situation nicht versteht. Aus seiner Sicht sind sie beide weiterhin ein Paar. Drei Wochen später sind die beiden auch aus Sicht von Frau K. wieder ein Liebespaar und treffen sich für sexuelle Begegnungen.

2.4 Grenz-Verletzungen: Gelebte Sexualität von Bewohner:innen in der Konfrontation mit den Betreuer:innen

Für viele Menschen sind das eigene sexuelle Erleben und die eigenen sexuellen Handlungen ein Teil ihrer schützenswerten Intimsphäre. Deshalb ist es für Betreuer:innen psychisch sehr herausforderend, wenn sie – ungewollt und unerwartet – mit sexuellen Handlungen oder Körperflüssigkeiten von Betreuten in Kontakt kommen. Von einem Bewohner morgens beim Wecken mit spermafeuchten Händen angefasst zu werden, kann Ekel auslösen – und womöglich heftige oder aggressive Reaktionen aufseiten des Betreuungspersonals, das überrascht und überfordert ist.

Betreuerinnen sind auch immer wieder damit konfrontiert, dass männliche Bewohner (z. B. mit atypischem oder frühkindlichem Autismus) sexuelle Übergriffe begehen. Sie werden an den Brüsten berührt, ins Gesäß gekniffen oder betatscht. Sie sind dem Bewohner oft körperlich unterlegen. In der Beratungspraxis wird deutlich, dass sie häufig nicht in einer Deeskalationsstrategie geschult sind. Für diese Übergriffe Gehör bei der Einrichtungsleitung zu finden ist schwierig. Meist werden die Übergriffe als „Berufsrisiko" abgetan. In der Beratung finden wir bei Leitungskräften gelegentlich einen Mangel an Bewusstsein dafür, dass Übergriffe auf Mitarbeiter:innen, seien diese nun physischer oder psychischer Natur, Gefährdungen im Sinne des Arbeitsschutzgesetzes darstellen und Übergriffe jeder Art bei der Beurteilung der Arbeitsbedingungen berücksichtigt werden müssen (§3 ArbSchG; §12 AGG). Die Leitung einer Einrichtung hat gegenüber den Mitarbeiter:innen sowohl eine Schutz- als auch eine Weiterbildungspflicht mit Blick auf die ihr übertragenen Aufgaben (Fürsorgepflicht). Gleichzeitig gibt es bei den Mitarbeiter:innen starke Hemmungen und Sorge davor, die Mitarbeiter:innenvertretung mit den Übergriffen durch Bewohner:innen und das Nicht-Handeln der Leitung zu beschäftigen.

Herr V. (22) hat eine Diagnose für eine Chromosomenanomalie und eine Autismus-Spektrum-Störung. Als er im Gemeinschaftsraum der Wohngruppe onaniert, fordert ihn die Betreuerin auf, in sein Zimmer zu gehen. Herr V. schlägt die Betreuerin so heftig ins Gesicht, dass sie mehrere Tage krankgeschrieben ist.

Für die Entstehung von Gewaltsituationen spielen aversive Stimulationen (Richter 2019, S. 78) eine zentrale Rolle. Insbesondere wenn Menschen in Situationen begrenzt oder zurückgewiesen werden, die sie als hoch bedeutsame Bedürfnisbefriedigung ansehen, und wenn die Eingrenzung in einem harschen Tonfall oder einer scharfen Wortwahl geschieht, gibt es ein hohes Risiko für eine gewalttätige Reaktion. Deswegen ist eine Schulung für die Mitarbeiter:innen in Gewaltprävention ein wichtiger Beitrag, um solche Gewaltereignisse zu vermeiden (Glomb 2019).

2.5 Gesetzte Grenzen: Gelebte Sexualität und die Grenzen des Rechts

Die Leitung und die Mitarbeiter:innen in Einrichtungen der Behindertenhilfe tun sich meist schwer, mit strafbaren sexuellen Handlungen durch Bewohner:innen umzugehen. Aufseiten der Einrichtung gibt es keine Pflicht zur Anzeige, und die betroffenen Bewohner:innen, wie auch ihre gesetzlichen Betreuer:innen, scheuen sich davor, eine Anzeige zu erstatten. Sie fühlen sich einem Verfahren nicht gewachsen und haben vielleicht ambivalente Gefühle gegenüber der:dem Täter:in, wenn diese:r ein:e Mitbewohner:in ist. Die Mitarbeiter:innen in der Wohngruppe haben wenig Möglichkeiten, einen sofortigen Opferschutz (Bundesvereinigung Lebenshilfe 2011; Hessisches Sozialministerium 2010; Weibernetz 2012) zu gewährleisten, weil die betreffenden Mitbewohner:innen einen Mietvertrag für ihr Zimmer haben und kein Ausweichzimmer zur Verfügung steht. Die

Mitarbeiter:innen wissen um die hohe psychische Belastung eines Strafverfahrens für das Opfer und um die geringe Wahrscheinlichkeit, ein solches Verfahren bis zur Verurteilung des Täters bzw. der Täterin durchzustehen.

Herr T. (41) wohnt mit zwei Bewohnerinnen in einer Wohngemeinschaft. Er nötigt seine Mitbewohnerinnen dazu, nach der Werkstattarbeit nackt vor ihm zu tanzen. Es besteht der Verdacht der Vergewaltigung. Nach dem Umzug in eine stationäre Wohnstätte stellt er sich nachts splitternackt vor eine Betreuerin; er fasst weibliche Beschäftigte in der Werkstatt an Brüste und zwischen die Beine (es gab bereits zwei Abmahnungen); wenig später fasst er eine Mitbewohnerin an der Brust an, wodurch diese erheblich psychisch beeinträchtigt ist (sie zeigt Angst und weint); er bezichtigt Mitarbeiter der Wohnstätte der Straftaten (Diebstahl, Alkoholkrankheit), wodurch diese in psychische Not kommen.

Die beiden Bewohnerinnen erhalten vom Einrichtungsträger das Angebot einer einrichtungsinternen Traumaberatung, das die beiden Frauen annehmen. Nachdem es keine Strafanzeige gegen Herrn T. gegeben hat, empfehlen wir eine Gefährderansprache (Polizeigesetz §29; Müller o. J.) durch die Polizei, die von der Leitung der neuen Wohngruppe mit dem Dienststellenleiter der Polizei vorbereitet und dann von zwei Beamten durchgeführt wird. Herr T. ist sichtlich beeindruckt von dem Vorgang. Noch ein Jahr nach der Beratung zeigt Herr T. keine weiteren Übergriffe in der Wohngruppe.

Einrichtungen der Behindertenhilfe scheuen den offenen oder gar öffentlichen Umgang mit Straftaten ihrer Bewohner:innen, weil sie auf eine positiv gestimmte Öffentlichkeit und Akzeptanz in ihrem Umfeld angewiesen sind. Das betrifft sowohl die Angehörigen anderer Bewohner:innen als auch die Kommunen, die Presse und die Bevölkerung.

Herr P. (32) hat eine durch ein Gutachten abgesicherte Diagnose für eine organisch bedingte Persönlichkeitsveränderung durch Adrenoleukodystrophie (eine Stoffwechselerkrankung des Gehirns). Von der Krankheit ist insbesondere das Frontalhirn betroffen. Herr P. zeigt eine große Gefühlskälte und keinerlei Empathie und hat bereits mehrere Eigentumsdelikte begangen. Herr P. hat den Betreuer:innen übergriffige sexuelle SMS geschrieben, er hat sich nachts mit Gewalt Zugang zum abgeschlossenen

Büro und dem dort stehenden Computer verschafft und sich kinderpornografisches Material heruntergeladen. Die Straftaten wurden vor der Verschärfung des Strafrechts in Sachen Kinderpornografie begangen.

Aus Sicht der Einrichtungsleitung ist aufgrund der Diagnose von Herrn P. keine Verhaltensänderung zu erwarten. Es scheint außerdem sehr schwierig, für Herrn P. einen Wohnplatz in einer anderen Einrichtung zu finden. Es gibt auch erhebliche Sorgen, dass es der Einrichtung schwer schaden würde, wenn die Straftaten von Herrn P. öffentlich bekannt würden. Auf der anderen Seite ist Herr P. in der Einrichtung im Großen und Ganzen gut integriert. Er äußert sich gegenüber den Konsulent:innen als sehr zufrieden mit seinem Leben. Seine Arbeitsleistung in der Küche ist gut. Er ist in der Musikband der Einrichtung aktiv und interessiert sich sehr fürs Gitarrespielen.

Die Konsulent:innen empfehlen eine Klärung der Grenzen des noch tolerierbaren Verhaltens von Bewohner:innen im Rahmen der Leitungskonferenz. Wichtige Orientierungspunkte in diesem Prozess können sein: das Leitbild der Einrichtung, die christliche Grundorientierung, die Bereitschaft, auch schwierige Verhaltensweisen von Mitbewohner:innen mitzutragen und gegebenenfalls in der Öffentlichkeit zu kommunizieren, auf der einen Seite und die Grenzen des Strafrechts, die Frage von Haftung, der Schutz der Betreuer:innen und Mitbewohner:innen und die Pflege einer Kultur des Vertrauens auf der anderen Seite.

3 Grenz-Arbeit: Sexualität der Bewohner:innen als Thema in der Beratung

3.1 Verstanden werden – Sinnhaftigkeit erkennen – Handlungsmöglichkeiten gewinnen: Wie man Betreuer:innen, die von der Sexualität von Bewohner:innen mit herausforderndem Verhalten nichts mehr hören wollen, durch Beratung wieder „hörfähig“ macht

Es ist insbesondere das Erleben von Überforderung und Überlastung, das Mitarbeiter:innen dazu bringt, nichts mehr von einer:einem Bewohner:in sehen und hören zu wollen – oder im Extremfall sogar strafbare freiheitsentziehende Maßnahmen durchzuführen, um eine:n Bewohner:in ruhigzustellen (Abschlussbericht 2021). Die rund 300 Konsultationen bei Teams, die Klient:innen mit herausforderndem Verhalten betreuen, hat uns einen Dreischritt in der Beratungsarbeit gelehrt.

Als Erstes braucht es das Wahrnehmen und wertschätzende Verstehen des inneren Erlebens der einzelnen Teammitglieder in einer sehr belastenden Betreuungssituation. Dies ermöglicht eine neue emotionale Offenheit der Mitarbeiter:innen für die betreffenden Klient:innen. Dabei geht es um Empathie und unbedingte Wertschätzung der Konsulent:innen für das innere Erleben und die Gefühle der Menschen in der Beratung. Zur Empathie gehört die Fähigkeit, differenziert verbalisieren zu können, was die Mitarbeiter:innen in sich erleben, was sie fühlen und was ihre inneren Bewertungen sind. Es geht darum, einen Beratungsraum zu kreieren, in dem das innere Erleben gefühlt und ausgesprochen werden darf ohne Bewertungen.

Der zweite Schritt besteht darin, das herausfordernde Verhalten dieser Bewohnerin, dieses Bewohners zu verstehen, also Verstehenshypothesen für deren:dessen Verhalten zu entwickeln. Die Mitarbeiter:innen bekommen einen Zugang zum Verhalten der Klientin bzw. des Klienten, sie erkennen darin einen Sinn, der sich ihnen bisher nicht erschlossen hat. Sie können Sinnhaftigkeit im herausfordernden Verhalten erkennen.

Drittens erarbeiten Konsulent:innen und Team Handlungsempfehlungen, die schriftlich fixiert und dem Team nach Abschluss der Beratung zugeschickt werden. Wissen und Verstehen gibt den Mitarbeiter:innen neue Verhaltenssicherheit. Wo Mitarbeiter:innen sich vorher stark verunsichert fühlten, gewinnen sie wieder eine neue Handlungsperspektive: „Ach, wenn ich das von der Seite aus ansehe, das macht Sinn, dann könnte dieses und jenes helfen.“ Mitarbeiter:innen erfahren sich im Zusammentragen von Handlungsempfehlungen wieder in ihrer eigenen Kompetenz und Selbstwirksamkeit gestärkt – und werden dadurch wieder „hörfähig“ (Jochheim 2014).

3.2 „Und wie geht es mir?" Mein inneres Erleben als Konsulent. Selbstexploration der „Achterbahn der Gefühle" nach der Beratung

In den ersten Jahren der Konsulententätigkeit war es eine unschätzbare Hilfe, dass wir zwei Konsulent:innen alle An- und Rückfahrten zu einer Beratung gemeinsam mit dem PKW machten. Das gab uns die Möglichkeit der Nachbesprechung besonders belastender Beratungserfahrungen. Ich habe in mir nach sehr herausfordernden Beratungen immer wieder eine „Achterbahn der Gefühle" erlebt. Unvergessen ist mir die Beratung für die 26 Jahre junge Frau F.

Frau F. wurde als einzige Tochter polnischer Eltern in Deutschland geboren. Im Alter von 13 Jahren erkrankte sie nach unauffälliger Entwicklung psychisch. Sie hatte eine Diagnose für paranoide Schizophrenie und atypischen Autismus. Nach einem über dreieinhalbjährigen Aufenthalt in einer Klinik für Psychiatrie und Psychotherapie wechselte sie auf Vermittlung der behandelnden Ärztin in eine Behinderteneinrichtung, wo sie im geschützten (geschlossenen) Bereich lebte. Sie war wegen starker Halluzinationen und Magersucht stationär behandelt worden. In der Klinik wurde sie dauerfixiert; es waren an ihren Hand- und Fußgelenken noch Abdrücke der Fixierknöpfe zu sehen. Frau F. war in der Fixierung drei Mal von einem Mitpatienten vergewaltigt worden. Die Mitarbeiter:innen der Wohngruppe beschreiben Frau F.s Verhalten als hoch psychotisch und fremdaggressiv. Sie schlägt und tritt brutal und gezielt auf den Kopf ihres Gegenübers ein, auch wenn die Person bereits am Boden liegt. Ihrer Mutter hat sie drei Mal die Nase gebrochen. Es ist zu beobachten, dass sich die Anspannung insbesondere als Reaktion auf Veränderungen (wie z. B. Besucher:innen auf der Wohngruppe) aufbaut und abrupt entlädt. Sie halluziniert inzwischen fast ununterbrochen und schläft kaum. Frau F. hat ein Hauptthema: Sexualität. Dies drückt sich aus in der oralen Befriedigung von überwiegend erheblich älteren männlichen Mitbewohnern, die sie „heilen" möchte. Sie praktiziert öffentlich, von anderen beobachtet, Sex mit männlichen Geschlechtspartnern, äußert laut und unablässig durch Gesten und Worte Wünsche nach sexuellen Kontakten oder entblößt ihren Körper. Auf sexuelle Annäherungsversuche von Männern dagegen reagiert sie mit Aggression. Eine Kommunikation oder Nachbesprechung über dieses Verhalten ist mit ihr nicht möglich. Kürzlich wurde sie während einer unbeaufsichtigten Zigarettenpause im Außenbereich der Wohngruppe durch einen Mitbewohner von hinten vergewaltigt mit Verletzungen an den Geschlechtsorganen.

Ich erlebte, wie nach der Beratung meine Fähigkeit zur inneren Grenzsetzung gegen identifikatorische Gefühle mit dem Opfer herausgefordert war; ich beobachtete die innere Auseinandersetzung mit der Wut in mir über die (vermeintliche?) Unachtsamkeit des Psychiatrie-Personals, das die Vergewaltigungen nicht verhinderte. Ich fühlte den Schmerz und das Mitgefühl mit der Klientin in der direkten Begegnung mit ihr, wo sie unter starken Psychopharmaka stand, ihr der Speichel aus dem Mund lief, sie starken Tremor hatte. Und es fühlte sich in mir wie Verrat an, als wir sie in der geschlossenen Einrichtung zurückließen, ohne eine wirkliche Hilfe zu sein. Eine pädagogische Arbeit in der Behinderteneinrichtung war mit der Klientin nicht möglich. Wir empfahlen die Einweisung in eine Klinik außerhalb Hessens, die auf die Behandlung von Menschen mit sogenannter geistiger Behinderung und herausforderndem Verhalten spezialisiert war.

4 Un-be-grenzt? Was sich aus den Konsultationen lernen lässt

4.1 Grenz-wertig: Das doppelte Gesicht der Sexualität

Was in dem hier zur Sprache kommenden Beratungskontext besonders deutlich wird, ist, dass sexuelle Handlungen, wenn sie nicht im Einklang mit der anderen Person oder der nahen Umwelt geschehen, Widerstand, Abscheu oder Ekel auslösen – sei es das sinnliche Ablecken von Porträtfotos, die Zeugenschaft bei öffentlich praktizierten sexuellen Handlungen oder das ungewollte Angefasstwerden an Brust oder Gesäß. Bereits sexuelle Konnotationen von Handlungen lösen bei vielen Menschen Gefühle von Abwehr und Missempfindungen aus. Sexualität muss, um von anderen Menschen als anregend, erregend oder aufregend erlebt zu werden, auf einen inneren Resonanzboden treffen, der mit der Lust der:des anderen mitschwingen kann und will. Die hier vorgetragenen Fallgeschichten machen deutlich, dass es keine voraussetzungslose Präferenz im Menschen für das (Mit-)Erleben von Sexualität gibt. Situation, Rolle und eigene Gestimmtheit (und die daran geknüpften Bewertungen) sind wesentliche Faktoren dafür, ob Menschen einen sexuell konnotierten Raum als etwas Angenehmes oder Erregendes erleben oder nicht. Das macht es für Menschen, die in ihrer Sexualität auf Assistenz angewiesen sind, so schwierig, ein Gegenüber für eine befriedigend gelebte Sexualität zu finden, also Personen, die sich auf sie und ihre Art, Sexualität zu leben, einlassen wollen und können. Und für die nahe Umgebung, Mitbewohner:innen und Mitarbeiter:innen, ist es schwierig, einen guten Umgang mit den rauen, unkontrollierten, heftigen Anteilen sexueller Wünsche und Handlungen der Klient:innen zu finden. Meist braucht es dafür professionelle Unterstützung, Beratung und Bildung.

4.2 Grenz-Sicherung: Um die Beachtung der zu schützenden Grenzen der Würde ringen

Konsultationen sind ein Beratungsort, an dem, oft hervorgerufen durch Schilderungen der Mitarbeiter:innen, wie sie mit den Betreuten umgehen, die ethische Frage nach einem würdevollen Umgang mit den Klient:innen aufgeworfen wird. Im Beratungsgespräch geht es darum, ein gemeinsames Verstehen von dem zu entwickeln, was eine der Würde gemäße Betreuung ausmacht.

Schnelle Einigkeit kann man an dem Punkt erzielen, dass keine Entrechtungen geschehen dürfen, dass also kein Mensch wohnsitzlos gemacht werden darf, während er in der Psychiatrie zur Behandlung ist, oder dass keine freiheitsentziehenden Maßnahmen ohne richterlichen Beschluss ergriffen werden dürfen.

Schwieriger wird es in den Gesprächen, wenn es um die Akzeptanz des natürlichen Willens einer Bewohnerin bzw. eines Bewohners geht. In den Mitarbeiter:innen widerstreiten die vermeintliche Pflicht zum Schutz der betreffenden Klient:innen vor Selbstschädigung mit der Einsicht in ihre Freiheitsrechte. Die Tatsache, dass viele Klient:innen sich emotional im Kindesalter befinden, verleitet die Mitarbeiter:innen zu der Annahme, sie müssten sie – wie Kinder – vor selbstschädigenden Handlungen schützen, und sie suchen dann nicht nur das sinnvolle und angebrachte Beratungsgespräch mit der:dem Bewohner:in, sondern sie nehmen machtvolle Eingriffe in deren Selbstbestimmung vor – auch bei den Themen Sexualität, Erotik und Selbstberührung.

Am schwierigsten gestaltet sich das Gespräch nach einem dem Maßstab der Würde genügenden Betreuungsverhalten bei direktiven und restriktiven Interventionen. Gerade Mitarbeiter:innen, die keine Fachausbildung haben, gestalten ihre Interventionen gemäß den eigenen Sozialisationserfahrungen – die mehr oder weniger „gelungen" sind. Dass man Menschen, die älter als 18 Jahre alt sind, im Kontext professioneller Betreuung nicht mehr „erziehen" soll und darf, dass es respektvolle Interventionen der „Nachbeelterung" braucht, in denen in angemessener Weise auch Kritik an überbordenden Verhaltensweisen geäußert wird, aber dass Drohungen, Entwertungen, Bloßstellen vor anderen und Sanktionen Verhaltensweisen sind, die die Würde eines erwachsenen Menschen mit sogenannter geistiger Behinderung (und auch von Kindern!) bedrohen, das ist für etliche Mitarbeiter:innen am Beratungstisch eine neue Einsicht, um die im Gespräch gerungen werden muss (Jochheim 2024). Und die Konsulent:innen sind an dieser Stelle begründungspflichtig. Deshalb ist es hilfreich, Gesetze, Verordnungen und Wissen aus Lehrbüchern der Heilerziehungspflege und Heilpädagogik in elementarisierter Form ins Beratungsgespräch einzubringen. Dies kann Mitarbeiter:innen zur Reflexion und Veränderung ihrer betreuerischen Interventionen anregen. Dasselbe gilt natürlich auch für Angehörige, die in ihrer Rolle als gesetzliche Betreuer:innen mit am Beratungstisch sitzen. Wie für die gesamte Beratung gilt auch bei diesem Thema, dass die Beratung personzentrierten Charakter haben muss: also informieren – aber nicht belehren, um Einsicht werben – aber nicht überwältigen wollen; vom geltenden Recht gesetzte Grenzen benennen – aber nicht damit drohen.

Literaturverzeichnis

Abschlussbericht der Expertenkommission. (2021). *Herausforderndes Verhalten und Gewaltschutz in Einrichtungen der Behindertenhilfe –*

Herausgegeben vom Ministerium für Arbeit, Gesundheit und Soziales des Landes Nordrhein-Westfalen im Dezember 2021. www.url.nrw/abschlussbericht (03.03.2022).

Bender, S. (2012). *Sexualität und Partnerschaft bei Menschen mit geistiger Behinderung. Perspektiven der Psychoanalytischen Pädagogik.* Gießen: Psychosozial-Verlag.

Bundesvereinigung Lebenshilfe (Hrsg.). (2002). *Sexualpädagogische Materialien für die Arbeit mit geistig behinderten Menschen* (3. Aufl.). Weinheim & Basel: Beltz Juventa.

Dies. (Hrsg.). (2011). *Zur Prävention und zum Umgang bei (Verdachts-)Fällen von sexueller Gewalt. Eine Empfehlung der Lebenshilfe für Menschen mit geistiger Behinderung.* Arbeitspapier. Berlin: Selbstverlag.

BZgA (2020). ReWiKs-Grundlagen: Projektüberblick, Forschungs- und Entwicklungsprozess, Materialien. *Erweiterung der sexuellen Selbstbestimmung von Mitarbeitenden und Bewohnerinnen und Bewohnern in Wohneinrichtungen.* Qualifizierung von Mitarbeitenden und Bewohnerinnen und Bewohnern in Wohneinrichtungen. Köln: Selbstverlag.

Clausen, J. & Herrath, F. (Hrsg.). (2013). *Sexualität leben ohne Behinderung. Das Menschenrecht auf sexuelle Selbstbestimmung.* Stuttgart: Kohlhammer.

Dobslaw, G. (Hrsg.). (2010). *Sexualität bei Menschen mit geistiger Behinderung. Dokumentation der Arbeitstagung der DGSGB am 5.3.2010 in Kassel.* Materialien der DGSGB Band 23. Berlin: Eigenverlag.

Glomb, A. (2019). Aggressionen in heilpädagogischen Einrichtungen der Behindertenhilfe. In J. Nau, G. Walter & N. Oud (Hrsg.), *Aggression, Gewalt und Aggressionsmanagement. Lehr und Praxishandbuch für Pflege, Gesundheits- und Sozialberufe* (2., vollst. überarb. u. erw. Aufl., S. 328–334). Bern: Hogrefe.

Hessische Sozialministerium (Hrsg.). (2010). *Verhinderung sexueller Gewalt in Einrichtungen für Menschen mit Behinderung – Dokumentation der Fachtagung am 8. Oktober 2010 in Wiesbaden.* Wiesbaden: Selbstverlag.

IST (o. J.). *Zwischen sexueller Selbstbestimmung und sexueller Gewalt bei Menschen mit geistiger Behinderung – Ein Forschungsprojekt von IST (HFPH) in Zusammenarbeit mit dem Christlichen Sozialwerk Dresden (CSW) und dem Zentrum Medizin-Ethik-Recht der Universität Halle.*

https://hfph.de/hochschule/lehrende/prof-dr-barbara-schellhammer/forschung/sebi (27.02.2025).

Jenessen, S., Krüger, T., Nitsche, A. (2023). Teilhabeplanung und sexuelle Selbstbestimmung: Stand – Herausforderungen – Möglichkeiten. *FORUM Sexualaufklärung und Familienplanung 28(2)*, 4–10.

Jochheim, M. (2014). „Als ob man der Andere sei." Personzentrierte Beratung mit Inklusiver Perspektive bei herausforderndem Verhalten von Menschen mit Behinderung. *Gesprächspsychotherapie und Personzentrierte Beratung 45(4)*, 231–240.

Ders. (2018). *Konsulentendienst. Personzentrierte Beratung mit inklusiver Perspektive bei herausforderndem Verhalten von Menschen mit Behinderung. Theorie und Praxis des Hessischen Konsulentendienstes.* Mitarbeit: Marianne Martin (3. Aufl.). Gießen: Selbstverlag.

Ders. (2024). „Ermöglichte Würde". Die Beratung des Hessischen Konsulentendienstes für die Betreuung von Menschen mit geistiger oder seelischer Behinderung und herausforderndem Verhalten. In M. Kappler & B. Thoma (Hrsg.). *Gelebte Würde – Impulse für ein gelingendes Miteinander. 26. Fachtagung der Fachschule für Sozialwesen, Bildungs-Akademie der Johannes Diakonie* (S. 29–49). Neckarbischofsheim: Selbstverlag.

Laurenz, N. (2016). *Thema Sexualbegleitung: Diese Frau hilft behinderten Menschen, Sexualität auszuleben.* https://www.spiegel.de/gesundheit/sex/sexualbegleitung-edith-arnold-hilft-menschen-mit-behinderung-beim-sex-a-00000000-0003-0001-0000-000000710781 (20.01.2025).

Mahnke, J. (2023). Grenzüberschreitungen innerhalb von Partnerschaften bei Menschen mit geistigen Behinderungen. *Theorie und Praxis der Jugendhilfe 44*, 31–46.

Müller, B. (o. J.). *Die Gefährderansprache. Begriff, Möglichkeiten, Grenzen. PPP-Vortrag beim Fortbildungsinstitut der Bayerischen Polizei.* https://www.yumpu.com/de/document/view/23359627/die-gefahrderansprache-begriff-moglichkeiten-grenzen (21.01.2025).

Ortland, B. (2016). *Sexuelle Selbstbestimmung von Menschen mit Behinderung. Grundlagen und Konzepte für die Eingliederungshilfe.* Stuttgart: Kohlhammer.

pro familia (Hrsg.). (2005). *Expertise. Sexuelle Assistenz für Frauen und Männer mit Behinderungen.* Frankfurt a. M.: Selbstverlag.

Richter, D. (2019). Erklärungsmodelle für Gewalt im Gesundheitswesen. In J. Nau, G. Walter & N. Oud (Hrsg.), *Aggression, Gewalt und Aggressionsmanagement. Lehr und Praxishandbuch für Pflege, Gesundheits- und Sozialberufe* (2., vollst. überarb. u. erw. Aufl., S. 76–86). Bern: Hogrefe.

Sappok, T. & Zepperitz, S. (2019). *Das Alter der Gefühle. Über die Bedeutung der emotionalen Entwicklung bei geistiger Behinderung* (2., überarb. Aufl.). Bern: Hogrefe.

Sappok, T., Zepperitz, S., Morisse, F., Barrett, B. F. & Došen, A. (2023). *SEED-2. Skala der Emotionalen Entwicklung – Diagnostik 2.* Bern: Hogrefe.

Schulz, M. (2022). Sexualität und intellektuelle Beeinträchtigung – Bedürfnisse im Widerspruch. In S. Zepperitz (Hrsg.), *Was braucht der Mensch? Entwicklungsgerechtes Arbeiten in Pädagogik und Therapie bei Menschen mit intellektuellen Beeinträchtigungen* (S. 91–106). Bern: Hogrefe.

Stiftung Liebenau Teilhabe (2007). *Leitlinien zum Umgang mit Sexualität und Behinderung.* Meckenbeuren: Selbstverlag.

Walter, J. (2008). *Sexualbegleitung und Sexualassistenz bei Menschen mit Behinderungen* (2. Aufl.). Heidelberg: Winter.

Weibernetz e. V. (Hrsg.). (2012), *Checkliste zum Erstellen eines Leitfadens zum Umgang mit (sexualisierter) Gewalt für Einrichtungen der Behindertenhilfe sowie ambulanten und teilstationären Dienstes und Einrichtungen.* Kassel: Selbstverlag.

Zachäuskreis (2001). *Sexualität und Partnerschaft bei Menschen mit geistiger Behinderung in katholischen Wohneinrichtungen. Ergebnisse einer Arbeitsgruppe im Rahmen der AG „Sorge um Menschen mit geistiger Behinderung“ beim Caritasverband für das Erzbistum.* Berlin: Selbstverlag.

Zepperitz, S. (Hrsg.). (2022). *Was braucht der Mensch? Entwicklungsgerechtes Arbeiten in Pädagogik und Therapie bei Menschen mit intellektuellen Beeinträchtigungen.* Bern: Hogrefe.

zdf (2018). *Die Berührerin. Sex für Menschen mit Behinderungen.* Sendung 37 Grad (04.09.2018). https://www.zdf.de/dokumentation/37-grad/37-die-beruehrerin-100.html#xtor=CS5-95 (20.01.2025).

Oliver Bendel

Liebespuppen und Sexroboter in Alten- und Pflegeheimen

Zusammenfassung: Der vorliegende Beitrag untersucht aus technischer, organisationaler, wirtschaftlicher und ethischer Perspektive, ob man Liebespuppen und Sexroboter in Alten- und Pflegeheimen einsetzen kann und soll. Damit wird eine deskriptive und eine normative Richtung verfolgt. Die Grundannahme lautet, dass manche Bewohner sexuelle Bedürfnisse haben, die befriedigt werden sollten, was in gegenwärtigen Strukturen aber nur eingeschränkt möglich ist. Zunächst wird dargelegt, welche Merkmale und Fähigkeiten die erwähnten Artefakte haben. Dabei spielen technische und gestalterische Aspekte eine Rolle. Dann wird untersucht, ob und wie man Liebespuppen und Sexroboter in technischer und organisationaler Hinsicht in den Betrieb integrieren kann. Es interessieren unterschiedliche Ansätze, nämlich das systematische Einführen, das systemische Dulden und das aktive Unterstützen solcher Artefakte. Auch wirtschaftliche Aspekte und personelle Auswirkungen werden betrachtet. Schließlich wird im Rahmen einer ethischen und sozialen Diskussion erörtert, ob man Liebespuppen und Sexroboter in Alten- und Pflegeheimen zulassen soll. Dabei wird die Sicht der Älteren und Pflegebedürftigen, der Angehörigen und Freunde sowie der Pflegekräfte und Führungskräfte berücksichtigt. Am Ende plädiert der Beitrag dafür, andere Möglichkeiten der sexuellen Befriedigung in Betracht zu ziehen, etwa erhöhte Respektierung der Privat- und Intimsphäre, Zurverfügungstellung von Sexspielzeug als Hilfsmittel, Förderung des Austauschs unter den Bewohnern, wiederum bei erhöhter Respektierung der Privat- und Intimsphäre, und Etablierung von Sexualassistenz.

Schlagwörter: Sexualität, Liebespuppen, Sexroboter, Serviceroboter, Soziale Roboter, Altenheime, Pflegeheime, Ethik

Abstract: This article examines whether love dolls and sex robots can and should be used in retirement and care homes, considering technical, organisational, economic, and ethical perspectives. It follows both a descriptive and a normative approach. The underlying assumption is that some residents have sexual needs that ought to be met, although current structures only allow for this to a limited extent. The article begins by outlining the characteristics and capabilities of the artefacts in question, focusing on technical and design-related aspects. It then explores whether and how love dolls and sex robots can be integrated into daily operations from both a technical and organisational standpoint. Various approaches are considered, including systematic introduction, tacit tolerance, and active support of such artefacts. Economic factors and implications for staffing are also discussed. Finally, the article engages in an ethical and social debate about whether the use of love dolls and sex robots in retirement and care homes should be permitted. The perspectives of elderly and care-dependent residents, relatives, and friends, as well as caregivers and managerial staff, are taken into account. In conclusion, the article advocates for considering alternative ways to support sexual satisfaction. These include greater respect for privacy and intimacy, the provision of sex toys as aids, the promotion of interaction among residents – again with increased respect for privacy – and the establishment of sexual assistance services.

Keywords: sexuality, love dolls, sex robots, service robots, social robots, retirement homes, care homes, ethics

1 Einleitung

Die Tatsache, dass viele ältere und pflegebedürftige Menschen sexuelle Bedürfnisse haben, wird in der öffentlichen und institutionellen Wahrnehmung nach wie vor häufig marginalisiert. Dabei zeigen Studien und Erfahrungsberichte, dass Nähe, Berührung und Befriedigung bzw. Intimität und Sexualität auch im hohen Alter und bei Verlust von Gesundheit bedeutsam bleiben können, sowohl für das physische als auch für das psychische Wohlbefinden (Hank et al. 2019; Baas & Schmitt 2020). In Alten- und Pflegeheimen stoßen solche Bedürfnisse jedoch häufig auf organisatorische, soziale und moralische Barrieren (Grond 2011). Die individuelle Intimsphäre ist dort oftmals eingeschränkt, wobei Scham- und Tabugrenzen verstärkend wirken, und Pflegekräfte sowie Führungskräfte sind mit derartigen Anliegen oft individuell überfordert oder institutionell nicht vorbereitet. Dazu kommen persönliche Faktoren, etwa der Umstand, dass bei den Älteren und Pflegebedürftigen eine Partnerschaft nicht mehr besteht. Im Ergebnis ist es den Betroffenen nur begrenzt möglich, ihre Sexualität auszuleben.

Zugleich schreiten technologische Entwicklungen bei interaktiven Systemen und sozialen Robotern rasch voran (Bendel 2021a). Diese sind in immer mehr Lebensbereichen und Berufszweigen zu finden. Liebespuppen und Sexroboter haben sich in den letzten Jahren deutlich verändert, in ihrer äußeren Gestaltung ebenso wie hinsichtlich technischer Merkmale wie Sprachfähigkeit, Berührungsreaktion und Körperwärme (Bendel 2015, 2019, 2020a). Die Modelle reichen heute von stummen, realistisch oder nach sexuellen Wunschvorstellungen geformten Silikonpuppen bis hin zu Sexrobotern mit natürlichsprachlichen Fähigkeiten und mimischen Ausdrucksmöglichkeiten. Vor diesem Hintergrund wird vereinzelt die These vertreten, dass solche Artefakte auch im Bereich der Pflege (insbesondere der Langzeitpflege) sinnvoll und zielführend sein könnten, ob als Antwort auf Einsamkeit, als Mittel zur Selbstfürsorge oder zur Entlastung des Pflegepersonals (Döring 2018b; Bendel 2021b; Fosch-Villaronga & Poulsen 2020).

Der vorliegende Beitrag untersucht die Möglichkeit und Angemessenheit des Einsatzes von Liebespuppen und Sexrobotern in Alten- und

Pflegeheimen. Er betrachtet technische und gestalterische Voraussetzungen (Abschnitt 2), analysiert die technischen, organisatorischen und wirtschaftlichen Bedingungen einer Integration solcher Artefakte (Abschnitt 3) und reflektiert schließlich ethische und soziale Herausforderungen unter Berücksichtigung aller beteiligten Personen und Gruppen – der Pflegebedürftigen, der Pflegekräfte, der Angehörigen und der Heimleitungen (Abschnitt 4). Im darauffolgenden Teil (Abschnitt 5) wird für alternative Lösungen plädiert, bevor Abschnitt 6 mit einer Zusammenfassung und einem Ausblick schließt.

2 Merkmale und Fähigkeiten von Liebespuppen und Sexrobotern

In diesem Abschnitt werden nach einer begrifflichen Klärung und Abgrenzung ausgewählte Merkmale und Fähigkeiten von Liebespuppen und Sexrobotern vorgestellt. Dabei ist nicht nur das Sexuelle im Besonderen, sondern auch das Soziale im Allgemeinen von Belang. Ein Zwischenfazit beendet diesen wie jeden weiteren Abschnitt bis hin zu Abschnitt 6 („Zusammenfassung und Ausblick").

2.1 Begriffliche Klärung und Abgrenzung

Liebespuppen und Sexroboter werden in der öffentlichen Debatte oft gleichgesetzt, unterscheiden sich jedoch deutlich hinsichtlich technischer Ausstattung und funktionaler Reichweite (Bendel 2020a). Liebespuppen (engl. „love dolls") sind Puppen, mit denen man Sex hat. Ihr Begriff wird von ihren Liebhabern sowie von Wissenschaftlern verwendet, die ihnen positiv oder neutral gegenüberstehen (Bendel 2019). Ansonsten spricht man eher prosaisch-technisch von Sexpuppen (engl. „sex dolls"). Sexroboter (engl. „sex robots") sind Roboter, mit denen man Sex hat, körperlich meist passive Figuren, bei denen man körperlich aktiv werden muss (Bendel 2015). Alternative Bezeichnungen haben sie vor allem in der Belletristik und in der Science-Fiction. So hat Charles Bukowski seine Kurzgeschichte über eine künstliche Gespielin aus dem Jahre 1972 mit „Fuck

Machine“ betitelt (Bukowski 1980), und im Film „Blade Runner 2049“ (2017) taucht ein „pleasure model“ auf (Flisfeder 2019).

Liebespuppen sind in erster Linie anatomisch mehr oder weniger realistisch gestaltete Puppen – in einigen Fällen auch Fantasyfiguren – aus Silikon oder thermoplastischen Elastomeren (TPE), die der sexuellen Befriedigung und mitunter der sozialen Bezugnahme dienen (Bendel 2024). Sie verfügen in der Regel über einen menschlich geformten Körper, dessen Gelenke bei hochwertigen Ausführungen über ein Metallskelett bewegt werden können, und über Körperöffnungen, die mehr oder weniger realistisch geformt sind und für unterschiedliche Sexualpraktiken genutzt werden können, etwa Vaginal-, Anal- und Oralverkehr (Bendel 2019a). Die Kopfform folgt häufig dem Kindchenschema. Augen und Mund sind aufwendig und lebensecht gestaltet.

Sexroboter sind weiterentwickelte Artefakte, die Merkmale der Servicerobotik und der Sozialen Robotik aufweisen (Bendel 2024). Sie können auf Sprache reagieren, mimische Ausdrucksformen zeigen, grundlegende Konversationen führen und teilweise mithilfe künstlicher Intelligenz (KI) erkennen, entscheiden und lernen, wobei diese Begriffe in diesem Zusammenhang kontrovers diskutiert werden (Coursey 2020). Oft ist lediglich der Kopf robotisch, der Körper nicht – wobei man zaghaft versucht, von oben nach unten Beweglichkeit und „Empfänglichkeit“ herzustellen, also Sensomotorik in wesentlichen Teilen. Die Grenzen zwischen den beiden Kategorien sind fließend, insbesondere dann, wenn Liebespuppen mit audiotechnischen oder sprachgesteuerten Modulen oder mit Berührungssensoren ausgestattet werden.

2.2 Technische Merkmale

Klassische Sexpuppen sind meist wenig anziehend und ähneln Menschen nur in groben Zügen. Beispiele sind aufblasbare Modelle, die Matrosen ebenso wie LKW-Fahrer – insgesamt Männer auf Reisen – erleichtert haben (Bendel 2020a). Moderne Liebespuppen zeichnen sich durch eine hohe Detailgenauigkeit in Hautstruktur, Gesichtszügen und Körperproportionen aus. Die verwendeten Materialien imitieren die Haptik menschlicher Haut, teilweise mit eingebetteten Gelschichten. Durch ein internes

Metallskelett, das oft recht schwer ist, lassen sich die Puppen in realistische bzw. in sexueller Hinsicht gewünschte Körperhaltungen bringen, bei ausreichender Stabilität während der Penetration. Zusätzlich können Körperteile beheizt oder mit Flüssigkeit gespeist werden, um Temperatur und natürliche Sekretion zu simulieren (Bendel 2020a).

Sexroboter erweitern diese Grundstruktur um Kameras, Mikrofone, Lautsprecher und Sensoren sowie Motoren zur Bewegung von Augen, Lippen und Kopf. Einzelne Modelle, wie Harmony von RealDoll bzw. Realbotix (https://www.realbotix.com/robots) – das amerikanische Unternehmen tritt unter unterschiedlichen Namen auf – oder Emma von Shenzhen All Intelligent Technology, einer Firma aus China, verfügen über Apps zur individuellen Charakteranpassung sowie über cloudbasierte große Sprachmodelle (Large Language Models, LLMs), die kontinuierlich erweitert werden (Rogge 2020). Ohne Zweifel kann Harmony hier als Pionierin gelten – sie nutzte GPT-Modelle schon Jahre vor deren Durchbruch (Coursey 2020). Ein weiterer Fortschritt ist die Integration von Sensorik zur Erfassung von Benutzeraktion und -reaktion, etwa durch vaginale Module wie SenseX, die Daten zu Intensität und Rhythmus der Penetration liefern (Kubes 2020), damit der Sexroboter entsprechendes Feedback geben kann, womit übrigens Möglichkeiten der Gamification umgesetzt werden (Bendel 2013).

Bei Sexrobotern steckt der Teufel im Detail. Zwar wird mit beweglichen Armen experimentiert, aber die meisten Modelle sind – wie bereits erwähnt – jenseits des Kopfs unbeweglich und wie Liebespuppen zur Passivität verdammt. Man mag hochbewegliche humanoide Roboter aus der Science-Fiction oder aus den Fabriken vor Augen haben (Bendel 2025) – aber das ist nicht die Wirklichkeit der Sexroboter. Zudem muss man bei den Öffnungen, also Mund, Anus und Vagina, vorsichtig sein. Der Autor fragte im Jahre 2019 den KI-Experten Kino Coursey von Realbotix mit Blick auf die beim Workshop in Potsdam anwesende Harmony, ob mit ihr Oralverkehr möglich sei. „I would not recommend", war seine lakonische Antwort. Das Problem ist einfach, dass sie mimische Fähigkeiten besitzt und z. B. den Mund mittels Motoren öffnen und schließen kann. Wenn sie ihn im falschen Moment schließt, kann das folgenschwer für den Benutzer und sein „bestes Stück" sein. Die Mund- und Lippenbewegungen dienen vor allem dazu, das Sprechen realistischer wirken zu lassen.

2.3 Gestaltung und Typenvielfalt

Das Design von Liebespuppen und Sexrobotern orientiert sich überwiegend an idealisierten, meist weiblichen Schönheitsbildern. Die überwiegende Zahl der Modelle stellt junge, schlanke Frauen mit betonter Sexualisierung dar, etwa mit sehr großen Brüsten oder starkem Hohlkreuz. Zwar existieren auch männliche Modelle, diese sind aber deutlich seltener vertreten. Hinzu kommen Fantasyfiguren, etwa Elfen, Mangamädchen, Alienfrauen und Vampirwesen, die in spezialisierten Bordellen wie Cybrothel in Berlin und BorDoll in Dortmund angeboten werden oder wurden (Bendel 2019a; Weber 2020). Das Cybrothel erzählt zu ihnen auf seiner Website (https://cybrothel.com/de/cybrothel) ebenso einprägsame wie grenzwertige Geschichten – so ist Liara vom Volk der Asari auf der „Suche nach dem intergalaktischen Superschwanz" – und wendet damit ein Storytelling wie bei Produkten im Einzelhandel an (Bendel 2023).

Die Gestaltung wirft sowohl ästhetische als auch ethische Fragen auf, etwa hinsichtlich Stereotypisierung, Objektifizierung und der möglichen Rückwirkung auf menschliche Beziehungsbilder. Diskutiert wird überdies, ob bewusst durchschnittlich oder divers gestaltete Modelle zur Entlastung problematischer Erwartungen beitragen könnten (Bendel 2020a). Grundsätzlich ist zu sagen, dass die Gestaltung durchaus den Geschmack treffen muss, da sonst keine Nachfrage besteht, sie diesen aber auch prägen und verändern kann, und dass Stereotypisierung teilweise aufgebrochen wird (Kubes 2020), durch Fantasyfiguren ebenso wie durch trans- und intersexuelle Modelle – scherzhaft-liebevoll „Trans-Formers" genannt (Bendel 2020b).

Alle Modelle, welches Geschlecht sie auch verkörpern sollen, richten sich in erster Linie an Männer (Hanson & Locatelli 2022), also weibliche Figuren an hetero- und bisexuelle, männliche an homo- und bisexuelle männliche Jugendliche und Erwachsene, wobei erstere in Europa von Bordellen ausgeschlossen sind, ohne dass eine Alterskontrolle existiert. Sie sind, wie gesagt, meist passiv und so vor allem für Sexualpraktiken geeignet, bei denen ein erigierter Penis in die Öffnungen eingeführt wird und das befriedigende Reiben und Stoßen vom aktiven Part übernommen wird. Es dürfte aber noch andere Gründe für die Zurückhaltung von Mädchen und Frauen geben, nicht zuletzt ein überbordendes Angebot an Sexspielzeug, das sich übrigens nicht unbedingt am männlichen Vorbild orientiert: Dildo und Vibrator sind in ihrer Gestaltung immer weniger konkret und werden immer abstrakter (Beck 2021).

2.4 Funktionen jenseits des Sexuellen

Sexroboter sind nicht nur für den sexuellen Gebrauch konzipiert (Bendel 2022). Aufgrund ihrer mimischen und konversationalen Fähigkeiten können sie als Gesprächspartner oder emotionale Begleiter fungieren. Einige Modelle ermöglichen die Ausbildung rudimentärer Beziehungsmuster, wie etwa Begrüßungen, Komplimente oder Feedbackverhalten (Zhou & Fischer 2019). Allerdings bleibt die Beziehung immer einseitig, und während auf der Seite der Menschen durchaus Emotionen entstehen können, sind diese auf der Seite der Maschinen ausnahmslos simuliert. Darüber hinaus werden Einsatzmöglichkeiten in der Sexualtherapie, der psychischen Stabilisierung sowie der Unterhaltung diskutiert – etwa durch ihre Nutzung als Figuren in Theaterstücken, Filmen oder virtuellen Erlebniswelten (Bendel 2020a; Devlin & Locatelli 2020).

Es ist in diesem Zusammenhang auffällig, dass der vielleicht bekannteste Hersteller von Sexrobotern, RealDoll bzw. Realbotix, neben Harmony die neuere Aria promotet. Sie ist ebenso attraktiv (bzw. stereotyp), jedoch weniger sexualisiert. Dies hat einen guten Grund – sie soll in allen möglichen Bereichen auftauchen, im Hotel als Empfangsdame, auf der Messe als Standberaterin. Dies kam 2025 in einem E-Mail-Austausch zwischen dem Autor dieses Beitrags und Kino Coursey von Realbotix zum Ausdruck, der sich nach Harmony nun auch Aria widmen darf (Coursey 2020) und von der Zuwendung zu einer allgemeinen Sozialen Robotik sprach. Wenn der Käufer daneben noch andere Interessen verfolgt, kann das dem Anbieter nur recht sein. Man kann den Gedanken also umkehren: Soziale Roboter wie Aria können auch in sexueller Hinsicht von Bedeutung sein.

2.5 Zwischenfazit

Liebespuppen und Sexroboter sind mehr oder weniger komplexe technische Artefakte, die physisch und funktional eine bemerkenswerte Entwicklung durchlaufen haben. Sie bilden eine Schnittstelle zwischen Maschinenbau, Materialwissenschaft, Robotik (samt Sozialer Robotik), Informatik (samt KI) und Design. Ihr Einsatz beschränkt sich nicht auf sexuelle Interaktion, sondern kann – zumindest theoretisch – auf soziale, emotionale und therapeutische Bereiche ausgeweitet werden. Umgekehrt mag man den einen oder anderen sozialen Roboter – vor allem humanoide, hyperrealistische, sogenannte Androiden, aber auch Pflegeroboter (Bendel 2020c) – für sexuelle Bedürfnisse heranziehen. Damit entstehen neue Potenziale, aber auch neue Konflikte, insbesondere wenn man solche Systeme in Umgebungen wie Alten- und Pflegeheimen in Betracht zieht.

3 Integration von Liebespuppen und Sexrobotern in Alten- und Pflegeheimen

In diesem Abschnitt werden die technischen Voraussetzungen, die organisationalen Bedingungen, die wirtschaftlichen Aspekte und die personellen Auswirkungen des Einsatzes von Liebespuppen und Sexrobotern in Alten- und Pflegeheimen im Ansatz geklärt. Dabei werden bereits eingeführte Beispiele für Modelle und Etablissements aufgenommen.

3.1 Technische Voraussetzungen

Die technische Integration von Liebespuppen und insbesondere von Sexrobotern in Alten- und Pflegeheimen ist mit hohen Anforderungen an Infrastruktur und Betreuung verbunden. Während Liebespuppen meist keine Energieversorgung benötigen und lediglich aufbewahrt, gereinigt und bereitgestellt werden müssen, erfordern Sexroboter in der Regel Stromanschlüsse, digitale Schnittstellen (etwa zum W-LAN) und regelmäßig durchgeführte Updates oder Checks für die eingesetzten großen Sprachmodelle und die Steuerungssoftware. Damit ist man technisch abhängig von den Anbietern oder Mittlern.

Die Aufbewahrung stellt eine besondere Herausforderung dar. Aufgrund der Größe und des Gewichts der Puppen und Roboter sind spezielle Schränke oder Lagerräume erforderlich. Zudem benötigen sexuell verwendete Artefakte professionelle Reinigungs- und Desinfektionsprozesse, die über haushaltsübliche Standards hinausgehen. Dies schließt sowohl hygienische Aspekte als auch die Vermeidung von Scham und Bloßstellung ein – ein ethisch sensibler Punkt, gerade in einem institutionellen Umfeld. Im Cybrothel in Berlin fällt eine teilautomatisierte Lösung für die Liebespuppen auf, wobei es sich um einen Prototyp handelt, der einer umgebauten Dusche ähnelt (Bild TV 2022).

3.2 Organisationale Bedingungen

Alten- und Pflegeheime unterliegen in der Regel strikten Regelwerken, die auf den Schutz der Bewohner und der Arbeitskräfte ausgerichtet sind (Rappold 2021). Die Einführung von Liebespuppen oder Sexrobotern muss daher mit den jeweiligen Trägern, den Heimleitungen, der Ethikkommission (sofern vorhanden) sowie möglicherweise mit Aufsichtsbehörden abgestimmt werden. Es ist zu eruieren, ob und unter welchen Bedingungen die Nutzung solcher Geräte erlaubt werden kann, sei es im Rahmen individueller Autonomie oder als institutionalisiertes Angebot.

Drei Varianten des organisationalen Umgangs lassen sich unterscheiden:

- Systematisches Einführen: Das Alten- oder Pflegeheim stellt Liebespuppen oder Sexroboter als reguläre Hilfsmittel zur Verfügung. Dies erfordert eine ausführliche Risikoanalyse, personelle Schulungen, klare Nutzungsregeln und einen robusten Datenschutz.
- Systemisches Dulden: Das Alten- oder Pflegeheim gestattet den privaten Besitz und Einsatz solcher Artefakte durch die Bewohner selbst (sowie die notwendigen Hilfestellungen durch Angehörige oder Dienstleister), und interveniert nicht, solange keine anderen Bewohner betroffen sind oder Rechte verletzt werden.
- Aktives Unterstützen: Das Personal wird dazu befähigt, Bewohner bei der Nutzung zu begleiten, etwa durch Hilfe beim Transport, durch eine Einweisung oder bei der Reinigung. Hier geraten

insbesondere Pflegekräfte und Betreuungspersonal in eine neue Rollenverantwortung, für die es bislang weder Qualifikationen noch etablierte Standards gibt.

Zudem sind Kombinationen dieser Varianten denkbar. So hängen systematisches Einführen und aktives Unterstützen zusammen. Ferner wäre es möglich, die Bewohner des Heims zeitweise zu einem Puppenbordell oder zu einer Privatwohnung mit entsprechender Ausstattung zu begleiten.

3.3 Wirtschaftliche Aspekte

Liebespuppen sind im Vergleich zu Sexrobotern deutlich günstiger, selbst hochwertige Ausführungen. Je nach Ausstattung liegen sie in einem Preisrahmen von 1000 bis 5000 Euro (Rogge 2020). Hochentwickelte Sexroboter wie Harmony kosten hingegen nach der Konfiguration bis zu 15.000 oder gar 20.000 Euro – ohne Wartung, Softwarepflege oder Ersatzteile (Rogge 2020). Wie bei Autos schlagen Extras zu Buche, in diesem Falle etwa Piercings, Tattoos und Sommersprossen. Hinzu kommen Folgekosten durch Reinigung, Pflege und eventuelle Reparaturen. Vor diesem Hintergrund stellt sich die Frage, ob ein Alten- oder Pflegeheim solche Investitionen tragen kann oder will, und ob diese überhaupt als refinanzierbare Leistungen gelten.

Eine Ausleihe ist zum Teil möglich, ferner eine Übernahme von Leistungen Dritter, etwa in Bezug auf Reparatur und Reinigung. Allerdings sind eher hohe Kosten zu erwarten, zumal – neben seltener „Überbeanspruchung" oder „Gewalttätigkeit", wie sie in anderen Kontexten vorgekommen sind (Bild TV) – ein natürlicher Verschleiß der künstlichen Figuren stattfindet, ein Phänomen, unter dem auch Bordelle zu leiden haben. Ein Anbieter in Nordrhein-Westfalen verlangt 120 Euro pro Tag für die Miete (https://www.leihendoll.de), 300 Euro für drei Tage. Es gibt also Rabatt, aber es wären dennoch vermutlich Tausende Euro pro Monat.

Ein weiterer Punkt betrifft Versicherungsfragen und Haftung: Wer haftet bei technischen Defekten, hygienischen Komplikationen oder psychischen Reaktionen, wer für Verletzungen bei Fehlbedienungen, die gerade bei Personen vorkommen können, die nicht mehr im Vollbesitz ihrer geistigen oder motorischen Fähigkeiten sind? Können sich Alten- und Pflegeheime gegen mögliche Klagen absichern, etwa durch Angehörige oder Partner, die den Einsatz als entwürdigend oder anstößig empfinden? Auch Überbeanspruchung der Betroffenen ist ein Thema, gerade wenn sie in gesundheitliche Probleme mündet. Theoretisch ist es möglich, den Sexrobotern zur Vermeidung solcher Fälle moralische Regeln einzupflanzen (Bendel 2017b).

3.4 Personelle Auswirkungen

Ein zentrales Thema ist die Rolle des Pflegepersonals. Wird dieses explizit in die Nutzung von Liebespuppen oder Sexrobotern eingebunden – sei es durch Beratung, Bereitstellung, Einführung oder Reinigung –, entstehen neue Aufgabenfelder, für die weder Ausbildung noch Vergütungsmodelle existieren. Gleichzeitig sind ethische und emotionale Überforderungen zu erwarten. Pflegekräfte könnten mit Sexualität, Intimität und Scham der Pflegebedürftigen sowie ihrer eigenen Scham konfrontiert sein, was zu inneren oder teambezogenen Konflikten führen mag.

Das BorDoll in Dortmund, das für seine Fantasypuppen beliebt war, nicht zuletzt bei jungen Männern (Weber 2020), hat die Problematik der Reinigung am eigenen Leib erfahren. Es ist nicht viel Fantasie notwendig, um sich vorzustellen, dass es für viele Personen, ob männlich oder weiblich, schlicht und ergreifend eklig sein dürfte, das Sperma aus den Öffnungen zu holen. Sogar Ansteckungen sind nicht ausgeschlossen, wenn keine Handschuhe getragen werden. Die Schließung des Etablissements hat die Betreiberin dem Autor dieses Beitrags gegenüber im Jahre 2023 per E-Mail damit begründet, dass sie kein Personal mehr für diese Aufgaben gefunden habe.

Zudem kann man die Frage aufwerfen, ob das Pflegepersonal durch die artifizielle bzw. technische Lösung tatsächlich entlastet oder im Gegenteil zusätzlich belastet wird, etwa durch organisatorische Koordination, technische Betreuung oder sozialkommunikative Konflikte mit den und unter den Bewohnern. Wenn professionelle Anbieter herbeigezogen werden, kann dies einerseits Schutz für die Pflegebedürftigen bedeuten, aber auch zusätzlichen Aufwand und den einen oder anderen Einblick in ein

Geschäftsmodell, das man womöglich ablehnt oder das einen in seinen Durchführungen und Auswirkungen beunruhigt (was durchaus ernst zu nehmen ist).

3.5 Zwischenfazit

Die Integration von Liebespuppen und Sexrobotern in Alten- und Pflegeheimen ist aus technischer, organisationaler und wirtschaftlicher Sicht mit hohen Hürden verbunden. Während ein systematisches Einführen als reguläres Angebot in deutschsprachigen Ländern kaum realistisch erscheint, könnte das systemische Dulden oder das punktuelle Unterstützen möglich sein – allerdings nur bei sorgfältiger Abwägung der institutionellen Verantwortung, der juristischen Lage und des ethischen Rahmens. Die Voraussetzungen für einen verantwortungsvollen Umgang sind aktuell weder standardisiert noch breit erprobt. Vielmehr wären umfassende Pilotprojekte und wissenschaftliche Begleitung erforderlich, um fundierte Entscheidungen treffen zu können.

4 Ethische und soziale Diskussion des Einsatzes von Liebespuppen und Sexrobotern in Alten- und Pflegeheimen

In diesem Abschnitt wird eine ethische und soziale Diskussion des Einsatzes von Liebespuppen und Sexrobotern in Alten- und Pflegeheimen geführt. Dabei spielen sowohl positive als auch negative Aspekte eine Rolle. Der Autor ist hinsichtlich der Artefakte neutral eingestellt, ist aber hinsichtlich des Anwendungsbereichs voller Vorbehalte, die er im Folgenden zu begründen versucht.

4.1 Stärkung sexueller Autonomie

Sexuelle Autonomie ist wie sexuelles Wohlbefinden ein Ausdruck bzw. Bestandteil der Menschenwürde (Döring 2018a). Sie gilt prinzipiell lebenslang, unabhängig von Alter, Gesundheitszustand oder Wohnform. Auch in stationären Einrichtungen bleibt sie relevant. Dass ältere und pflegebedürftige Menschen sexuelle Bedürfnisse haben, ist individuell erfahrbar, empirisch belegt und fachlich unbestritten (Döring 2018a, 2018b). Diese können sich auf körperliche Lust, emotionale Nähe oder die Aufrechterhaltung eines erotischen Selbstbilds beziehen. Wird die Sexualität systematisch und systemisch übergangen, missachtet man grundlegende individuelle Rechte.

Vor diesem Hintergrund können Liebespuppen oder Sexroboter als Werkzeuge und Medien zur Wahrung sexueller Selbstbestimmung bei Älteren und Pflegebedürftigen verstanden werden, insbesondere dann, wenn klassische Partnerschaften nicht bzw. nicht mehr bestehen oder keine Angebote professioneller Sexualassistenz verfügbar sind. Die Möglichkeit, solche Artefakte freiwillig und selbstbestimmt zu nutzen, wäre daher zunächst als Ausdruck von persönlicher und sexueller Autonomie zu respektieren. Im besten Falle stellt sich dadurch sexuelles Wohlbefinden ein. In diesem Sinne wäre dies ein Beitrag zur Wahrung der Menschenwürde und, um eine konkrete Bereichsethik zu nennen, ein Aspekt der Medizinethik.

4.2 Verfügbarkeit attraktiver Partner

Bei älteren und gesundheitlich eingeschränkten Menschen schwindet nicht nur die eigene Jugendlichkeit (und Schönheit, wenn man diese in Verbindung mit Jugend bringt, oder Attraktivität, um einen weniger belasteten Begriff zu verwenden), sondern auch die Möglichkeit, den Wunschpartner zu finden. Im Alten- und Pflegeheim ist man umgeben von Schicksalsgenossen. Nun ist Attraktivität nicht in dieser Ausschließlichkeit auf Altersgruppen beschränkt, und es ist wichtig, weder als Einzelwesen noch als Gesellschaft einem Jugendwahn zu verfallen – und doch ist es eine Tatsache, dass sich z. B. Männer jeden Alters eher zu jüngeren Frauen hingezogen fühlen (Skopek et al. 2011). Auch bei Frauen sind solche Tendenzen bei der Partnerwahl vorhanden (Eastwick et al. 2025). Datingplattformen, so könnte man sagen, lügen nicht – im Gegensatz zu Teilnehmern von Befragungen.

Anscheinend erlauben Liebespuppen und Sexroboter die Erfüllung zeitlebens bestehender Wunschträume. Während es im Alltag und insbesondere im Alltag des Alten- und Pflegeheims schwierig ist, den in ästhetischer und sexueller Hinsicht idealen Kandidaten zu finden, scheinen die genannten Artefakte die ideale Lösung zu sein. Diese Triebfeder haben übrigens nicht nur Ältere und Pflegebedürftige, sondern zahlreiche Menschen, die sich abgehängt oder beruflich zu stark beansprucht fühlen (Devlin & Locatelli 2020) – der schnelle, niederschwellige, erfolgreiche Zugriff auf eine attraktive Figur ist naheliegend. Liebespuppen und Sexroboter könnten eine Wunscherfüllung bedeuten und einen Jungbrunnen darstellen. Sie könnten allerdings genauso Täuschung und Betrug sein, ein Problem, das auch andere artifizielle Konstrukte und soziale Roboter betrifft (Schulze et al. 2021), und so letztlich die Menschenwürde gefährden.

4.3 Projektion, Objektivierung und Beziehungsentwertung

Bei hochrealistischen oder sprachfähigen Sexrobotern ist die Frage, ob sie das menschliche Gegenüber bzw. das menschliche Miteinander nicht nur ersetzen, sondern auch entwerten, also ein Beziehungsmodell fördern, das auf einseitiger Kontrolle, einseitiger Bedürfnisbefriedigung und Projektion basiert (Richardson 2017). Die Beziehung zu einem solchen Artefakt ist asymmetrisch, selektiv und frei von echtem dialogischen Widerstand, etwa Widerworten und Zurückweisungen (was manche freilich nicht stören, sondern vielmehr bestärken dürfte).

Daraus ergeben sich mögliche Rückwirkungen auf das Menschenbild – auch im Heimkontext. Wird Sexualität und Kommunikation (zumal auf der Basis großer Sprachmodelle) technisch ausgelagert, droht die Interaktion und Kommunikation mit anderen Bewohnern zu verarmen. Zärtlichkeit, Austausch und zwischenmenschliche Nähe könnten zugunsten isolierter und technisierter Praktiken zurücktreten. Die Folge wäre eine Individualisierung von Intimität, die auf Kosten von Gemeinschaftsgefühlen und sozialen Bindungen geht. Letztlich wird die Menschenwürde damit infrage gestellt, ein Thema der Rechtsethik und der Ethik überhaupt.

4.4 Selbstentwertung und Schwächung des Selbstbewusstseins

Eine (einseitig geführte) Beziehung mit einer Liebespuppe oder einem Sexroboter könnte nicht nur das menschliche Gegenüber entwerten, sondern auch das menschliche Selbst. Das Selbstbewusstsein könnte darunter leiden, dass man sich mit Artefakten begnügen muss, und ein Schamgefühl könnte entstehen, weil man selbst Werte und Prinzipien verinnerlicht hat, die dem widersprechen, oder weil die Umgebung irritiert und frustriert darauf reagiert. Man wird womöglich als sonderlich wahrgenommen und nimmt sich selbst als sonderlich wahr.

Die Problematik könnte sich verschärfen, wenn man den Umgang mit der Liebespuppe oder mit dem Sexroboter als physisch und psychisch unbefriedigend wahrnimmt. Nicht zu vergessen ist, dass die Nutzung von LLMs zu fragwürdigen und belastenden Dialogen führen kann. Dies wird seit 2022 massenhaft von Benutzern erlebt, die Chatbots mit generativer KI als Freunde und Partner aufsuchen (Herbener & Flensborg 2025; Lin 2024). Auch so wird die Menschenwürde infrage gestellt.

4.5 Belastungen für Pflegekräfte und Angehörige

Der Einsatz von Liebespuppen und Sexrobotern hat nicht nur Auswirkungen auf Benutzer und Bewohner, sondern betrifft ebenso das weitere Umfeld. Pflegekräfte geraten in ein Spannungsfeld zwischen beruflicher Neutralität und persönlicher Irritation. Die Unterstützung bei der Nutzung solcher Artefakte – sei es in Form von Beratung, Hinführung oder Reinigung – kann als unzumutbar empfunden werden, insbesondere wenn klare institutionelle Leitlinien fehlen. Hinzu kommt eine potenzielle emotionale Belastung, die nicht unterschätzt werden darf. Pflegekräfte könnten sich in eine Rolle gedrängt fühlen, die mit ihrem professionellen Selbstverständnis schwer vereinbar ist.

Auch Angehörige, Partner und Freunde werden – wie angedeutet – mitunter ablehnend oder verunsichert reagieren, vor allem, wenn die Nutzung solcher Geräte ohne ihr Wissen oder ihre Zustimmung erfolgt ist. Neben der Frage der sozialen Akzeptanz und der persönlichen Würde wird die Frage nach dem öffentlichen Bild der Einrichtung virulent. Aufsichtsbehörden und Heimleitungen sehen sich dem Risiko ausgesetzt, ihr Image zu gefährden oder ethisch und rechtlich angreifbar zu werden, etwa durch Beschwerden, mediale Skandalisierung oder juristische Prüfungen. Es resultieren daraus Fragen für Informations- und Medienethik sowie Rechtsethik (Bendel 2019b).

4.6 Soziale Ungleichheit und Diskriminierung

Ein weiteres Problem liegt in der Zugänglichkeit. Hochwertige Liebespuppen und Sexroboter sind kostspielig. Eine Anschaffung oder Anmietung durch das Alten- oder Pflegeheim ist wirtschaftlich kaum vertretbar, eine Privatanschaffung durch Bewohner mit begrenzten Mitteln häufig nicht möglich. Damit ergibt sich eine neue Form der Ungleichheit: Wer sich die Figur oder das Gerät leisten kann, erhält Zugang zu sexueller Selbstbestimmung, wer nicht, bleibt ausgeschlossen. Eine solche Diskrepanz widerspricht dem Prinzip der Gleichbehandlung und wirft Fragen nach sozialer Gerechtigkeit auf, gerade in öffentlich oder teilöffentlich finanzierten Einrichtungen. Der digitale Graben, ein bekanntes Konzept der Informationsethik, könnte sich in den Institutionen auftun (Bendel 2019b).

4.7 Zwischenfazit

Auch wenn der technische Fortschritt verlockende und auf den ersten Blick überzeugende Möglichkeiten eröffnet, ist der Einsatz von Liebespuppen und Sexrobotern in Alten- und Pflegeheimen aus ethischer und sozialer Perspektive kritisch zu bewerten. Die effektiven Risiken überwiegen die potenziellen Chancen – insbesondere, weil intime Beziehungen in hohem Maße von sozialer Rückmeldung, Gegenseitigkeit und Verletzlichkeit leben, die durch technische Systeme nicht nachgebildet werden können. Deren Integration würde die Institutionen zudem strukturell und personell überfordern und könnte bestehende soziale Spannungen verschärfen, anstatt sie zu lösen.

5 Plädoyer für alternative Möglichkeiten der sexuellen Befriedigung

Angesichts der Herausforderungen, die mit dem Einsatz von Liebespuppen und Sexrobotern in Alten- und Pflegeheimen verbunden sind, erscheint es geboten, für die Unterstützung sexueller Bedürfnisse alternative Lösungen zu finden. Diese sind im besten Falle technisch weniger aufwendig, organisational umsetzbarer und ethisch tragfähiger, und sie lassen sich deutlich besser mit dem Pflegeauftrag entsprechender Institutionen und der Menschenwürde älterer Personen – selbst wenn diese unterschiedlich interpretiert wurde – vereinbaren. In diesem Abschnitt wird ein Plädoyer für alternative Möglichkeiten der sexuellen Befriedigung in Alten- und Pflegeheimen gehalten.

5.1 Respektierung von Privat- und Intimsphäre

Ein zentrales Anliegen muss die konsequente Wahrung und Förderung der Privat- und Intimsphäre der Älteren und Pflegebedürftigen sein. In vielen Heimen mangelt es an Rückzugsorten, an abschließbaren Zimmern, an räumlicher und zeitlicher Autonomie. Bewohner berichten davon, dass sie sich selbst beim Umkleiden oder bei der Selbstbefriedigung beobachtet fühlen oder dabei gestört werden (Howard et al. 2020; Holmberg & Godskesen 2022). Hier könnten einfache Maßnahmen Abhilfe schaffen, nämlich Sichtschutzvorrichtungen, flexible Besuchszeiten, das Recht auf ungestörte Alleinzeit und eine Sensibilisierung des Personals für die Bedeutung von Intimität, sowohl im pflegerischen als auch im persönlichen Sinne. Selbst ungewöhnliche Ansätze könnte man verfolgen, etwa einen offenen oder von Interessierten buchbaren „Raum der Liebe“.

5.2 Bereitstellung von Sexspielzeug

Eine naheliegende Alternative zu Liebespuppen oder Sexrobotern ist konventionelles Sexspielzeug (Shaddel & Mayes 2023). Dildos, Vibratoren oder Masturbatoren lassen sich deutlich einfacher und unauffälliger handhaben, lagern und reinigen. Sie verursachen geringere Kosten, sind diskreter und in vielen Fällen ausreichend, um sexuelle Bedürfnisse zu adressieren (Dewitte & Reisman 2021). Denkbar wäre es, bestimmte Produkte – nach dem Vorbild anderer Hilfsmittel – im Heimkatalog aufzuführen, die Bestellung über Dritte zu ermöglichen oder informierte Beratung durch geschultes Personal oder externe Fachkräfte anzubieten. Dabei sind medizinische, hygienische und ethische Standards zu beachten. Da Sexspielzeug kaum noch einem Tabu unterliegt (Nixon & Scarcelli 2022; Dubé et al. 2022), ist die Bereitstellung mit niedrigeren Hürden und geringeren Gefahren verbunden.

5.3 Einsatz von Virtual Reality und Teledildonics

Technologische Innovationen wie Virtual-Reality-Anwendungen (VR) oder vernetzte Sexspielzeuge (Teledildonics) eröffnen neue Optionen für sensorisch angereicherte Selbstbefriedigung oder sogar für interaktive Fernbeziehungen (Şahinol 2020; Bendel 2017a). Im Pflegekontext könnten solche Systeme theoretisch genutzt werden, wenn Datenschutz, Sicherheit und einfache Bedienbarkeit gewährleistet sind. Noch handelt es sich – trotz jahrelanger Forschung und Entwicklung in diesem Bereich – um ein Nischenphänomen, aber mit wachsender Akzeptanz digitaler Anwendungen im Alltag älterer Menschen könnten auch diese Technologien an Bedeutung gewinnen. Eine Integration müsste jedoch mit hoher Sensibilität erfolgen und auf freiwilliger Nutzung beruhen.

5.4 Zugang zu erotischem Material

Ein weiterer Baustein besteht im Zugang zu erotischer Literatur, Bildmaterial oder Filmen, sei es über Printmedien oder digitale Plattformen (Dewitte & Reisman 2021). Was für Jüngere selbstverständlich ist, bleibt Älteren häufig vorenthalten oder wird bei ihnen mit moralischem Argwohn betrachtet. Dabei ist der Konsum erotischer Inhalte ein individuell gestaltbarer, risikoarmer Zugang zu sexueller Erregung, der keine zusätzlichen Ressourcen erfordert. Voraussetzung ist jedoch, dass entsprechende Inhalte erlaubt, verfügbar und diskret konsumierbar sind. Dazu bedarf es einer pragmatischen und vorurteilsfreien Haltung seitens der Heimleitungen. Ein Vorbild könnten Gefängnisse sein, wo den Insassen in ihren Zellen – die mit Fernsehern ausgerüstet sind – Pornokanäle zur Verfügung stehen – dies ist etwa in der Schweiz der Fall (Siegmann & Bendel 2025).

5.5 Förderung sozialer Nähe und Beziehungen

Nicht alle intimen Bedürfnisse zielen auf genitale Stimulation und Penetration. Viele betreffen Nähe, Zuwendung, Berührung, Gespräche oder gemeinsame Rituale. Insofern kann die Förderung sozialer Beziehungen innerhalb der Heimgemeinschaft eine wichtige Rolle spielen. Gespräche über Intimität, Partnerschaftsbildung im Heim, Tanz- oder Gesprächsabende können das emotionale Klima verbessern und den Bewohnern helfen, sich als begehrenswerte und begehrende Subjekte zu erleben. Zudem kann Platz für weitergehende Beziehungen sein. Auch hier gilt, dass die Rahmenbedingungen stimmen und die Verantwortlichen bereit sein müssen, emotionale Bedürfnisse ernst zu nehmen.

5.6 Sexualassistenz

Schließlich sollte die Möglichkeit der Sexualassistenz thematisiert werden, also der professionellen, bezahlten Unterstützung bei der Auslebung sexueller Bedürfnisse durch ausgebildete Fachkräfte (Crehan 2023). Es handelt sich um ein Konzept, das in mehreren Ländern anerkannt ist und auf Respekt, Freiwilligkeit und Diskretion basiert. Die Frauen (sowie einige Männer) bieten Berührungen, Massagen und Gespräche an, teilweise sogar sexuelle Handlungen im engeren Sinne. Für Pflegeheime stellt Sexualassistenz ein sensibles Thema dar, das rechtlich und organisational abgestimmt werden muss. Sie könnte indes eine realitätsnahe Alternative sein, und vor allem eine, die auf Beziehung statt auf Technologie setzt und die Würde der Betroffenen achtet.

5.7 Zwischenfazit

Der Verzicht auf Liebespuppen und Sexroboter bedeutet nicht den Verzicht auf Sexualität im Alter oder bei Verlust von Gesundheit. Vielmehr gilt es, individuell passende, institutionell tragbare und ethisch verantwortbare Wege zu gehen, wenn klassische verbaut sind. Die genannten Alternativen zeigen, dass sexuelle Bedürfnisse älterer Menschen weder pathologisiert noch in jedem Falle technologisiert werden müssen. Sie brauchen Anerkennung, Raum und Respekt und sollten von betroffenen Älteren und Pflegebedürftigen, von zielorientierten Heimleitungen und von feinfühligen Pflegekräften in Zusammenarbeit mit aufgeschlossenen Angehörigen realisiert werden. Eine weitere, bereits angedeutete Option wäre, bestimmte Pflegeroboter mit sexuellen Funktionen auszustatten (Bendel 2020c).

6 Zusammenfassung und Ausblick

Der vorliegende Beitrag hat sich der Frage gewidmet, ob und wie Liebespuppen und Sexroboter in Alten- und Pflegeheimen eingesetzt werden können und sollen. Damit folgt er einer deskriptiven und einer normativen Richtung. Ausgehend von der Feststellung, dass auch ältere und pflegebedürftige Menschen sexuelle Bedürfnisse haben, wurde zunächst dargelegt, welche Merkmale und Fähigkeiten diese Artefakte besitzen. Die Entwicklung reicht von einfachen TPE- oder Silikonpuppen mit realistischer Optik und Haptik bis hin zu sprechfähigen, lernenden Robotern mit komplexer Sensorik und mimischen Ausdrucksmöglichkeiten.

Die Analyse der technischen, organisationalen und wirtschaftlichen Voraussetzungen zeigt, dass eine Integration solcher Systeme mit erheblichen Herausforderungen verbunden ist. Neben der erforderlichen Infrastruktur, der Transport- und Hygienelogistik und den Anschaffungskosten stehen Fragen der institutionellen Verantwortung, des personellen Schutzes und der juristischen Absicherung im Raum. Drei denkbare Varianten – das systematische Einführen, das systemische Dulden und das aktive Unterstützen – wurden hinsichtlich ihrer praktischen Tragfähigkeit und ethischen Konsequenzen beleuchtet. Die personellen Auswirkungen wurden dann noch in einem separaten Abschnitt vertieft.

Im Zentrum der ethisch sozialen Bewertung standen Spannungsfelder zwischen individueller Autonomie und sozialer Verantwortung, zwischen innovativer Technik und menschlicher Nähe, zwischen praktischer Ermöglichung und emotionaler Überforderung. Zwar eröffnen Liebespuppen und Sexroboter theoretisch neue Spielräume für sexuelle Selbstbestimmung, doch sind sie zugleich mit Risiken der persönlichen Objektivierung, der sozialen Isolation und der institutionellen Destabilisierung verbunden. Sie könnten die Menschenwürde der Älteren und Pflegebedürftigen bedrohen, und Pflegekräfte und Angehörige könnten sich in Rollen gedrängt sehen, für die es weder Akzeptanz noch Strukturen gibt.

Daher wird am Ende dieses Beitrags für alternative Lösungen plädiert. Diese reichen von der verbesserten Respektierung der Privat- und Intimsphäre über die Bereitstellung von Sexspielzeug und die Nutzung von VR-

und Teledildonics-Anwendungen sowie erotischem Ton- und Bildmaterial bis hin zum Modell der Sexualassistenz. All diese Optionen lassen sich mit deutlich geringeren Risiken realisieren, wahren die Würde der Beteiligten und stärken zugleich das institutionelle Gleichgewicht.

Ohne Zweifel kann man die präsentierten Alternativen kritisch reflektieren. Sexspielzeug wurde zwar enttabuisiert, aber keineswegs in allen Altersgruppen und Gesellschaften. Virtual Reality und Teledildonics haben einerseits praktischen Nutzen, andererseits verstörende Effekte, die mit der Technik an sich, aber auch mit dem Kontext zusammenhängen (Bendel 2017). Sexualassistenz ist schließlich vor allem dann wünschenswert, wenn sie in jeder Hinsicht freiwillig erfolgt und mit finanzieller und sozialer Anerkennung des Dienstleisters verbunden ist.

Notwendig ist eine gesellschaftliche Diskussion über Sexualität im Alter, über Tabus in Alten- und Pflegeeinrichtungen und über die Möglichkeiten und Grenzen technischer Lösungen im Bereich der Intimität. Forschung, Praxis und Politik sind gefordert, neue Leitlinien zu entwickeln, neue Fortbildungsangebote zu etablieren und eine offene, respektvolle Haltung gegenüber der Lebensrealität alternder Menschen zu fördern.

Literaturverzeichnis

Baas, S. & Schmitt, M. (2020). Partnerschaft und Sexualität im Alter. In K. Aner & U. Karl (Hrsg.), *Handbuch Soziale Arbeit und Alter*. Wiesbaden: Springer VS.

Beck, N. (2021). Nicht nur Plug & Play?: Sex Toys als Lifestyle-Produkte und Empowerment-Tools. *merz – medien + erziehung 65(3)*. https://www.merz-zeitschrift.de/article/view/2065 (21.10.2025).

Bendel, O. (2013). Gamification. In *Gabler Wirtschaftslexikon*. Springer Gabler. https://wirtschaftslexikon.gabler.de/definition/gamification-53874 (21.10.2025).

Bendel, O. (2015). Sexroboter. In *Gabler Wirtschaftslexikon*. Springer Gabler. https://wirtschaftslexikon.gabler.de/definition/sexroboter-100525 (21.10.2025).

Bendel, O. (2017a). Virtuelle Realität. In *Gabler Wirtschaftslexikon*. Springer Gabler. https://wirtschaftslexikon.gabler.de/definition/virtuelle-realitaet-54243 (21.10.2025).

Bendel, O. (2017b). Sex robots from the perspective of machine ethics. In A. D. Cheok, K. Devlin, & D. Levy (Hrsg.), *Love and sex with robots: Second international conference, LSR 2016, London, UK, December 19–20, 2016, revised selected papers* (S. 1–10). Cham: Springer International Publishing.

Bendel, O. (2019a). Liebespuppen. In *Gabler Wirtschaftslexikon*. Springer Gabler. https://wirtschaftslexikon.gabler.de/definition/liebespuppen-101210 (21.10.2025).

Bendel, O. (2019b). *400 Keywords Informationsethik: Grundwissen aus Computer-, Netz- und Neue-Medien-Ethik sowie Maschinenethik* (2. Aufl.). Wiesbaden: Springer Gabler.

Bendel, O. (Hrsg.). (2020a). *Maschinenliebe. Liebespuppen und Sexroboter aus technischer, psychologischer und philosophischer Perspektive*. Wiesbaden: Springer Gabler.

Bendel, O. (2020b). Trans-Formers: Die Metamorphosen der Liebespuppen und Sexroboter. In O. Bendel (Hrsg.), *Maschinenliebe: Liebespuppen und Sexroboter aus technischer, psychologischer und philosophischer Sicht* (S. 185–205). Wiesbaden: Springer Gabler.

Bendel, O. (2020c, April 10). *Care robots with sexual assistance functions*. Akzeptiertes Paper beim AAAI 2020 Spring Symposium „Applied AI in Healthcare: Safety, Community, and the Environment" (Stanford University). In *arXiv*. Cornell University. https://arxiv.org/abs/2004.04428.

Bendel, O. (Hrsg.). (2021a). *Soziale Roboter: Technikwissenschaftliche, wirtschaftswissenschaftliche, philosophische, psychologische und soziologische Grundlagen*. Wiesbaden: Springer Gabler.

Bendel, O. (2021b). Love dolls and sex robots in unproven and unexplored fields of application. *Paladyn, Journal of Behavioral Robotics 12*, 1–12. https://www.degruyter.com/view/journals/pjbr/12/1/article-p1.xml (21.10.2025).

Bendel, O. (2022). Sexroboter als soziale Roboter für unterschiedliche Bedürfnisse und Anliegen. In K. Weber & S. Reinheimer (Hrsg.), *Faktor Mensch* (S. 101–114). Wiesbaden: Springer Vieweg.

Bendel, O. (2023). Storytelling. In *Gabler Wirtschaftslexikon*. Wiesbaden: Springer Gabler. https://wirtschaftslexikon.gabler.de/definition/story telling-124946 (21.10.2025).

Bendel, O. (2024). Überlegungen zu Zweier- und Dreierbeziehungen mit Liebespuppen und Sexrobotern. In C. Roesler & S. Bröning (Hrsg.), *Paarbeziehung im 21. Jahrhundert* (S. 171–192). Stuttgart: Kohlhammer.

Bendel, O. (2023). Humanoide Roboter. In *Gabler Wirtschaftslexikon*. Wiesbaden: Springer Gabler. https://wirtschaftslexikon.gabler.de/defi nition/humanoide-roboter-172731 (21.10.2025).

Bukowski, C. (1980). *Fuck Machine*. Frankfurt am Main: Fischer.

Bild TV. (2022). Hey, Puppe. Dokumentation zum Cybrothel in Berlin. https:// www.bild.de/bild-plus/video/clip/bild-tv/hey-puppe-bild-in-deutsch lands-ungewoehnlichstem-bordell-80966458.bild.html (21.10.2025).

Coursey, K. (2020). Speaking with Harmony. In O. Bendel (Hrsg.), *Maschinenliebe* (Kap. 3, S. 35–54). Wiesbaden: Springer Gabler.

Crehan, E. T. (2023). Preparing for a sex-positive future where sexual assistance is a possibility. *Archives of Sexual Behavior 52*, 3263–3266. https:// doi.org/10.1007/s10508-023-02683-7.

Devlin, K. & Locatelli, C. (2020). Guys and dolls. In O. Bendel (Hrsg.), *Maschinenliebe* (Kap. 5, S. 79–92). Wiesbaden: Springer Gabler.

Dewitte, M. & Reisman, Y. (2021). Clinical use and implications of sexual devices and sexually explicit media. *Nature Reviews Urology 18(6)*, 359–377. https://doi.org/10.1038/s41585-021-00456-2.

Döring, N. (2018a). Sollten Pflegeroboter auch sexuelle Assistenzfunktionen bieten? In O. Bendel (Hrsg.), *Pflegeroboter* (S. 249–267). Wiesbaden: Springer Gabler.

Döring, N. (2018b). Sexualität und Roboter: Überblick über den Forschungsstand. *Zeitschrift für Sexualforschung 31(2)*, 93–122.

Dubé, S., Santaguida, M., Anctil, D., Zhu, C. Y., Thomasse, L., Giaccari, L. … Johnson, A. (2022). Perceived stigma and erotic technology: From sex toys to erobots. *Psychology & Sexuality 14(1)*, 141–157. https://doi. org/10.1080/19419899.2022.2067783.

Eastwick, P. W., Finkel, E. J., Meza, E. M. & Ammerman, K. (2025). No gender differences in attraction to young partners: A study of 4,500 blind dates. *Proceedings of the National Academy of Sciences 122(5)*, e2416984122. https://doi.org/10.1073/pnas.2416984122.

Flisfeder, M. (2019). Blade Runner 2049 (case study). In *The Routledge Companion to Cyberpunk Culture* (S. 144–150). London: Routledge.

Fosch-Villaronga, E. & Poulsen, A. (2020). Sex care robots: Exploring the potential use of sexual robot technologies for disabled and elder care. *Paladyn, Journal of Behavioral Robotics 11(1)*, 1–18. https://doi.org/10.1515/pjbr-2020-0001.

Grond, E. (2011). *Sexualität im Alter: Was Pflegekräfte wissen sollten und was sie tun können* (2., akt. Aufl.). Sirnach: Brigitte Kunz Verlag.

Hank, K., Schulz-Nieswandt, F., Wagner, M. & Zank, S. (2019). *Alternsforschung: Handbuch für Wissenschaft und Praxis*. Baden-Baden: Nomos Verlagsgesellschaft.

Hanson, K. R. & Locatelli, C. C. (2022). From sex dolls to sex robots and beyond: A narrative review of theoretical and empirical research on human-like and personified sex tech. *Current Sexual Health Reports 14(3)*, 106–117. https://doi.org/10.1007/s11930-022-00331-0.

Herbener, A. B. & Flensborg, D. M. (2025). Are lonely youngsters turning to chatbots for companionship? The relationship between chatbot usage and social connectedness in Danish high-school students. *International Journal of Human-Computer Studies 196*, 103409. https://www.sciencedirect.com/science/article/pii/S1071581924001927.

Holmberg, B. & Godskesen, T. (2022). Dignity in bodily care at the end of life in a nursing home: An ethnographic study. *BMC Geriatrics 22(1)*, 593. https://doi.org/10.1186/s12877-022-03244-8.

Howard, L., Brassolotto, J. & Manduca-Barone, A. (2020). Navigating tensions about resident sexual expression in Alberta's continuing care homes: A qualitative study of leaders' experiences. *Sexuality Research and Social Policy 17*, 632–642. https://doi.org/10.1007/s13178-019-00421-0.

Kubes, T. (2020). Queere Sexroboter. In O. Bendel (Hrsg.), *Maschinenliebe* (Kap. 10, S. 163–184). Wiesbaden: Springer Gabler.

Lin, B. (2024). The AI chatbot always flirts with me, should I flirt back? From the McDonaldization of friendship to the robotization of love. *Social Media + Society 10(4)*. https://doi.org/10.1177/20563051241296229.

Nixon, P. G. & Scarcelli, C. M. (2022). Coming of Age: The alluring development of sex toys. In E. Rees (Hrsg.), *The Routledge Companion to Gender, Sexuality and Culture* (S. 293–303). London: Routledge.

Rappold, E. (2021). Das Pflegeheim als Wohn- und Arbeitsplatz. In G. Sailer (Hrsg.), *Pflege im Fokus*. Berlin, Heidelberg: Springer.

Richardson, K. (2017). The asymmetrical ‚relationship': Parallels between prostitution and the development of sex robots. *ACM SIGCAS Computers and Society 47(4)*, 290–293.

Rogge, A. (2020). I was made for love. In O. Bendel (Hrsg.), *Maschinenliebe* (Kap. 4, S. 55–78). Wiesbaden: Springer Gabler.

Şahinol, M. (2020). Posthumane Cyborgliebe: Die Anpassung des menschlichen Körpers an maschinelle Angebote im sexuellen Bereich. In O. Bendel (Hrsg.), *Maschinenliebe* (Kap. 9, S. 147–162). Wiesbaden: Springer Gabler.

Schulze, H., Bendel, O., Schubert, M. et al. (2021). Soziale Roboter, Empathie und Emotionen. *Zenodo*. https://zenodo.org/record/5554564 (21.10.2025).

Shaddel, F. & Mayes, D. (2023). Considering capacity to use sex toys in secure care: Two case reports. *Progress in Neurology and Psychiatry 27(1)*, 37–41.

Siegmann, T. & Bendel, O. (2025). Social and collaborative robots in prison. In O. Palinko et al. (Hrsg.), *Social Robotics: 16th International Conference, ICSR 2024, Odense, Denmark, Proceedings, Part I* (S. 432–445). Singapore: Springer.

Skopek, J., Schmitz, A. & Blossfeld, H.-P. (2011). The gendered dynamics of age preferences – Empirical evidence from online dating. *Zeitschrift für Familienforschung 23*. https://doi.org/10.20377/jfr-196.

Weber, L. (2020). Die besseren Sexworker?: Ein Interview mit Evelyn Schwarz zur Sexarbeit im BorDoll. In O. Bendel (Hrsg.), *Maschinenliebe* (Kap. 6, S. 93–101). Wiesbaden: Springer Gabler.

Zhou, Y. & Fischer, M. H. (2019). Intimate relationships with humanoid robots. In O. Bendel (Hrsg.), *Maschinenliebe* (Kap. 14, S. 237–254). Wiesbaden: Springer Gabler.

Jean-Marie Weber

„Du glaubst es nicht, aber ich habe sie losgelassen." Von der Liebe, dem Begehren und dem Mord in Michael Hanekes *Amour* (2012)

Zusammenfassung: Was kann mit einer Partnerschaft, mit der Liebe geschehen, wenn die beiden Menschen gemeinsam alt werden und ein hohes Alter erreicht haben? Verändert sich das Begehren im Alter? Und was passiert mit der Libido, dem Genießen[1], wenn Krankheit, Behinderungen und Schmerzen das Leben des Partners an die Grenzen des Erträglichen bringen? Was geschieht mit der Liebesbeziehung, wenn einer der Partner aus dem Leben scheiden will und einen Selbstmordversuch macht? Mit diesen Fragen setzt sich der Film *Amour* (2012) von Michael Haneke mit der Protagonistin Anne (Emmanuelle Riva) und ihrem Ehemann Georges (Jean-Louis Trintignant) auseinander. Die Analyse des Filmes versucht, den Fragen von Haneke aus einer psychoanalytischen Perspektive nachzugehen.

Schlagwörter: Libido, Begehren, Genießen, Liebe, Mord, Akt, Transformation

Abstract: What can happen to a partnership, to love, when the two people grow old together and have reached an advanced age? Does desire change

1 Genießen ist hier im lacanianischen Sinne zu verstehen.

in old age? And what happens to libido and enjoyment when illness, disabilities and pain bring the partner's life to the limits of what is bearable? What happens to the love relationship when one of the partners wants to end their life and attempts suicide? Michael Haneke's film *Amour* (2012) deals with these questions. Anne (Emmanuelle Riva) and Georges (Jean-Louis Trintingnant) deal with these questions. Our analysis of the film attempts to pursue Haneke's questions from a psychoanalytical perspective.

Keywords: libido, desire, love, enjoyment, murder, act, transformation

> „Während es für mich keine Schwierigkeit ist, eine Flasche, die vor
> mir auf dem Tisch steht, unter den Begriff ‚Flasche'
> zu subsummieren, so ist
> dies bei einem Kunstwerk nicht so evident.
> Das Werk registriert sich nicht als
> eine klare Tatsache, sondern affiziert mich
> speziell durch Unbestimmtheit." (D. Finkelde 2020)

Was kann mit einer Partnerschaft, mit der Liebe geschehen, wenn die beiden Menschen gemeinsam alt werden und ein hohes Alter erreicht haben? Verändert sich das Begehren im Alter? Und was passiert mit der Libido, dem Genießen, wenn Krankheit, Behinderungen und Schmerzen das Leben des Partners an die Grenzen des Erträglichen bringen? Mit diesen Fragen setzt sich der Film *Amour* auseinander. Anne (Emmanuelle Riva) und Georges (Jean-Louis Trintingnant), beide um die 80, aber noch rüstig, haben lange Jahre miteinander verbracht. Ihre bürgerliche Wohnung in Paris ist ein Spiegel ihrer kulturell erfüllten Zweisamkeit als Musikprofessoren. Sie ist voll mit veralteten Objekten: aus der Mode gekommene Möbel, Bücher, etliche Bilder, eine veraltete Stereoanlage und ein Konzertflügel. Sie spiegeln einen eher konservativen Bezug zum Leben wider.

In der ersten Szene werden wir Zuschauer in das Gedränge vor der ehemaligen Wohnung der beiden hineingezogen. Polizei ist anwesend. Türen werden aufgebrochen, Klebebänder durchschnitten – aus den Gesten der Polizisten ist zu erkennen, dass es stinkt. Als sich die Tür zu einem Schlafzimmer öffnet, sehen wir eine dunkel gekleidete alte Frau, die aufgebahrt auf dem Bett liegt und mit Blumen umkränzt ist. Ein Kreuz liegt auf ihrer Brust. Dies alles zeigt, dass die Altersidylle der beiden zerstört wurde, dass es um den Tod als unser unerbittliches Schicksal geht. Haneke, der dem epischen Theater Brechts verpflichtet ist, beginnt mit dem Schluss und blendet dann zurück zum Anfang.

Im folgenden Beitrag blicken wir vor allem auf das Trennungsdrama, das beide erleben. Es scheint uns ein dynamischer Prozess der Transformation von unbewussten und bewussten Bildungen zu sein, eine Durcharbeitung von Separationen. Wir interessieren uns vor allem für Georges. Es geht dabei nicht um Introspektion, sondern um ein Geschehen, das sich – psychoanalytisch gesprochen – in der Übertragung vollzieht. Georges unterstellt seiner Frau Autonomie, Autorschaft, Selbstständigkeit und Wissen. Als solche liebt er sie. Und deshalb können wir mit Lacan zunächst schon von Übertragungsliebe sprechen. Für Lacan ist Liebe von der gleichen Natur wie die Übertragung (Lacan 1975, S. 163). Wir lieben den Anderen, da wir ihm ein für uns wichtiges Wissen unterstellen (Lacan 2001, S. 558).

Liebe und Begehren

Georges begehrt seine Frau. Das wird schon deutlich, als die beiden am Abend vor dem Schlaganfall von Anne im Konzertsaal sitzen und er immer wieder zu ihr herüberblickt. Trotz – oder gerade wegen – des versuchten Einbruchs, den sie bei ihrer Rückkehr entdecken, will er nach dem Konzert noch etwas mit ihr plaudern. Er fragt sie, ob sie noch „Lust auf ein Glas Wein" habe. „Anziehend", erotisch ist sie für ihn: „Hab' ich dir schon gesagt, dass du gut ausgesehen hast, heute Abend?", fragt er sie. Das Erotische, also das Begehren, hat noch immer seinen Platz in Georges' Leben.

Georges und Anne lieben sich. Georges spricht sie mit „Schatz" und „Liebling" an. Natürlich gibt es einen narzisstischen Aspekt in einer Liebesbeziehung. Das Ziel der Liebe ist jedoch nicht die Befriedigung, sondern das Sein des Anderen. Wir wollen geliebt werden, lieben aber vor allem das Sein des Anderen in seiner Andersheit (Lacan 1975, S. 304). Deshalb existiert Liebe nur dort, wo über das Imaginäre hinaus eine symbolische Beziehung besteht. In diesem Sinn spricht auch Heidegger von Liebe: „Volo ut sis", „Ich will, dass du seiest, was du bist", schreibt er seiner Freundin Hannah Arendt (Arendt & Heidegger 2013, S. 31).

Wohl auch deshalb lieben wir, da wir durch die Liebe zu jemandem eine Neubestimmung erfahren und unsere Bedürfnisse und Potenziale neu definiert werden (Žižek 2025, S. 192). Dies gilt wohl auch für Anne und Georges, nicht zuletzt wegen ihres gemeinsamen Interesses an der Musik.

Wie Liebe, Genießen und Begehren verknotet und ineinander übergehen können, bringt die Tochter Eva bei einer Begegnung mit ihrem Vater zum Ausdruck:

> „Es ist komisch. Ich weiß nicht, ob ich es sagen soll. Vielleicht ist es dir peinlich. Als ich vorhin in die Wohnung kam, fiel mir plötzlich ein, wie ich euch als Kind immer zugehört habe, wenn ihr miteinander geschlafen habt. Für mich war das beruhigend. Es gab mir das Gefühl, dass ihr euch liebhabt und dass wir immer zusammenbleiben." (Haneke 2012, S. 38)

Das Begehren des Anderen

Der nicht erfolgreiche Einbruch ist wohl schon ein Vorzeichen, dass Schlimmeres sich für das alte Ehepaar ankündigt. Dies geschieht schon am nachfolgenden Tag in der Küche, diesem kleinen intimen Raum, der an das Kabinett eines Psychoanalytikers erinnern kann. Georges ist erschreckt, da seine Frau ihn plötzlich abwesend anblickt. Nachdem sie wieder geistig präsent ist, „versteht" er sie nicht und sie ihn nicht. Es kommt zu einer Folge von Missverständnissen um dieses Moment von Annes Abwesenheit. Das Gefühl kommt bei Georges auf, dass Anne mit ihm und vor allem mit der Wahrheit Verstecken spielt. Sein „ein-dringliches" Nachfragen bezüglich Präsenz und Absenz bzw. Erinnerung begegnet sie den Tränen nahe mit dem Ruf: „Willst du mich quälen?!! Lass mich doch in Ruhe." Ein

Gefühl der Unheimlichkeit befällt die beiden. Irgendwie wurden sie sich plötzlich fremd. Andersheit rückt in den Vordergrund. Eine bisher unbekannte Wahrheit tritt in beider Leben (Lacan 1975, S. 291–292).

Es stellt sich heraus, dass Annes Halsschlagader verstopft ist. Sie muss sich einer Operation unterziehen, die allerdings misslingt. Wir sehen, wie Anne halbseitig gelähmt, aber zunächst noch geistig und sprachlich gut dabei ist. Georges fährt sie nach dem Krankenhausaufenthalt im Rollstuhl ins Appartement. Anne bittet ihn, ihr zu helfen, aus dem Rollstuhl aufzustehen und im Sessel Platz zu nehmen. Dies ist einer der ästhetischen Momente ihrer Nähe im Film, fast wie bei einem Tanz. Als sie beide in ihren Sesseln sitzen, konfrontiert Anne ihren Mann mit einem Wunsch.

> *„Anne*[2]*: Versprich mir eines.*
> *Georges: Was?*
> *Anne: Bring mich bitte nie wieder ins Krankenhaus.*
> *Georges: Was?*
> *Pause. Sie sieht ihn an. Er hat verstanden.*
> *Anne: Versprichst du's?*
> *Georges: Anne …*
> *Anne: Versprichst du's?!*
> *Pause.*
> *Georges: Anne, ich …*
> *Anne: Red jetzt nicht. Und erklär mir nichts. Bitte.*
> *Kleine PAUSE.*
> *Georges: Was soll ich da sagen, das ist …*
> *Anne (unterbricht ihn): Nichts. Sag einfach nichts. Ja?!"* (Haneke 2012, S. 43)

Georges muss seiner Frau also versprechen, sie nicht mehr ins Krankenhaus zu bringen. Dies sagt sie, da sie immer Angst vor Ärzten hat, interpretiert Georges später. Allerdings geht es hier um mehr. Es ist ein Anspruch

2 Obwohl Haneke (2012) die Namen in Deutsch verwendet (Anna und Georg), bleibe ich in diesem Beitrag bei den französischen Bezeichnungen.

auf Anerkennung ihres Wollens, ihrer Freiheit und auf Liebe. Damit situiert Anne das Gespräch auf eine andere Ebene, auf die Szene des unbewussten Begehrens, worauf wir später noch zurückkommen.

Georges sieht sich hier unerwartet mit Lacans „Che vuoi?“ konfrontiert. „Was willst du von mir?“, wie Lacan es formulierte. In einer Partnerschaft stellt sich diese Frage öfter. Hier allerdings ist sie besonders heftig, da Georges eine große Verantwortung übertragen wird, die viel von ihm verlangt. Sprechen, Argumentieren scheint keinen Sinn zu machen. Im sartreschen Sinne, verlangt sie ein freies Ja (Sartre 1943, S. 416). Dabei stellt sich die Frage, wieso sich Georges dieser Aufforderung, nichts zu sagen, unterwirft, und was er damit macht? Akzeptiert er die Entscheidung seiner Frau und was bedeutet das? Als Zuschauer ahnen wir teilweise schon, welche Konsequenzen es haben kann, jegliche Behandlung im Krankenhaus zurückzuweisen. Jedenfalls passt es zum lacanianischen Paradox der Liebe: „Die Liebe ist das Geben dessen, was man nicht hat“ (Lacan 2004, S. 128).

Georges kümmert sich liebevoll um Anne. Als er etwas später zur Beerdigung eines Freundes geht, versucht Anne, sich das Leben zu nehmen. Sie wollte aus dem Lichtschachtfester springen, was ihr aber missglückte, da er zu schnell wieder zu Hause war. Georges fühlt sich überfordert beim Anblick seiner Frau, die nahe am Fenster am Rollstuhl *angelehnt* auf dem Boden sitzt. Anne aber kann ihre Botschaft deutlich vermitteln: Verzeih, dass ich zu langsam war. Worauf er missmutig antwortet: *„Du bist immer für eine Überraschung gut.“* Verständlicherweise redet er nicht gerne über das Begräbnis oder das *„Sein zum Tode“*. Nachdem er auf ihr Drängen doch noch von der Beerdigung berichtet, sagt sie zu ihm:

„Es gibt einfach keinen Grund weiterzuleben.
Ich weiß, dass es nur schlechter werden kann. Warum soll ich uns das antun? Dir und mir.
Georges: Du tust mir nichts an.
Anne: Du musst nicht lügen, Georges.
Georges: Stell dir vor, du wärst an meiner Stelle. Hast du dir nie vorgestellt, dass einem von uns beiden so was passieren kann?

> *Anne: Natürlich. Aber Vorstellung und Wirklichkeit haben wenig gemeinsam.*
> *Georges: Es wird doch täglich besser. Wir werden ...*
> *Anne: (unterbricht) Georges, ich will nicht mehr. Du bemühst dich rührend, mir das Ganze zu erleichtern. Ich will nicht mehr. Meinetwegen. Nicht deinetwegen.*
> *Georges: Das glaub ich dir nicht. Ich kenne dich. Du glaubst, dass du eine Last für mich bist. Stell dir den umgekehrten Fall vor: Was würdest du tun?*
> *Anne: Ich weiß es nicht. Ich will mir nicht deinen Kopf zerbrechen. Ich bin müde. Du strengst mich an. Alles strengt mich an. Ich kann nicht reden. Ich möchte ins Bett.*" (Haneke 2012, S. 52)

Georges schaut sie an. Schließlich steht er auf und rollt sie aus dem Bild.

Hier klärt sich jetzt Annes Wunsch beziehungsweise Begehren, nicht mehr ins Krankenhaus zu wollen. Sie will sterben. Durch Annes Krankheit werden beide mit dem Realen des Lebens und des Todes konfrontiert. Das Reale ist das, was sich weder symbolisieren noch imaginieren lässt. Es ist ein Rest, der Angst macht. Das Reale, so würde ich sagen, „ist das Geheimnis des sprechenden Körpers, es ist das Geheimnis des Unbewussten" (Lacan 1975b, S. 118). Es zeigt sich am Körper, wenn Organe nicht mehr automatisch funktionieren, nicht mehr ganz unter Kontrolle sind oder völlig aussetzen. Das Reale zeigt sich aber auch durch äußere Katastrophen, die hereinbrechen, oder durch Konflikte, die lange Zeit als vergessen galten, sich aber plötzlich wieder bemerkbar machen. Das Auftauchen des lange Zeit verdrängten Todes geht mit einem Gefühl der Kastrationsangst einher.

Anne fürchtet sich davor, mit Behinderungen zu leben. Es scheint, als wolle das Begehren nicht mehr von Objekt zu Objekt, von Signifikant zu Signifikant gleiten. Das Einzige, was sie begehrt, ist der Tod. Wieso es hierzu kam, darüber kann man nur spekulieren. Ihr Verlangen nach Autonomie und teilweise zwanghafter Perfektion machte es sicherlich nicht einfach, mit Behinderungen das Leben noch zu genießen und im Begehren zu bleiben. Möglicherweise spielen hier auch noch narzisstische und zwangsneurotische Züge eine Rolle.

Was bedeutet Annes Begehren nun für Georges? „Das Begehren, insbesondere das Begehren in der Liebe, begehrt das Begehren des anderen, den anderen als Begehrenden" (Lacan 1962, S. 80). Wir begehren also, dass der Andere uns begehrt. Im Film gibt es immer wieder Anzeichen, die darauf hindeuten, dass Lust und Eros ihre Beziehung prägen. Ein Beispiel dafür ist, wie Georges bei den Gymnastikübungen Annes gelähmtes Bein zärtlich und liebevoll bewegt. Wenn er mit ihr Gehübungen macht, hat man das Gefühl, sie würden zusammen tanzen. Ein anderes Beispiel ist die Szene, in der sie über ihre erste Begegnung sprechen, in der sie sich vermutlich verliebten, und in der Anne ihre Hand auf Georges Hand legt.

Er bleibt jedenfalls seinem Begehren ihr gegenüber treu und pflegt sie hingebungsvoll. Anfangs will Georges Annes Wunsch, zu sterben, verdrängen und ihr dabei helfen, das Leben wiederzuentdecken. Später gelingt ihm das jedoch immer weniger. Es ist eine ganze Welt, die sie gemeinsam aufgebaut haben und die nun zusammenbricht (Recalcati 2019, S. 67). Dies ist besonders traumatisch für Georges. Das drückt sich schon aus in der Erfahrung aus seinen jungen Jahren, die er Anne erzählt:

> *„Irgendeine Schnulze über einen Adligen und ein kleines Bürgermädchen, die sich nicht kriegen konnten und dann aus Großmut aufeinander verzichtet haben – ich weiß es eigentlich gar nicht mehr. Auf jeden Fall war ich danach ganz aufgelöst und hab einige Zeit gebraucht, mich zu beruhigen.*
> *Im Hof des Hauses, wo Oma wohnte, hing ein Junge am Fenster und fragte, wo ich herkomme. Er war ein paar Jahre älter als ich, ein Angeber, der mir natürlich sehr imponiert hat. „Aus'm Kino", sagte ich, weil ich stolz war, dass Oma mir das Geld gegeben hatte, allein ins Kino zu gehen. „Was hast du gesehen?" Ich hab begonnen, den Film zu erzählen, und während ich erzählte, kam die ganze Emotion wieder, und ich wollte doch nicht vor dem Jungen heulen, aber es ging nicht: Ich stand dort, laut weinend, im Hof und erzählte ihm das ganze Drama bis zum bitteren Ende."* (Haneke 2012, S. 52)

Georges vermittelt hier Sehnsucht nach Liebe und Einheit, aber auch seine Traurigkeit darüber, dass beide aus standesgemäßen Gründen nicht heiraten konnten. Wehmut aufgrund ihres „Großmutes", sich aus moralischer Unterwerfung zu trennen, steigen in ihm auf. Wohl auch ein Zeichen, dass er bei dieser Erinnerung spürte, dass das Begehren nicht gelebt werden konnte und somit bei ihm als Zuschauer Traurigkeit, sprich Depression Platz machte (vgl. Lacan 1974, S. 39f.).

Fundamental tragisch im Alter ist oft die Tatsache, dass sich das Begehren, das sich prinzipiell immer weiterentwickelt, auf einmal reduzieren muss. Es macht, wie am Beispiel von Anne, fast nur mehr dem Bedürfnis Platz (Herfray 1988, S. 57). Und so findet man sich in die Hilflosigkeit der frühen Kindheit zurückgeworfen, was das Gefühl der Entmündigung, der Kastration hervorrufen kann. Anne erlebt vermutlich auch ein „Mehr an Lust", allerdings als schmerzhaftes Genießen (Lacan 1986, S. 217) wegen ihrer restlichen Autonomie, insofern sie dank ihres Mannes nicht ins Krankenhaus muss. Ihr Leben besteht allerdings immer mehr aus physischem wie psychischem Leiden an der eigenen Hilflosigkeit.

Auflösung der Bindungen

Georges und Anne haben sich für ein Leben in Zurückgezogenheit und Autonomie entschieden. Sie wollen ihre täglichen Bedürfnisse und Herausforderungen mehr oder weniger allein meistern. Vieles haben sie miteinander durchgestanden, sagt Georges seiner Tochter Eva (Isabelle Hubert). Dabei spielen die anderen immer weniger eine Rolle. Sie halten sie auf Distanz, ebenso wie das Hausmeister-Ehepaar, das ihnen ihre Hilfe anbietet. Der Besuch von Annes Klavierschüler Alexandre verläuft eher unzufriedenstellend, da das Thema Krankheit tabu ist. Vom Arzt wird zwar immer geredet, er erscheint jedoch nicht im Film. Dass Georges fast am Ende seiner Kräfte ist, merkt man auch daran, wie rüde er mit einer der Pflegerinnen spricht, die seiner Meinung nach nicht sanft genug mit Anne umgeht.

Auch Georges' Gespräche mit seiner Tochter sind deshalb so schwierig, weil diese ihren Platz in der sich abschirmenden Dyade des Elternpaares nicht findet. Georges versucht selbst teilweise ihren Besuch zu verhindern, und als dann Eva auftaucht, belügt er sie und will die Begegnung zwischen Mutter und Tochter abwenden. Und so sagt sie ihm vorwurfsvoll:

> „*Kannst du dir nicht vorstellen, dass wir uns Sorgen machen?!*
> *Georges: Eure Sorgen nutzen mir nichts.*
> *Georges: Nein, versteh mich nicht falsch. Das ist keine Kritik. Ich hab bloß keine Zeit, um mich um eure Sorgen zu kümmern.*
> *Eva: Papa …*
> *Georges: Nein. Lass uns so nicht weiterreden. Ich kümmere mich um deine Mutter. Das ist eine Vollzeitbeschäftigung. Und wenn ich das sage, ist das keine Klage, sondern bloß eine Erklärung, warum ich deine Anrufe nicht beantwortet habe und dass ich keine unnützen Debatten darüber führen möchte.*
> *Deiner Mutter geht es, wie zu erwarten war: gleichmäßig schlecht. Sie wird mehr und mehr zu einem hilflosen Kind, und das ist traurig und demütigend, für sie wie für mich. Und sie möchte auch nicht, dass jemand sie dabei sieht. Sie wollte schon bei eurem letzten Besuch nicht, dass ihr kommt. Ihr habt euer Leben. Das ist absolut in Ordnung. Lasst uns auch unser Leben. Auch wenn es beschissen ist.*“ (Haneke 2012, S. 131)

Eva versteht ihren Vater nicht mehr. Sie merkt wohl, dass da etwas vor sich geht, das in einer anderen Szene stattfindet, wie Freud es wohl ausdrücken würde. Georges selbst ist nicht mehr Herr in seinem eigenen Haus. Eros und Thanatos scheinen sich auch in der Beziehung zu seiner Tochter zu entbinden. So fordert Eva ihn heraus, nicht Verstecken zu spielen, sondern ernsthaft mit ihr zu reden.

Darauf antwortet ihr Vater sichtlich getroffen und wütend:

> „*Was verstehst du unter ernsthaft reden? Red mal ernsthaft mit mir!*“ (Haneke 2012, S. 136)

Er unterstellt ihr, sich nicht ernsthaft zu interessieren:

> *„Wie soll es weitergehen? Zweimal die Woche kommt die Schwester, alle vierzehn Tage kommt Dr. Bertier und die Friseuse. Darum sorgst du dich doch. Es wird immer schlechter. Das dauert, und irgendwann ist es aus."* (Haneke 2012, S. 136)

Georges mag das Gefühl haben, dass seine Tochter kaum an eine wirkliche Unterstützung ihrerseits denkt, aber man vermisst auch, dass es keinesfalls zu einem Dialog kommt, in dem er sich angesichts des Todeswunsches seiner Frau ein kreatives, aber vorsichtiges Sagen, ein „bien-dire" (Lacan 2001, S. 541) entwickelt und wo etwas von der Wahrheit dieses Begehrens der Mutter in Form eines „mi-dire" (ebd., S. 394) mitgeteilt wird.

Eva drückt ihre Angst aus, vielleicht auch ihre Distanz, Ungeduld oder ihre Sorge, mitverantwortlich zu sein, wenn etwas geschieht, weil sie sich nicht ausreichend um die Mutter gekümmert hat. Die Löcher, das Fehlen und Georges' Abschirmung im Gespräch drückt etwas von der Einsamkeit der Protagonisten aus. „Unbewusste Bildungen" (Lacan 1998) behindern Georges, die Wahrheit über Annes Begehren zu sterben, und sein diskussionsloses Einverständnis, sie nicht mehr in ein Krankenhaus einzuweisen, zu sagen. Die Hemmungen, in einen wahren Dialog mit seiner Ehefrau einzutreten, wiederholen sich hier im Gespräch mit der Tochter. Allerdings stellt er ihr die pertinente Frage des „Che vuoi" (Lacan), letztlich die Frage danach, was sie eigentlich will und begehrt, wenn sie zu ihren Eltern kommt und ernsthaft reden will.

Entwicklung zum Unmöglichen

Georges ist bemüht, höflich gegenüber seiner Frau zu sein und bewahrt meistens Contenance. Mit der Zeit wird es jedoch immer schwieriger, mit Anne zu kommunizieren. Ihr Sprachvermögen lässt nach, sodass sie sich kaum noch verständlich machen kann. Ab und zu kommt es noch zum Teilen von Erinnerungen oder zum stammelnden Singen eines Liedes. Der Körperkontakt bleibt wichtig – nicht nur durch die Pflegehandlungen, sondern auch als beruhigendes Streicheln.

Seine auf Autonomie bedachte Frau in ihrer Hilflosigkeit zu sehen, trifft Georges mit Scham und Verzweiflung. Auch Anne schämt sich. Dies zeigt sich ernsthaft besonders in der Szene, als das Bett zum ersten Mal nass ist. Ihr verstörter Blick, seine mitleidigen Augen und die zärtliche Geste, mit der er ein Handtuch nimmt und sagt: „Ist doch kein Problem", sind Ausdruck des gemeinsamen Leidens und beider Scham. So verlieren ihr Ich-Ideal und Ideal-Ich teilweise ihre stützende Funktion. Im Extrem identifiziert sich das unbewusste Subjekt mit sich als Ekelhaftem, als „Abjekt". Georges lässt wenig in sich hineinblicken. Aber das Verdrängte bildet sich unbewusst im Traum aus. Und so kommt es zu folgendem Traum:

Georges ist in Pyjamahose, mit nacktem Oberkörper, und putzt sich die Zähne.

Es klingelt. So spuckt Georg aus, wischt sich noch den Mund ab und geht zur Tür.

> *„Georges: Ja? Wer ist da? Keine Antwort. Georges ist sehr irritiert. Aus dem Off ruft Anne: Georges?! Was ist? Wer ist da?*
> *Georges öffnet die Wohnungstür. Aber draußen hat sich das im Halbdunkel liegende Treppenhaus verändert, Lift und Liftkabine existieren nicht mehr, bloß das Zugseil pendelt noch im leeren Schacht. Wände und Treppen haben weder Verkleidung noch Farbe, teilweise sind die Wände aufgestemmt, alles vermittelt den Eindruck einer Baustelle. Georges ist fassungslos, versteht nicht, was passiert ist. Zögernd verlässt er die Wohnung, macht ein paar Schritte in den Raum.*
> *Im Off, entfernter, die beunruhigte Stimme von*
> *Anne. Georges? Was ist denn?!*
> *Georges wendet sich nach rechts, geht zögernden Schritts den Gang entlang, der sich nach ein paar Metern erneut nach rechts in einen weiteren langen, spärlich erleuchteten Gang öffnet. Auch das hat Georges noch nie gesehen.*
> *Es ist sehr still geworden. In der Tiefe des Raums ist der Gang mit dunklem Wasser überschwemmt. Georges macht ein paar Schritte in die Tiefe dieses Raums. LEISES GERÄUSCH SEINER SCHRITTE IM WASSER. Georges bleibt stehen. Sieht nach unten auf seine Füße.*

> *Sie stehen bis über die Knöchel im Wasser. Darunter schimmert das schwarz-weiße Muster des Bodenbelags durch. Das Wasser ist schmutzig, von Schlieren durchzogen. Georges schaut fassungslos von seinen Füßen in die Tiefe des Raums. STILLE Da schiebt sich lautlos von hinten eine Hand vor seinen Mund und hält ihn wie im Schraubstock. Panik.*" (Haneke 2012, S. 80f.)

Wir wissen, dass Träume für Freud und Lacan ein Effekt der Verdrängung, Durcharbeitung und der Verschlüsselung unseres Begehrens darstellen. Was könnte dann dieser furchterregende Traum bedeuten? Trotz oder wegen seiner Liebe und seines Engagements für seine Frau scheint Georges einem Loch, einer unheimlichen Leere gegenüberzustehen. Ein Abgrund, eine Bodenlosigkeit tut sich auf. So wird er mit dem Realen, dem Unmöglichen konfrontiert: Teile des Flurs fehlen, ebenso der Aufzug als Symbol für die Beziehungen wie auch der Bezug zwischen Umwelt und Innenwelt. Eine Welt bricht zusammen. Und mit diesem Bruch und Schreck ist Georges konfrontiert. Das Zugseil bleibt ihm – zum Leben oder zum Tod. Es ist also das Gesetz des Unmöglichen, das an seine Tür klopft. Die dritte Hand vor seinem Mund, die ihn zu ersticken droht, ist wie alle Chiffren mehrdeutig. Sie steht unter anderem für eine Liebe, die zum Gefängnis wird, die immer mehr im Griff des Todestriebes ist. So formt sich das Ehepaar zu einer untoten Dyade, die um sich kreist. Es wehrt sich so gegen das unheimliche und endlose Drama des Lebens (Santner 2010, S. 50). Zum realen, asymmetrischen Austausch kommt es kaum noch. Ersticken droht.

Dieser Albtraum führt Georges zum Punkt des Unsagbaren, zur Konfrontation mit dem Unmöglichen, dem Chaos, das er lebt. Das Reale können wir nicht ändern, aber der Traum bewegt uns, unseren Bezug zum Realen zu ändern.

Georges unbewusstes Szenario und seine Trennungsangst

Das Thema der Trennung des Liebespaares aus dem Film, über das Georges in seiner Erzählung berichtet, wird im Traum auf einer anderen Ebene wiederholt. Es ist das Trauma der Trennung, das uns etwas über das Szenario und das Phantasma, in das Georges eingebunden ist, mitteilt. Dagegen schenkt sein Phantasma der Einheit der Liebenden das Gefühl von Geborgenheit angesichts von Riss und Unheimlichkeit. Dieses Phantasma unterstützt sein Begehren, das Trauma des Bruchs und der Separation zu überdecken, wenn nicht gar zu überwinden. Letztlich handelt es sich hierbei um das Trauma, das jedes Kind durch die Trennung von der Mutter erlebt, sowie um das Trauma, das durch den Eintritt ins Sprechen entsteht (Menès 2016, S. 104).

Man kann also vermuten, dass Georges in einem Szenario lebt, in dem die imaginäre Einheit eine große Bedeutung hat. Trennung war für ihn immer traumatisch. Die leidvolle Entwicklung als Paar stellt ihn erneut vor diese Herausforderung. Er ist bereit, alles zu tun, um diese Separation so weit wie möglich hinauszuzögern. Gelingt ihm dieses Unmögliche?

Der Akt der Ohrfeige

Letztlich bleiben Anne wie dem Kleinkind nur noch Schreie, um ihre physischen und psychischen Schmerzen auszudrücken und um Hilfe zu rufen. Sie ruft verzweifelt immer wieder „Mal, mal, mal", was man mit Übel, Böses oder Leiden übersetzen kann. Zunächst wollte Haneke „Au secours!" – „Zu Hilfe!" – schreien lassen. Ein Arzt riet ihm jedoch davon ab. Ein Kranker in Annes Zustand wäre dazu wohl nicht mehr fähig. „Mal" ist ihr letztes Wort, ein Signifikant, den sie wiederholt. Nur zwischen diesen Wiederholungen positioniert sie sich als Subjekt: „Der Signifikant ist das was ein Subjekt für einen anderen Signifikanten repräsentiert." (Lacan 1964, S. 188) Sie adressiert dieses „mal" wohl auch an Georges, der immer mehr durch die Pflege, als eine spezielle Form des Klammerns an seiner Frau, überfordert ist. Wir sprechen hier auch vom Todestrieb, da sein leidendes Genießen ihm alle Öffnung auf das Leben eingrenzt. Kann Georges sich hieraus befreien, das ist die Frage des Zuschauers.

Ein letztes Mal versucht Anne Georges ihr Begehren, zu sterben, deutlich zu zeigen und ihre Willensstärke unter Beweis zu stellen. Dabei kommt es bei beiden zum „acting out".

„Georges versucht ihr mittels Schnabelschale Tee einzuflößen. Sie öffnet den Mund nicht.
Georges: … bitte mach auf … komm … mach auf … Anne! … bitte! … komm … hör auf damit! …
Er richtet sich auf.
Wenn du nichts trinkst, stirbst du.
Unartikulierter LAUT ANNES.
Willst du das?
Pause. Sie sieht ihn an. Er beugt sich erneut über sie, setzt die Schale an ihre zusammengepressten Lippen.
Komm Anne, bitte.
Sie reagiert nicht. Er drängt mit den Fingern ihre Lippen auseinander versucht vorsichtig, aber doch mit Gewalt, ihre Zähne auseinander zu drängen. Leert ein bisschen Tee dazwischen. Es rinnt ihr aus dem Mund. Er stellt die Tasse (ärgerlich) ab. Herrgott nochmal!
Nimmt ein Tuch und wischt die Flüssigkeit weg. Etwas ist aufs Kissen geronnen. Er versucht es aufzutunken. Sie sieht ihn die ganze Zeit an. Schließlich legt er das Tuch neben die Trinkschale und sieht sie an. Versucht, Hilflosigkeit und Ärger nicht zu zeigen:
Anne! … Du kannst mich nicht zwingen, dich verdursten zu lassen. Wenn du dich weigerst, muss ich Bertier anrufen, und er wird dich einweisen. Im Krankenhaus können sie dich künstlich ernähren. Willst du das?
KURZE PAUSE.
Ich hab dir versprochen, ich erspare dir das. Aber du musst mitmachen. Ich bin überfordert.
Er nimmt die Tasse erneut und setzt sie ihr an die Lippen. Bitte Anne! Sie hält die Lippen zusammengepresst. Er drückt die Tasse heftig dagegen.
Georges: Trink das jetzt!
Es schmerzt. Sie öffnet also, und er lässt etwas Flüssigkeit in sie rinnen. Jaaa!
Sie schließt den Mund wieder, und er setzt die Tasse ab.
Gut.

Da bläst sie alles wieder wie eine Fontäne heraus. Nach einem kurzen Moment der Verblüffung ohrfeigt er sie.
STILLE. Er ist über sich selbst erschrocken. Dann stellt er die Tasse ab und setzt sich auf den Stuhl neben dem Bett. Sie sehen einander nicht an.
Nach einer Weile schreit Anne (leise) ... mal ... mal ...
Georges sagt daraufhin ganz leise: Bitte verzeih mir. Und Anne schreit weiter leise mal ... mal ... mal ... mal" (Haneke 2012, S. 124–127)

Auf der Bewusstseinsebene ist Georges der Meinung, dass er verantwortlich ist, wenn seine Frau stirbt, weil sie das Wasser, das er ihr reicht, nicht trinkt. Der unbewusste Akt der Ohrfeige zeigt jedoch, dass er sie auf der Ebene seines Unbewussten selbst dafür verantwortlich hält. Ein Akt, auch ein „acting out" wie die Ohrfeige, hat immer die Wirkung, dass das Subjekt als ein anderes hervorgeht. So auch bei Georges. Er hat Verantwortung für das Wohlergehen seiner Frau übernommen. Aber seine Frau ist und bleibt verantwortliches Subjekt. Sie möchte sterben und rebelliert entschieden. Sie ist kein Kind, das einfach gehorchen muss. Gerade dies, dass sie Subjekt ist, akzeptiert er unbewusst durch den Akt der Ohrfeige.

Der Mord an der Partnerin

Als Anne einige Zeit später erneut „Mal, mal, mal" schreit, fühlt Georges sich sichtbar genervt. Trotzdem setzt er sich aber neben sie aufs Bett. Er nimmt ihre Hand, streichelt sie zärtlich und erzählt ihr von einem Erlebnis, in dem Trennung und Subjektsein eine wichtige Rolle spielen.

„Is ja gut ... is ja gut ... ich bin ja da ... alles ist gut ... wir werden ... warte, ich erzähl Dir eine Geschichte ... aber Du musst ruhig sein, ich kann nicht so laut sprechen, das strengt mich an ... also: ... als ich klein war ... naja, so klein war ich nicht ... es war am Ende der Volksschule, also 10 ungefähr, da haben mich Papa und Mama in ein Ferienlager geschickt. Sie dachten, es würde mir guttun, den Sommer

unter Gleichaltrigen zu verbringen ... die Unterkunft war ein altes Schloß in einer wunderschönen Waldlandschaft ...ich glaube, es war in der Auvergne ... ich weiß nicht ... jedenfalls war es das Gegenteil von dem, was ich erwartet hatte ... Wir mussten um 6 Uhr aufstehen und ein Morgenbad nehmen. Unweit vom Schloss gab es ein kleines Staubecken, das von einem eisigen Gebirgsbach gespeist war. Da rannten wir in Zweierreihen hin. Du weisst, ich war nie sehr sportlich. Den ganzen Tag gabs ein Programm, das uns auf Trab hielt, wahrscheinlich um eventuell aufkommende pubertäre Wallungen im Keim abzutöten ... Das Schlimmste aber war das Essen. Am dritten Tag nach der Ankunft gabs mittags Milchreis. Ich hasse Milchreis. Wir saßen an langen Tischen in einem riesigen Saal. Ich wollte das Zeug nicht essen und der Erzieher sagte: Du stehst nicht auf, bevor Du aufgegessen hast. Also verließen alle nach dem Essen den Saal.
Und ich blieb heulend sitzen. Ich hatte mit Mama eine geheime Verabredung getroffen. Ich sollte ihr jede Woche eine Ansichtskarte schicken. Für den Fall, daß mir der Aufenthalt gefällt, sollte ich Blumen darauf zeichnen, falls nicht, Sternchen. Sie hat die Karte aufgehoben – sie war übersät mit Sternchen.
Nach drei Stunden durfte ich den Tisch verlassen. Ich ging aufs Zimmer, legte mich ins Bett und bekam 42 Fieber. Es war Diphtherie. Sie brachten mich ins nächstgelegene Krankenhaus auf die Isolierstation, so daß Mama, als sie kam, mir nur durch eine Glasscheibe zuwinken konnte.
Irgendwann hab ich die Karte nicht mehr gefunden." (Haneke 2012, S. 149f.)

Auch bei dieser Erzählung geht um Separation, also die Situation, in der seine Frau und er sich befinden. Hier enthüllt er in der Wiederholung sein Trauma des Getrenntwerdens. Die Karte, die nicht mehr gefunden wurde, könnte darauf hinweisen, dass die enge Beziehung zur Mutter aufgelöst wurde. Die Art, wie Georges diese für ihn wichtige Erfahrung erzählt, beruhigt Anne. Vielleicht merkt sie sogar, dass er zur Trennung bereit ist. Wir können somit davon ausgehen, dass es um eine sprachliche

Verarbeitung des Traumatischen geht, um ein „bien-dire". So deutet diese Erzählung an, dass er das Phantasma der absoluten Einheit durchquert hat.

Somit hat er auch die Unmöglichkeit „eines sexuellen Verhältnisses" (Lacan 2001, S. 464) definitiv anerkannt. Er kann bei aller Liebe und all dem Mitleiden akzeptieren, dass eine Partnerschaft nie zur absoluten Einheit gelangt und vom Genießen her lediglich ein inter-sinthomatisches Geschehen zwischen dem Sinthom des Mannes und dem Sinthom der Frau sein kann, also ein Genießen des Mannes und ein Genießen der Frau, die sich begegnen (Lacan 1979, S. 220). Einfacher ausgedrückt bedeutet dies, dass die Liebesbeziehung keine unmittelbare bewusste komplementäre Beziehung ist. In der Liebesbeziehung handelt es sich vielmehr um ein Gegenüber von zwei Protagonisten, von denen jeder eine asymmetrische Position, charakterisiert durch die ihm eigenen Begierden und Symptome, in Bezug zu dem anderen einnimmt. Alles andere ist zwar eine ehrenvolle, aber eben eine gefährliche Illusion.

Anne ist während Georges' Erzählung immer ruhiger geworden. Er hält immer noch ihre Hand. Dann greift er nach seinem Kopfkissen und drückt es auf ihr Gesicht. Dabei legt er sich mit seinem ganzen Körper auf sie, lange Zeit, bis deren Zuckungen aufhören und Anne am Ersticken gestorben ist.

Und so stellt sich die Frage, ob Georges' Akt ein Echo auf ihr oder auch sein Begehren ist. Ist es ein Akt des Genießens, der Macht über seine autonome Frau, oder ein letzter Akt der Unterwerfung? Ist es ein Akt der Liebe, der sie von ihrem leidvollen Sein befreit? Gilt er als Ausdruck narzisstischer Liebe?

Man kann wohl vermuten, dass es langsam zu Georges' Begehren wurde, das letzte Begehren seiner Frau ihm gegenüber zu respektieren und seine narzisstischen Wünsche, sein Genießen der Präsenz seiner Frau sowie sein Phantasma der ewigen Einheit zu überwinden.

So vollzieht er einen Mord an seiner Frau. Das Ekelhafte und Monströse im Menschen entwickelt sich hier zum Befreiungsakt. Georges befreit sie von ihrem „Mal", dem Bösen, das ihren Rest an Leben fest im Griff hielt.

Anne, die in gewisser Weise die Rolle der Analystin übernahm, das sogenannte „Objekt a", das heißt das unbewusste Objekt, das die Ursache seines Begehrens nach Einheit verkörpert, kann losgelassen werden. Er kann sie loslassen, nachdem sie ihn durch ihr Begehren dazu geführt hat, sein Phantasma von einer absoluten Einheit als Schutzschild gegen Trennung zu durchbrechen. So, wie er nach dem Mord auch eine Taube loslässt, die er zunächst zerquetschen wollte.

Dies konnte nur geschehen durch die Akzeptanz seiner Ambivalenz, des ihn charakterisierenden Antagonismus, ein „Ekel" zu sein, das „quält", aber auch „nett" ist. Nur durch die Akzeptanz seines aggressiven Parts und seiner Liebe konnte er diesen Akt vollziehen. Diese Arbeit an sich selbst steht somit im Gegensatz zum Ausweg in eine chronische Melancholie oder eine reine Manie (Recalcati 2024).

Ein ethischer Akt: Treue im Begehren

Es ist Mord, eine Passage à l'acte. Dabei stellt sich auch die ethische Frage, ob Georges, wie Lacan es formuliert, dem eigenen Begehren nach gehandelt hat (1986, S. 362).

Die Liebe des „volo ut sis" und sein Genießen, mit so einer performanten Musikerin zusammenzuleben, haben Georges dazu geführt, sich an seine Frau zu binden, zum Schluss sich ihrem Wunsch zu unterwerfen und sie zu pflegen.

Der Akt, Anne vom schmerzhaften Leben zu befreien, hatte sich bei ihm wohl langsam als unbewusste Bildung entwickelt. Ihr Begehren, aus dem Leben zu scheiden, hatte einen starken Effekt auf sein eigenes Begehren. Georges fühlte sich vermutlich von allen Rechts- und Moralprinzipien befreit und konnte den befreienden Schlag letztlich ausführen. Er begehrte sie nun als den Tod Begehrende. Er liebt sie zum Schluss, auch in ihrem „Sein zum Tode". Er gab ihr, was er selbst nicht hatte. Es ist Anne, die ihm das Recht dazu gibt, sie zu töten, einen Akt zu vollziehen, „zu dem er selbst das Recht nicht hat". Und er erfüllt ihr diesen Wunsch: den Tod (Lacan 2004, S. 20). Somit kann man trotz aller Tragik sagen, dass er seinem langsam gleitenden Begehren durch Sprechen, Zuhören und Erzählen nachgegangen ist. Und dieses Begehren dann auch nicht aufgegeben hat. Die ganze Szene lässt vermuten, dass es ein Akt der Treue war. Das ist nicht die Sache eines jeden. Es ist ein ethischer Akt (Lacan 1986, S. 368), singulärer, schmerzhafter Akt als Antwort auf das Begehren seiner Frau.

Es hätte auch andere Wege gegeben, um Anne in den Tod zu begleiten. Ethik im lacanianischen Sinn ist ein kreativer Prozess zwischen Normen und Begehren, Notwendigkeit und Möglichkeit, im wahren Gespräch zwischen Menschen. Letzteres setzt die Akzeptanz der Spaltung des Subjektes voraus, zwischen Denken und Sein, Bewusstem und Unbewusstem. Moralisch ist die Tat allerdings nicht, da es der Moral um die „Eumonia“ in der Gesellschaft geht, zum Beispiel die Sicherheit der Kranken zu wahren und sie vor Willkür zu schützen.

Wie in der Analyse liegt Georges zum Schluss des Films ein letztes Mal auf der „Couch“, bevor er seiner Frau im Ritual der Aufbahrung dankte, dass sie ihn bis zuletzt begehrend unterstützte, Subjekt und Mann zu sein. Er kann jetzt mit seiner Frau aus dem Bild verschwinden.

Ein Kunstwerk

Anne blieb ab der ersten missglückten Operation bei ihrer Haltung, dass für sie Leiden absurd ist. Die Offenheit auf das Unmögliche schenkte beiden schließlich letzte Schritte des gegenseitigen Begehrens des Anderen als Begehrendem. Im Loslassen von Georges ist ihre Liebe als Freiheit definitiv vereint. „Es ist vollbracht.“

Wenn man sich auf den Film einlässt, sich auf die Protagonisten und Räume projektiert und sich im Nachhinein zumindest teilweise des eigenen Blickes bewusst wird, zeigt sich etwas von dem eigenen Verdrängen, Begehren, den Erwartungen an Liebe, dem Umgang mit dem Realen bzw. der Leere, den Trauerprozessen, die man durchlaufen hat oder eben nicht. Der Film ist ein Kunstwerk in dem Sinne, als er unsere inneren Konflikte, das Schreckliche der Wahrheit (Lacan) zeigt, aber eben auch, bei aller Grausamkeit, einen Weg zur Subjektivation unseres Sterbens aufzeigt.

Literaturverzeichnis

Arendt, H. & Heidegger, M. (2013). *Briefe 1922–1975.* Frankfurt a. M.: Klostermann.

Finkelde, D. (2020). „A ceux qui m'aiment, encore." Zu Liebe und Hass in Gefolgschaft (nach Lacan). *RISS-Material. Zeitschrift für Psychoanalyse,* 119–134.

Haneke, M. (2012). *Liebe, das Buch.* Berlin: Hanser.

Herfray, C. (1988). *La vieillesse. Une interprétation psychanalytique.* Paris: Desclée de Brouwer.

Lacan, J. (1962). *Le Séminaire, Livre IX.* https://nosubject.com/images/6/67/Seminaire_09.pdf (28.10.2025).

Lacan, J. (1975). *Le Séminaire, Livre XI, Les quatre concepts fodamentaux de la psychanalyse.* Paris: Seuil.

Lacan, J. (1975). *Le Séminaire, Livre I, Les Écrits techniques de Freud.* Paris: Seuil.

Lacan, J. (1986). *Le Séminaire, Livre VII, L'éthique de la psychanalyse.* Paris: Seuil.

Lacan, J.(1975b). *Le Séminaire, Livre XX, Encore.* Paris: Seuil.

Lacan, J. (1979). Conclusions. In *IXe Congrès de l'École freudienne de Paris sur „La transmission". Lettres de l'Ecole, n°25, vol. II* (S. 219–220). https://ecole-lacanienne.net/wp content/uploads/2016/04/1978-07-09.pdf (28.10.2025).

Lacan, J. (1998). *Le Séminaire, Livre V, Les formations de l'inconscient.* Paris: Seuil.

Lacan, J. (2001). *Autres Ecrits.* Paris: Seuil.

Lacan, J. (2004). *Le Séminaire, Livre X, L'angoisse.* Paris: Seuil.

Menès, M. (2016). *Les cauchemars. Ces sombres messages de la nuit.* Toulouse: Erès.

Recalcati, M. (2019). *Ce n'est plus comme avant … Eloge du pardon dans la vie amoureuse.* Paris: Les éditions d'Ithaque.

Recalcati, M. (2024). *Das Licht der toten Sterne. Essay über Trauer und Nostalgie.* Wien: Turia+Kant.

Santner, E. L. (2010). *Zur Psychopathologie des Alltagslebens*. Zürich: Diaphanes.
Sartre, J.-P. (1943). *L'être et le néant. Essai s'ontologie phénoménologique*. Paris: Gallimard.
Žižek, S. (2025). *Die Paradoxien der Mehrlust. Ein Leitfaden für die Nicht-verwirrten*. Frankfurt a. M.: Fischer.

Ursula Immenschuh & Bernhard Rauh

Übergangsräume und Ent-deckungen – Epilog

Unser Ziel mit dem Buch ist es, Räume zu öffnen. Zuerst einmal Freiräume für das Ent-decken von Tabuisiertem im Hinblick auf Sexualität bei Alter, Krankheit und Behinderung. Die meisten Beiträge wurden beim fünften Regensburger Colloquium Psychoanalyse: Erziehungswissenschaft „Sexualität : Scham : Würde" in einer tiefenhermeneutischen Interpretationsgruppe erst assoziativ, dann reflexiv bearbeitet. Dabei entstanden neue Räume, von Nadig (z. B. 2000, 2008) in Anlehnung an Winnicott „Übergangsräume" genannt, „potential space" (Winnicott 1979, S. 116). Wir haben diese Räume auch als Spielräume erlebt, weil die Gefühle, Assoziationen, Irritationen, Körperempfindungen der einzelnen Teilnehmer:innen in der Interpretationsgruppe einen Platz fanden und verarbeitet werden konnten, für die Forschung und die eigene Weiterentwicklung. Die sich einstellenden Emotionen waren so unterschiedlich wie die Menschen und die Anlässe. Sie wurden zur Analyse der Texte in diesem Band genutzt.

Da war beispielsweise die Lust am Zulassen der Wahrnehmung des erotischen Spiels beim Film *Amour* (Weber in diesem Band), beim Er-Spüren von theoretischen Konzepten wie dem der infantilen Sexualität und der neuen Zugänge, die sie eröffneten (Bußmann in diesem Band), oder der Liebe bei Luhmann (Pelka in diesem Band) oder von dem, was unter die Haut geht (Rauh in diesem Band).

Es konnte sogar genossen werden, was gefühlt wurde. Ein geschützter Raum, in dem „contained"[1] wurde, was ansonsten oft verboten, schwer

1 Zur Erläuterung dieses Begriffes siehe den Beitrag von Immenschuh.

auszuhalten oder sprachlich kaum auszudrücken ist, machte Ent-deckungen möglich. Es gab den Ekel, wenn von dem jungen Menschen mit sogenannter geistiger Behinderung gesprochen wurde, der alle fragt: „Darf ich Sie ablecken?“ Bei der Frau, die Sex gegen zwei Zigaretten tauscht, vergewaltigt wird und bei der nichts zu helfen scheint, fühlten wir die Hilflosigkeit und Überforderung, wurde Sprachlosigkeit ausgehalten (Jochheim in diesem Band). Es wurde Freude und Verwunderung empfunden an den Suchbewegungen im Text zur Masturbation (Cramer in diesem Band), im assoziativen Ent-decken von neuen Sichtweisen.

Das schwer Zugängliche unter der ersten Empörung war zu fühlen in der Bildungssituation, in der Auszubildende im Gesundheitswesen die Fragen nach dem richtigen Umgang mit sexuellen Bedürfnisäußerungen von zu pflegenden Personen stellen. Zum Beispiel damit, dass eine junge Frau mit der Diagnose MS von einem Auszubildenden sexuell befriedigt werden möchte, oder dass ein alter Mann eine Auszubildende bittet, beim Duschen den Genitalbereich ein bisschen fester zu stimulieren (Immenschuh und Kuck in diesem Band).

Bei der Sexualität ist die Scham ganz oft mit im Raum, es entstehen „Schamräume“ (Immenschuh 2020, S. 23). Nicht selten bleibt sie diffus, wie ‚verkleidet‘ in anderen Emotionen. Vor allem dann ging es immer wieder darum, dem Drang nach schnellen Lösungen, nach der Suche von Schuldigen, des Flüchtens auf die scheinbare ‚Sachebene‘ oder in allgemeine und absolute Theorien oder nach eindeutigen und schnellen Erklärungen zu widerstehen. Im Widerstehen wurde deutlich, dass schwer auszuhaltende Emotionen unter den Abwehrversuchen lagen. Wenn diese von der Gruppe „contained“ und benannt werden konnten, entstand häufig das Gefühl der Erleichterung, es lichtete sich der Nebel der Verwirrung, es glätteten sich Emotionen und es wurde ein anderes, tieferes Verstehen möglich.

Im Bereitstellen und Halten dieses Raumes wurde fühlbar, dass Sexualität immer da ist bei uns Menschen. Und dass wir mit ihr und durch sie leben – so oder so. Häufig werden im Umgang die mit der Sexualität verbundenen schwierigen Gefühle wie Angst oder Lust abgewehrt, ins Unbewusste verbannt, abgespalten. Abwehr wurde als „*Schutz* des Ichs vor der bewussten Wahrnehmung von Unlust, seelischem Schmerz, Depression, Schuldgefühlen, Scham und – insbesondere – Angst" (Mentzos 1988, S. 31; Hervorhebung im Original) beschrieben. Wurmser (2016, S. 14) ergänzt diese Beschreibung um den Aspekt, dass Abwehr einen Antrieb darstellt, der „gestoppt, untersucht" und erst „freigelassen" werden dürfe, wenn „seine gefährlichen Aspekte beseitigt worden sind". Dieser Vorgang, so Wurmser weiter, sollte möglichst still, leise und unbewusst vor sich gehen (ebd.).

Dies ist *eine* Möglichkeit des Umgangs mit Sexualität und den damit verbundenen Gefühlen. Manchmal ist es not-wendig abzuwehren, vielleicht auch abzuspalten. Es ist jedoch eine Art des Umgangs, der die Menschen vereinzelt, isoliert. Sie taugt für Situationen, in denen es um unser psychisches Überleben geht, aber nicht für eine professionelle Arbeit.

Es braucht gemeinsame Reflexionsräume für das Äußern und Bearbeiten solcher Erlebnisse. Das Bereitstellen solcher Räume ermöglicht es, dass ein Übergangsraum entsteht, in dem „contained" werden kann, also nicht Aushaltbares ausgehalten, versprachlicht, reflektiert und somit verarbeitet werden kann. Voraussetzung dafür ist, dass dieser Raum einen „Raum der Würde" (Marks 2010; siehe Immenschuh in diesem Band) repräsentiert, in dem Anerkennung, Schutz, Zugehörigkeit und Integrität gewahrt bleiben. Sexualität, Scham und Würde gehören also zusammen.

Wir haben erlebt, dass aus diesem bereitgestellten mehrdimensionalen Raum, in dem fast alles, was durch die Beiträge ausgelöst wurde, zutage trat, Spielräume entstanden sind, in denen Entlastung möglich wurde. Aus einzelnen Menschen entstand eine sich gegenseitig achtende und miteinander verbundene Gruppe und es konnte Neues entstehen. Genau solche Räume brauchen alle, die mit den unterschiedlichsten sexuellen (Lebens-) Äußerungen im oft anstrengenden Arbeitsalltag im Gesundheitswesen, der Alten- und Behindertenhilfe umgehen müssen. Sexualität geht bei uns Menschen nicht einfach weg, wenn wir ihren Ausdruck verdrängen, verteufeln, tabuisieren. Wenn bestehende professionell geleitete Räume der Reflexion wie Supervisionen oder Work Discussion gestrichen oder gar nicht erst bereitgestellt werden für Beschäftigte, verbannen wir weiterhin diese Lebendigkeit ins Unbewusste, Zufällige, Unprofessionelle, zwischen Tür und Angel. Die Bereitstellung solcher Räume bedeutet nicht nur Unterstützung für Einzelne, sondern auch für Teams. Es ist eine Führungsaufgabe und letztlich politisch, wenn wir dazu beitragen, dass für Einrichtungen der Alten-, Kranken- und Behindertenhilfe Bedingungen geschaffen werden, die Sexualität der Menschen, die auf Hilfe angewiesen sind, zu achten, und nach Möglichkeiten gesucht wird, sie auch leben zu lassen. Und diese Menschen sind letztlich wir alle.

Literaturverzeichnis

Immenschuh, U. (2020). *Unerhörte Scham in der Pflege. Über die Notwendigkeit einer unbeliebten Emotion*. Frankfurt a. M.: Mabuse-Verlag.

Mentzos, S. (1988). *Interpersonale und institutionalisierte Abwehr* (erw. Neuausg., 1. Aufl.). Frankfurt a. M.: Suhrkamp (Suhrkamp-Taschenbuch Wissenschaft, 709).

Nadig, M. (2000). Interkulturalität im Prozess – Ethnopsychoanalyse und Feldforschung als methodischer und theoretischer Übergangsraum. In H. Lahme-Gronostaj & M. Leuzinger-Bohleber (Hrsg.), *Identität und Differenz. Zur Psychoanalyse des Geschlechterverhältnisses in der Spätmoderne* (S. 87–101). Opladen: Westdeutscher Verlag.

Nadig, M. (2008). Einführung in eine ethnopsychoanalytische Deutungswerkstatt mit Beiträgen von vier Psychoanalytikern zu Kulturschock und Chaos. In *Tagungsband der Deutschen Psychoanalytischen Vereinigung zur Herbsttagung 2008 in Bad Homburg* (S. 419–426). Berlin: Deutsche Psychoanalytische Vereinigung (Tagungsband, unveröffentlicht).

Winnicott, D. W. (1979). *Vom Spiel zur Kreativität*. Stuttgart: Klett-Cotta.

Wurmser, L. (2016). *Die Maske der Scham. Zur Psychoanalyse von Schamaffekten und Schamkonflikten* (3. Aufl.). Berlin: Springer-Verlag.

Autorinnen und Autoren

Oliver **Bendel**, Dr. oec., Professor für Wirtschaftsinformatik und Ethik an der Hochschule für Wirtschaft FHNW in Basel, Olten und Windisch. Arbeits- und Forschungsschwerpunkte: Informations-, Roboter- und Maschinenethik, Soziale Robotik, Generative AI, Animal-Computer Interaction.
E-Mail: oliver.bendel@fhnw.ch

Judith **Bußmann**, M. Sc., Psychologin, Psychologische Psychotherapeutin, Psychoanalytikerin (DPV/IPA), niedergelassen in eigener Praxis. Qualifikationen: Gruppentherapeutische Weiterbildung, Katathym-Imaginative-Psychotherapie. In Weiterbildung zur Kinderanalytikerin.
E-Mail: judith.bussmann@dpv-mail.de

Marius **Cramer**, M. A., Studium der Philosophie sowie der Allgemeinen und Vergleichenden Sprachwissenschaft. Seine Forschungsinteressen sind philosophische Anthropologie und Wissenschaftstheorie. Doktorand der Sonderpädagogik an der Universität Regensburg.

Ursula **Immenschuh**, Dr. (Ph.D.), ist Professorin für Pflegepädagogik an der Katholischen Hochschule Freiburg. Sie ist ausgebildete Gesundheits- und Krankenpflegerin und hat von 1981–1995 in unterschiedlichen Bereichen der Pflege gearbeitet. Seit 1999 ist sie Dozentin und seit 2004 als Hochschulprofessorin tätig. Ihre Arbeits- und Forschungsschwerpunkte sind die Ausbildung von Berufspägagog:innen im Gesundheitswesen, Scham und Würde in der Pflege.
E-Mail: ursula.immenschuh@kh-freiburg.de

Martin **Jochheim**, Dr. theol., Konsulent, psychologischer Berater, Supervisor, Ausbilder für personzentrierte Beratung.
E-Mail: dr.martin.jochheim@web.de

Michaela **Kuck**, M. A., Berufspädagogin im Gesundheitswesen und examinierte Gesundheits- und Krankenpflegerin. Sie ist seit 18 Jahren als Gesundheits- und Krankenpflegerin im Gesundheitswesen in unterschiedlichen Bereichen tätig. Seit 2021 lehrt sie an einer Berufsfachschule für Pflege. Sie lehrt zusätzlich an der Katholischen Hochschule Freiburg in verschiedenen Studiengängen und in der Fort- und Weiterbildung sowie in der Anästhesie- und Intensivfachweiterbildung am Kreiskrankenhaus in Emmendingen. Ihr Forschungsinteresse gilt der Implementierung und Evaluation von professioneller Reflexion (Work Discussion) in die Ausbildung von Pflegefachpersonen.

Alexandra **Pelka**, Heilpädagogin (B. A.), Soziologin (M. A.), mehrere Jahre Berufstätigkeit in einer Wohngruppe für erwachsene Menschen mit „geistiger Behinderung", ist Doktorandin an der Pädagogischen Hochschule Heidelberg. Arbeits- und Forschungsschwerpunkte: Soziologische Systemtheorie, Qualitative Forschung. Qualifikationen: Praxis-Weiterbildung Systemische Bewegungstherapie und Beratung.
E-Mail: pelkaa@ph-heidelberg.de

Bernhard **Rauh**, Dr. phil., ist Professor für Pädagogik bei Verhaltensstörungen und inklusive Bildung an der Universität Regensburg. Seine Arbeits- und Forschungsschwerpunkte sind Pädagogische Psychoanalyse, Transklusion, reflexive Professionalisierung von Lehrkräften durch Fallarbeit. Qualifikationen: Gruppenanalytische Weiterbildung, Analytischer Kinder- und Jugendlichenpsychotherapeut i. A.
E-Mail: bernhard.rauh@ur.de

Jean-Marie **Weber**, Dr. psych., Ass.-Prof. (i. R.), weiterhin Dozent an der Universität Luxemburg, arbeitet als Psychoanalytiker und Supervisor in eigener Praxis. Forschungsfelder: Lehrerbildung, Schulabbrecher, Psychoanalyse und religiöse Diskurse.
E-Mail: jean-marie.weber@ext.uni.lu

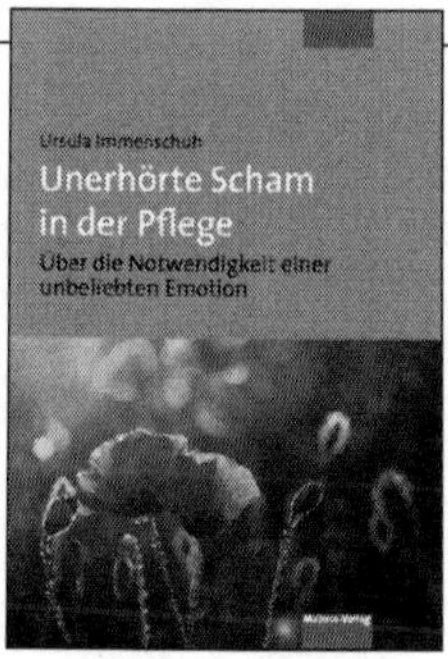

Ursula Immenschuh

Unerhörte Scham in der Pflege

Über die Notwendigkeit einer unbeliebten Emotion

2020, 184 S., 29,95 Euro
ISBN 978-3-86321-537-8

Schamgeschichten werden, wenn überhaupt, hinter vorgehaltener Hand erzählt. Doch die Scham hilft uns, unser soziales Zusammenleben zu gestalten. Nur wenn die Gefühlsarbeit einen zentralen Stellenwert bekommt, kann würdevolle Pflege geleistet werden. Anhand der beruflichen Realität von Pflegekräften wird sichtbar, welche Folgen die Verdrängung von Gefühlen haben kann, und wie nah Scham, Würde und Verantwortung beieinanderliegen.

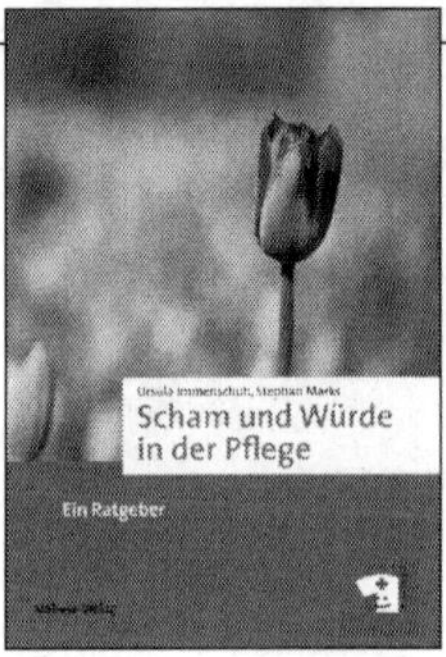

Ursula Immenschuh, Stephan Marks

Scham und Würde in der Pflege

Ein Ratgeber

2025, 114 S., 19 Euro
ISBN 978-3-86321-177-6

Dieses Buch hilft, Würde und Scham in Pflegesituationen besser zu verstehen. Anschauliche Beispiele zeigen, hinter welchen Masken Scham sich verbergen kann und welche Rahmenbedingungen den angemessenen Umgang mit Schamgrenzen erschweren. Eine einzigartige Unterstützung für alle, die Pflege menschenwürdig gestalten wollen!

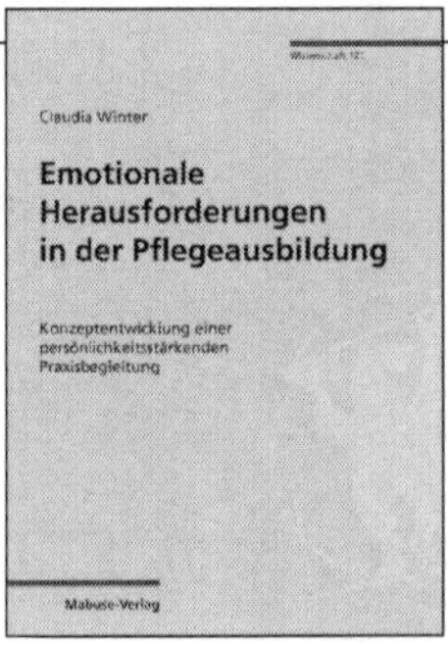

Claudia Winter

Emotionale Herausforderungen in der Pflegeausbildung

Konzeptentwicklung einer persönlichkeitsstärkenden Praxisbegleitung

2023, 296 S., 39,95 Euro
ISBN 978-3-86321-535-4

Die praktische Pflegeausbildung stellt Auszubildende vor emotionale Herausforderungen, wenn sie mit Leid, Krankheit, Sterben und Tod sowie mit Gefühlen wie Verzweiflung, Angst und Trauer konfrontiert werden. In dieser qualitativen Studie entwickelt Claudia Winter ein persönlichkeitsstärkendes Praxisbegleitungskonzept und zeigt, wie Cool-Out, Burn-Out und Drop-Out in der Pflege vorgebeugt werden könnte.

Dein Online-Shop für jedes lieferbare Buch:
www.mabuse-buchversand.de

Mabuse-Verlag

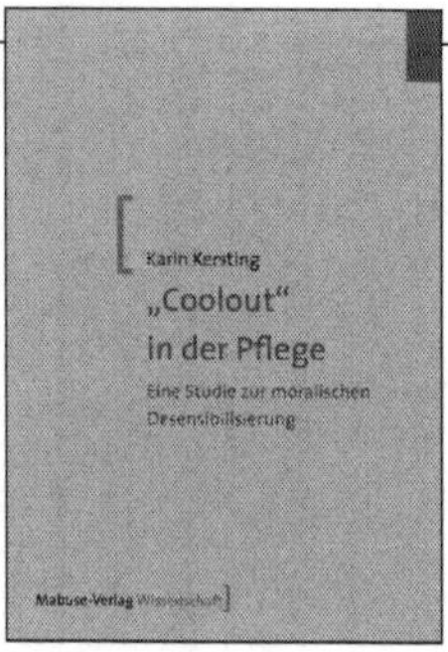

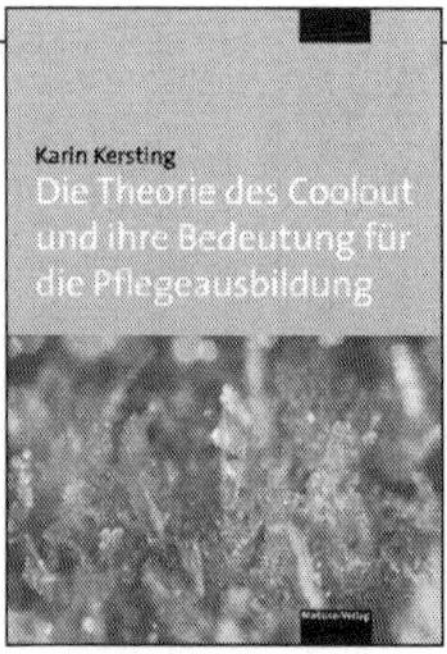

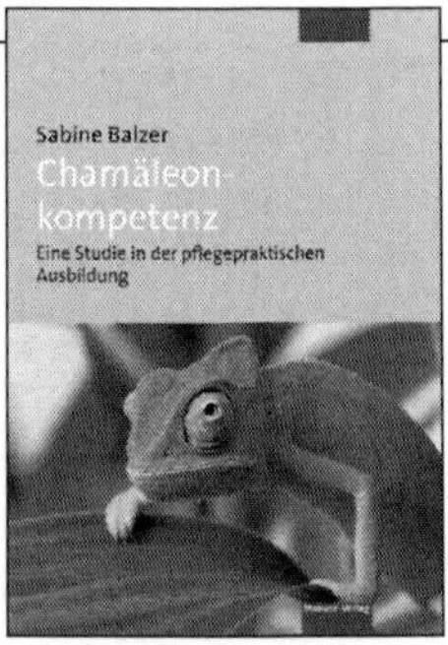

Karin Kersting

„Coolout“ in der Pflege

Eine Studie zur moralischen Desensibilisierung

2022, 322 S., 44 Euro
ISBN 978-3-940529-99-2

Aus dem Widerspruch zwischen pflegerischem Anspruch und der Wirklichkeit des Pflegealltags entwickeln Pflegeschüler:innen und examinierte Pflegekräfte Strategien der Kälte. Sie lernen hinzunehmen, wogegen sie angehen müssten, weil es dem widerspricht, was sie verwirklichen wollen. Themen des Buches sind das Scheitern des pflegerischen Anspruchs in der Praxis und die Strategien, die dabei helfen, auch im Scheitern an diesem Anspruch festzuhalten.

Karin Kersting

Die Theorie des Coolout und ihre Bedeutung für die Pflegeausbildung

2024, 302 S., 42 Euro
ISBN 978-3-86321-285-8

Nach der Erststudie „Coolout in der Pflege“ präsentiert dieser Band neue Studien zur beruflichen Situation der Pflegepädagog:innen und Praxisanleiter:innen. Diese finden sich ebenso wie Pflegekräfte und Auszubildende in der Pflege mit dem unauflösbaren Widerspruch zwischen Patientenorientierung und ökonomischen Zwängen konfrontiert. Die Ergebnisse werden im Zusammenhang mit ausgewählten Anleitungs- bzw. didaktischen Konzepten diskutiert.

Sabine Balzer

Emotionale Herausforderungen in der Pflegeausbildung

Chamäleonkompetenz

2023, 376 S., 49,95 Euro
ISBN 978-3-86321-392-3

Im Fokus der Studie stehen die Strategien der Praxisbewältigung von Pflegeschüler:innen im Spannungsfeld zwischen Anpassung und Widerstand, die mit der sozialwissenschaftlichen Methode der Habitushermeneutik rekonstruiert und erklärt werden, um Bildungsprozesse zu erschließen und pädagogisch-didaktische Konsequenzen abzuleiten.

Dein Online-Shop für jedes lieferbare Buch:
www.mabuse-buchversand.de

Mabuse-Verlag

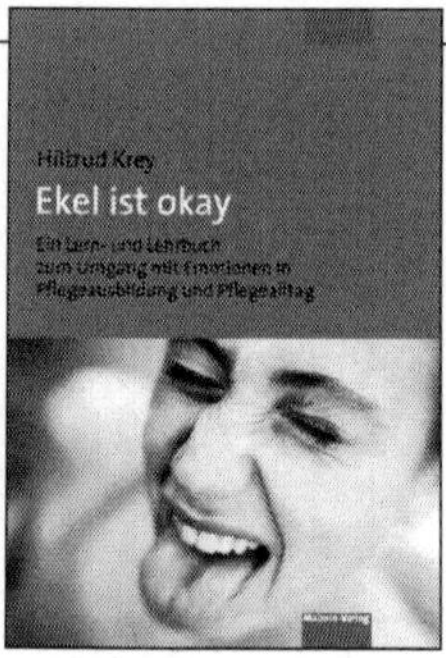

Hiltrud Krey

Ekel ist okay

Ein Lern- und Lehrbuch zum Umgang mit Emotionen in Pflegeausbildung und Pflegealltag

2021, 153 S., 19,95 Euro
ISBN 978-3-86321-232-2

Ekel ist ein Alltagsphänomen in der Pflegearbeit. Die Autorin stellt Methoden vor, die helfen, mit diesem Gefühl so umzugehen, dass weder Pflegende noch PatientInnen darunter leiden müssen. Nach Dorothee Ringel („Ekel in der Pflege", ISBN 978-3-933050-30-4) war Hiltrud Krey eine der Ersten, die Ekel im pflegerischen Alltag zum Thema machte.

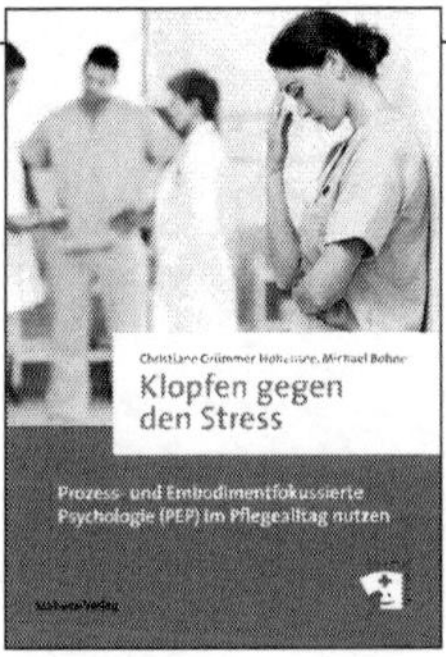

Christiane Grümmer-Hohensee, Michael Bohne

Klopfen gegen den Stress

Prozess- und Embodimentfokussierte Psychologie (PEP) im Pflegealltag nutzen

2017, 160 S., 22 Euro
ISBN 978-3-86321-328-2

Die Tätigkeit in pflegerischen Berufen ist äußerst anspruchsvoll und erfordert ein hohes Maß an Verantwortung und Kompetenz. Belastender Stress bleibt dabei nicht aus und ist ein ständiger Begleiter im Arbeitsalltag. Mit den Klopftechniken der Energetischen Psychologie zeigen sich ganz neue Wege, schnell und situationsbezogen auf stressvolle Momente im Pflegealltag zu reagieren.

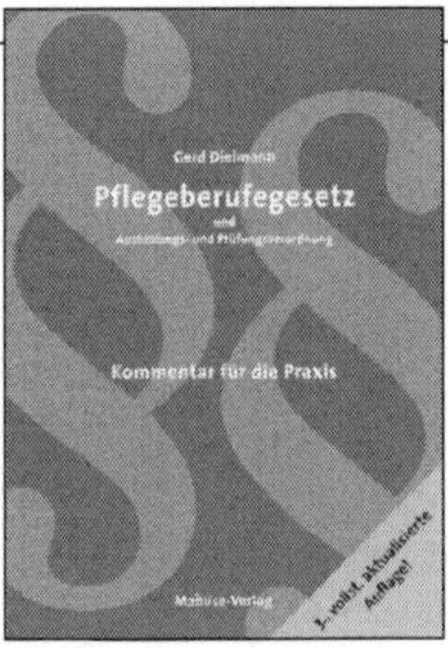

Gerd Dielmann

Pflegeberufegesetz und Ausbildungs- und Prüfungsverordnung

Kommentar für die Praxis

2025, 634 S., 64 Euro
ISBN 978-3-86321-301-5

Mit dem Pflegeberufegesetz werden die Alten-, Kranken- und Kinderkrankenpflegeausbildungen unter der einheitlichen Berufsbezeichnung „Pflegefachfrau/-mann" zusammengeführt und ebenso wie die Finanzierung der Ausbildung auf eine einheitliche Rechtsgrundlage gestellt. Dieser aktuelle Kommentar, der für die 3. Auflage 2025 vollständig überarbeitet wurde, ist ein unverzichtbares Nachschlagewerk für Auszubildende und Lehrende.

Dein Online-Shop für jedes lieferbare Buch:
www.mabuse-buchversand.de

Mabuse-Verlag

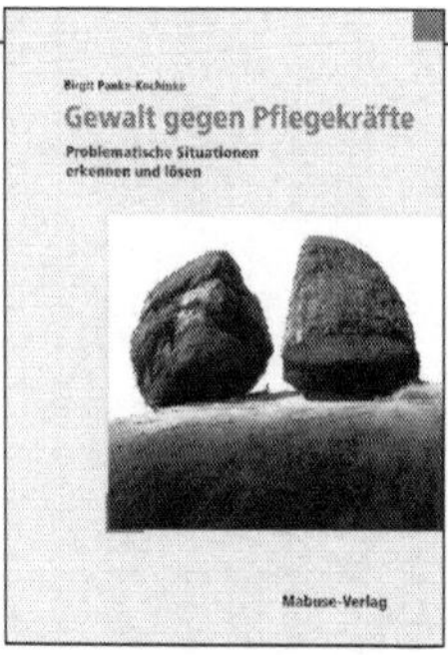

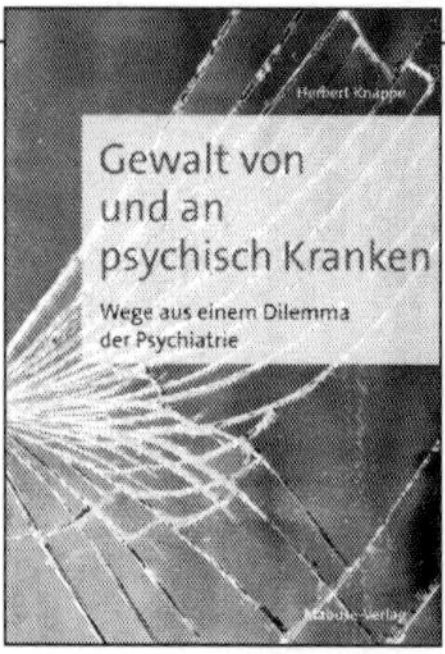

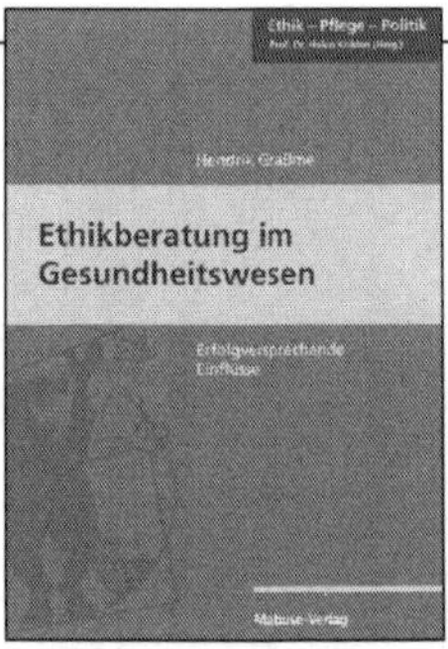

Birgit Panke-Kochinke

Gewalt gegen Pflegekräfte

Problematische Situationen erkennen und lösen

2025, 105 S., 24,90 Euro
ISBN 978-3-938304-81-5

Die Autorin entwickelt ein fallbezogenes, individuell nutzbares Interventionsinstrument, mit dem einzelne Pflegende, ihre Leitungen, aber auch Teams gemeinsam erkennen können: Welches Problem hat zu einer konkreten Gewaltsituation geführt, und wie lässt es sich angemessen lösen?

Herbert Knappe

Gewalt von und an psychisch Kranken

Wege aus einem Dilemma der Psychiatrie

2025, 117 S., 17 Euro
ISBN 978-3-86321-738-9

Erkrankungen aus dem schizophrenen Formenkreis wird immer wieder mit Tabuisierung, Überhöhung, Verharmlosung oder Dämonisierung begegnet. Insbesondere Gewalt seitens des psychisch Kranken ist mit einem Tabu belegt, um der damit verbundenen Stigmatisierung keinen Vorschub zu leisten. Herbert Knappe entwickelt vor dem Hintergrund der Psychiatrie-Geschichte Ideen für einen Umgang mit Gewalt, der die Bedürfnisse und Rechte der Erkrankten, ihres Umfelds und der Gesellschaft berücksichtigt.

Hendrik Graßme

Ethikberatung im Gesundheitswesen

Erfolgversprechende Einflüsse

2024, 329 S., 45 Euro
ISBN 978-3-86321-645-0

Im Gesundheitswesen sind verschiedene Berufsgruppen daran beteiligt, Menschen gut zu versorgen. Doch was, wenn diese in einem Dilemma stecken oder nicht wissen, was sie tun sollen? Hendrik Graßme geht der Frage nach, wie das Instrument der Ethikberatung in Gesundheitseinrichtungen erfolgreich angewandt werden kann. Denn sie zielt darauf ab, moralischen Stresssituationen und Dilemmata angemessen begegnen zu können, und soll zugleich dazu beitragen, die Versorgungslage zu verbessern.

Dein Online-Shop für jedes lieferbare Buch:
www.mabuse-buchversand.de

Mabuse-Verlag